基层合理用药指导丛书

抗感染药物
合理应用手册

中国药学会医院药学专业委员会
北京药学会基层药学专业委员会　联合组织编写
六安市医学会临床药学分会

陈世财　王法财　聂松柳　主编

化学工业出版社
·北京·

内 容 简 介

本书作为 “基层合理用药指导丛书” 分册，专为基层医疗机构的医务工作者打造，是一部兼具科学性与实用性的抗感染治疗实用指南，对规范基层临床用药、遏制细菌耐药具有重要指导意义。

本书结构完整且严谨。先深入阐述抗感染治疗的底层知识，包括微生物学基础、药物作用机制、细菌耐药性、药代动力学与药效动力学理论、不良反应等；随后详细介绍抗细菌、抗真菌、抗病毒及抗寄生虫等各类常用抗感染药物的特性与使用要点；最后针对基层高频临床场景，系统论述药物在围手术期、神经系统、呼吸系统、泌尿系统、妇产科、儿科等十余个领域的合理应用，针对性解决基层常见的用药方案选择、剂量调整、联合用药等实际问题。

本书的所有案例均源自基层真实诊疗场景，涵盖抗生素滥用纠错、耐药菌治疗调整、特殊人群（如儿童、孕妇）用药等典型问题，搭配专业药师的深度点评，为临床决策提供可直接参考的实践方案。

图书在版编目（CIP）数据

抗感染药物合理应用手册 / 陈世财，王法财，聂松柳主编. -- 北京 : 化学工业出版社，2025. 8（2026.1重印）. --（基层合理用药指导丛书）. -- ISBN 978-7-122-48759-9

Ⅰ. R978-62

中国国家版本馆CIP数据核字第20258XY909号

责任编辑：王丹娜　　封面设计：史利平
责任校对：李雨函　　装帧设计：盟诺文化

出版发行：化学工业出版社（北京市东城区青年湖南街13号　邮政编码100011）
印　　装：涿州市般润文化传播有限公司
710mm × 1000mm　1/16　印张$25^3/_4$　字数457千字　2026年1月北京第1版第2次印刷

购书咨询：010-64518888　　售后服务：010-64518899
网　　址：http://www.cip.com.cn
凡购买本书，如有缺损质量问题，本社销售中心负责调换。

定　　价：128.00元

基层合理用药指导丛书

编　委　会

本书编写人员名单

主　编　陈世财　王法财　聂松柳

副主编　蒋俊杰　史天陆　刘　桦

编　者　（以姓氏笔画为序）

丁　熙　北京水利医院
王丽娜　北京水利医院
王利媛　安徽医科大学附属六安医院
王法财　安徽医科大学附属六安医院
王　涛　安徽医科大学附属六安医院
王　爽　北京市普仁医院
王琭琭　北京市昌平区医院
王睿韬　北京市普仁医院
史天陆　中国科学技术大学附属第一医院（安徽省立医院）
冯靖雄　达州市中心医院
白　慧　宁夏医科大学总医院
汤建华　河北北方学院附属第一医院
刘　桦　航天中心医院
刘珊珊　新疆喀什地区第二人民医院
买淑霞　宁夏医科大学总医院
陈　月　安徽医科大学附属六安医院
陈世财　首都医科大学附属北京潞河医院
陈　捷　安徽医科大学附属六安医院
李杨玲　杭州市第一人民医院
李　涛　安徽医科大学附属六安医院
陆　铖　宁夏医科大学总医院
沈炳香　安徽医科大学附属六安医院
宋　标　安徽医科大学第一附属医院
吴佳妮　宁夏医科大学总医院
张美祥　黄冈市中心医院
张晓艳　安徽省儿童医院
张彩霞　黄冈市中心医院
张　楠　北京市垂杨柳医院
怒　特　通辽市人民医院
茹　毅　首都医科大学附属复兴医院
赵宗彪　安徽医科大学附属六安医院
赵嘉澍　北京市普仁医院
贾春伶　首都医科大学附属复兴医院
聂松柳　安徽医科大学附属六安医院
徐　峰　上海德达医院
夏一淼　安徽医科大学附属六安医院
袁宏中　安徽医科大学附属六安医院
程　悦　首都医科大学附属复兴医院
董　蓉　杭州市第一人民医院
蒋俊杰　安徽医科大学附属六安医院
蔡和平　安徽省儿童医院

丛书总序

目前，国家大力推进分级诊疗，对基层医疗卫生工作高度重视，以县级医疗机构和社区卫生服务机构为核心的基层医疗卫生服务体系建设正成为我国医药卫生体制改革的重点。为了让老百姓放心到基层就医，基层医务人员具备较高的合理用药水平是分级诊疗模式顺利落地的一大关键。尽管国家卫生行政管理部门近年来出台了《抗菌药物临床应用指导原则》《处方管理办法》《医院处方点评管理规范（试行）》《医疗机构药事管理规定》《抗菌药物临床应用管理办法》《医疗机构处方审核规范》等一系列有关合理用药的政策、规章和指南，各级医疗机构的合理用药水平仍有了长足的改进与提高，但是与三级医院相比，基层医疗机构在治疗常见病、慢性病的临床用药过程中，仍存在诸多问题，以注射剂过度使用、抗菌药物过度使用、中成药过度使用、无适应证用药、药物相互作用、重复用药等方面最为典型，因此不合理用药就成为基层医疗机构的一个亟待解决的问题。

为全面提升我国基层医疗机构药学服务能力与临床合理用药水平，切实解决临床工作中用药不规范、不合理的问题，中国药学会医院药学专业委员会基层药学专家组组织我国长期工作在临床一线的二三级医院医药专家，共同编写"基层合理用药指导"丛书。这些编者经过多年的临床用药工作实践，具有丰富的临床合理用药经验。

本套丛书有如下三点特色：

1. 定位清晰、准确。目前我国医药图书市场上关于合理用药的图书甚多，涉及不同层级、不同形式，本套丛书不同于既往出版的各类图书，清晰准确地将读者定位在基层医务工作者，结合基层医师、药师、护士在临床工作中面临的各种用药问题、需要提升的用药能力而系统编撰。

2. 内容简明、实用。本套丛书关注临床上用药问题较多的大类药物，从临床实际工作出发，结合我国各类疾病治疗指南，重点突出在药物应用过程中应当特别注意的问题，包括作用特点、用法用量、配伍禁忌、特别警示等，侧重对同类的不同药物进行总结和比较。

3. 形式新颖、生动。本套丛书的编写形式力求新颖，问题导入，以案释理。以临床中经常遇到的用药问题作为切入点，以权威媒体报道、专业杂志刊登或亲身经历的典型用药案例阐释内容。既有合理用药案例，也有不合理用药案例，从正反两个方面对药物临床合理应用进行阐述，具有鲜活的基层合理用药指导意义。

本套丛书在编写过程中，得到了中国药学会医院药学专业委员会原主任委员李大魁、名誉主任委员朱珠和主任委员张玉的大力支持和倾情指导，得到了许多地方学协会、二三级临床专家和药学同仁的无私帮助。在此，一并向他们及参与编辑工作、在其他方面提供帮助的人员表示衷心感谢。

鉴于现代临床医药学发展日新月异，尽管本套丛书编者努力使编写内容准确和完整，并对其中的案例进行了认真的挑选和分析，但也难免有疏漏不当之处，恳请广大基层医药同仁批评指正，以便我们不断完善。

陈世财
2025年10月26日于北京

序一

作为长期从事医院药学工作与合理用药推广的医院管理者，我深知基层医疗机构在抗感染药物使用中面临的挑战——耐药性问题日益严峻、用药规范性亟待提升、基层药师和医师亟需权威实用的指导工具。在此背景下，本书的出版恰逢其时，意义重大。

本书的突出价值在于：

1.科学性与实用性并重

本书以临床指南和循证医学证据为基础，涵盖常见细菌、病毒、真菌感染的临床表现、治疗原则、药物选择、剂量调整及不良反应处置，特别针对基层常见疾病提供典型案例用药分析。

2.基层适配性强

本书针对基层医务人员在抗感染药物使用中遇到的常见问题（如药物选择、剂量调整、联合用药及药学监护等），系统梳理了常见感染性疾病的用药方案，内容翔实、框架明确，并附有具体用药案例和药师点评，结合基层医疗条件提供可操作性建议，有效弥补了基层抗感染用药规范化指导资源的不足。

3.推动合理用药，助力公共卫生

抗微生物药物耐药已成为全球健康威胁，而基层医疗机构是合理用药的关键环节。本书通过规范用药行为、减少经验性用药的盲目性，对遏制耐药性蔓延、优化医疗资源利用具有积极意义。

本书编者团队兼具药学与感染病学专业背景，内容兼具学术性与普适性，既可作为基层医护人员的工具书，也可用于药学继续教育培训。衷心希望本书能够为提升基层医疗机构抗感染药物合理应用的水平发挥积极作用。

中国科学技术大学附属第一医院　主任药师

序二

医学的发展日新月异，抗感染药物的合理应用始终是临床治疗中的核心议题之一。感染性疾病种类繁多，病原体变异迅速，耐药性问题日益严峻，如何在复杂多变的临床环境中科学、规范、精准地使用抗感染药物，不仅关乎个体患者的治疗效果，更与公共卫生安全息息相关。在深化医药卫生体制改革、全面推进分级诊疗的今天，基层医疗机构已成为守护群众健康的第一道防线。感染性疾病作为基层最常见的病种之一，其合理用药水平直接关系到治疗效果、医疗安全及耐药防控全局。

《抗感染药物合理应用手册》一书的出版恰逢其时。为响应国家卫生健康委员会“提高基层合理用药能力”的号召，进一步提升基层医疗机构合理用药水平，在中国药学会医院药学专业委员会的指导下，基层医院临床实践经验丰富的医师和临床药师结合基层常见的感染性疾病案例，参与编写了本书。本书凝聚了多位感染病学、临床药学及微生物学专家的智慧与经验，系统梳理了抗感染药物的药理学特性、适应证选择、给药方案优化及耐药性管理等内容。书中既涵盖了细菌、病毒、真菌及寄生虫感染的药物应用策略，亦对特殊人群（如儿童、老年人、肝肾功能不全患者）的个体化治疗进行了深入探讨，同时融入了国内外最新指南与临床研究进展，为读者提供了权威、实用的参考。

作为医院管理者，我们深知抗感染药物的不合理使用可能带来的严重后果——不仅增加患者的治疗负担，延长住院时间，还可能引发耐药菌传播，甚至导致医院感染暴发，严重影响医疗质量和患者安全。因此，本书的编写不仅是对临床知识的梳理，更是对医院感染防控和抗菌药物科学化管理的有力支持。它契合了国家卫生健康委员会关于抗菌药物临床应用管理的政策要求，也为医院落实合理用药考核指标、优化抗菌药物分级管理提供了实践指导。

希望本书能成为基层医务人员的实用工具，助力大家在临床工作中更加规范、精准地使用抗感染药物。同时，我们也期待广大读者在实践中不断反馈与思考，共同推动抗感染药物临床应用的进步。

医学的本质是科学与人文的结合，而合理用药正是这一理念的重要体现。让我们以严谨的态度、专业的知识和负责的精神，共同推动抗感染药物的科学应用，为保障患者安全、提升医疗质量而不懈努力。

安徽医科大学附属六安医院　党委书记

安徽医科大学附属六安医院　院长

目 录

第一章 总论

第二章 常用抗感染药物

第五章 抗感染药物在下呼吸道感染中的合理应用

第六章 抗感染药物在感染性心内膜炎中的合理应用

第七章 抗感染药物在血流感染中的合理应用

第八章 抗感染药物在腹腔和消化道感染中的合理应用

第九章　抗感染药物在泌尿系感染中的合理应用

第十章　抗感染药物在皮肤、软组织感染中的合理应用

第十一章 抗感染药物在骨和关节感染中的合理应用

第十四章 抗感染药物在眼科感染中的合理应用

第十五章　抗感染药物在耳鼻喉科感染中的合理应用

第十六章　抗感染药物在口腔感染中的合理应用

第十七章 抗感染药物在性传播疾病中的合理应用

第一章 总 论

第一节 抗感染治疗的病原微生物学基础

感染性疾病是基层医疗实践中最常面临的挑战之一。病原微生物是感染性疾病的根源，抗感染治疗的核心目标在于利用药物特异性地抑制或杀灭入侵人体的病原微生物，从而消除感染、恢复健康。深入理解病原微生物的特性及其与宿主的复杂关系，是基层医务人员合理选择和应用抗感染药物的科学基石。本节旨在为基层医务人员构建坚实的病原微生物学基础框架，强调“知彼”是精准用药、避免滥用、遏制耐药的第一步。

病原微生物种类繁多，在结构、生理、遗传和致病性上存在显著差异，这些差异直接决定了抗感染药物的靶点选择和效果。

病原微生物主要分为以下几大类：

细菌：原核生物（无核膜，遗传物质为环状DNA），除支原体等少数例外，绝大多数细菌具有细胞壁，但其成分因革兰氏染色特性而异。革兰氏阳性菌的细胞壁较厚（20～80nm），主要成分为肽聚糖（占细胞壁干重的50%～90%），还含有磷壁酸，这是其革兰氏染色呈阳性的关键原因；革兰氏阴性菌的细胞壁较薄（10～15nm），肽聚糖含量低（仅占10%～20%），外层包裹着由脂多糖、磷脂和脂蛋白构成的外膜。部分细菌还具有荚膜、鞭毛、菌毛、芽孢等特殊结构。代谢方式多样（需氧、厌氧、兼性厌氧），繁殖迅速（二分裂）。

真菌：真核生物（有核膜和细胞器），具有细胞壁，主要成分为几丁质、β-葡聚糖、甘露聚糖等，不含肽聚糖。可以单细胞（酵母）或多细胞（霉菌）形式存在，生长速度较细菌慢。孢子是真菌的繁殖体，分为无性孢子和有性孢子。孢子的形态、大小和颜色等特征是真菌分类鉴定的重要依据。

病毒：非细胞结构，核心为DNA或RNA基因组，外包蛋白质衣壳，部分有脂质包膜。严格细胞内寄生，无独立代谢能力。复制周期包括吸附、侵入、脱壳、生物合成（核酸复制与蛋白质合成）、装配和释放。

寄生虫：真核生物，具有核膜包被的细胞核，主要包括原虫（单细胞真核生物，如疟原虫、利什曼原虫、阿米巴原虫、弓形虫、隐孢子虫）和蠕虫（多细胞动物，如吸虫、绦虫、线虫）。生活史复杂（常涉及宿主转换），形态多变（滋养体、包囊、虫卵、幼虫、成虫）。

地球环境及人体内外广泛栖息着种类繁多的微生物。传统观念认为，外界环境中只有特定病原体（如伤寒沙门菌、结核分枝杆菌、疟原虫）才会致病。然而，现代微生物学揭示，微生物与宿主的关系远非简单的“致病”或“无害”二元划分。在健康人体体表（如皮肤）及与外界相通的腔道（如口腔、鼻咽腔、泌尿道、肠道），存在着庞大的“正常微生物群”，以细菌和真菌为主，故常称“正常菌群”（表1-1）。这种在宿主特定部位定居、生长、繁殖的现象称为“定植”。宿主、正常菌群与外环境之间维持着精妙的生态平衡，这种平衡是人体健康的重要保障。当宿主免疫系统健全时，这些菌群可参与营养代谢、免疫系统发育等过程，通常对人体有益无害，甚至不可或缺。当宿主防御能力显著下降（如严重疾病、免疫缺陷、长期使用激素/免疫抑制剂、创伤，或为老年/婴幼儿）时，原本属于正常菌群或环境中通常不致病的微生物，其致病潜力被激活，这些微生物被称为“机会致病性微生物”或“条件性病原微生物”。

表 1-1　寄居在人体各部位的常见正常微生物群

部　位	主要微生物
皮肤	葡萄球菌属、痤疮丙酸杆菌、JK棒状杆菌、八叠球菌等
眼结膜	表皮葡萄球菌、丙酸杆菌属、JK棒状杆菌等
鼻咽腔	葡萄球菌属、嗜血杆菌属、大肠埃希菌、肺炎链球菌、α型和β型溶血链球菌、奈瑟菌属、念珠菌属等
口腔	肺炎链球菌、奈瑟菌属、α型溶血或非溶血链球菌、嗜血杆菌属、类白喉杆菌、卡他莫拉菌、核梭杆菌、真杆菌、拟杆菌属、念珠菌属等
肠道（空肠末端、回肠、结肠）	大肠埃希菌、变形杆菌属、葡萄球菌属、肠球菌属、铜绿假单胞菌、产气肠杆菌、产气荚膜梭菌、拟杆菌属、八叠球菌、核梭杆菌、双歧杆菌、真杆菌、消化链球菌、念珠菌属等
阴道	乳杆菌、JK棒状杆菌、大肠埃希菌、拟杆菌属、肠球菌属、奈瑟菌属、厌氧球菌等
前尿道	表皮葡萄球菌、JK棒状杆菌、非致病性抗酸杆菌、肠球菌属等

当这些微生物从原定植部位（如肠道、口咽部、皮肤）移位至其他无菌或易感部位（如血流、泌尿道、下呼吸道、腹腔、手术伤口）时导致的感染称为“内

源性感染”。这些条件致病微生物可以是人类正常微生物群或环境中通常不致病的微生物。例如细菌中的大肠埃希菌、铜绿假单胞菌、肺炎克雷伯菌、沙雷菌属、肠杆菌属、金黄色葡萄球菌、表皮葡萄球菌、肠球菌属、沙门菌属、嗜水气单胞菌、星状诺卡菌、单核细胞增生李斯特菌、产气荚膜梭菌等；真菌中的念珠菌、曲霉菌、毛霉菌、新型隐球菌等；病毒中的单纯疱疹病毒、带状疱疹病毒、巨细胞病毒等；原虫中的弓形虫等。

内源性感染在基层医疗中极为常见，如留置导尿管引起的尿路感染、长期卧床患者的吸入性肺炎、术后伤口感染、免疫功能低下患者的深部真菌感染等。认识条件致病微生物和内源性感染的概念，对于理解临床感染的常见问题至关重要。

抗感染治疗的基石在于“知彼”——深入了解病原微生物的普遍性、多样性、致病性、耐药性及其与宿主防御系统的动态博弈。深刻理解“正常菌群-条件病原微生物-内源性感染”这一关系链，对于基层医务人员识别感染风险、解读微生物检查结果、制订合理经验性治疗方案以及理解遏制耐药的重要性具有不可替代的实践指导意义。这为后续章节深入探讨各类抗感染药物的特性、选择原则及合理应用奠定了坚实的病原学基础。

第二节　抗感染药物作用机制和耐药性

抗感染药物的研发与应用，始终围绕选择性毒性原则，即精准破坏病原体特有的结构或代谢途径，同时最小化宿主损伤。然而，不同病原体的生物学特性差异巨大，导致抗感染药物的作用机制与耐药性模式存在本质区别。本节着重介绍抗感染药物的作用机制和耐药性，不仅是理解现有药物如何发挥作用的基础，更是指导临床合理用药、应对日益严峻的耐药危机，以及探索未来新药研发方向的关键。

一、抗细菌药物的作用机制和细菌耐药性

（一）抗细菌药物的作用机制

抗细菌药物的作用机制如同精准靶向病原微生物的“武器蓝图”，各类药物通过抑制细菌细胞壁合成、破坏细胞膜功能、干扰蛋白质合成与核酸代谢等不同途径，实现杀灭或抑制病原体的目标。深入理解这些机制，不仅是掌握抗细菌药

物药理特性、合理选择用药的核心基础，更是应对耐药菌挑战、制订联合治疗策略的关键依据，为临床抗感染治疗的精准化与规范化提供了科学指引。

根据主要作用靶点的不同，抗细菌药物的作用机制可分为：

① 抑制细菌细胞壁合成；

② 影响细菌细胞膜功能；

③ 抑制细菌蛋白质合成；

④ 抑制细菌核酸合成；

⑤ 其他，如影响细菌叶酸代谢。

见表1-2。

表 1-2 抗细菌药物的作用机制

部　位	抗菌药物	主要作用靶点
细胞壁	β-内酰胺类（青霉素类、头孢菌素类等）	转肽酶
	糖肽类（万古霉素等）	酰基-D-丙氨烯-D-丙氨酸
	磷霉素	丙酮酸转移酶
	环丝氨酸	丙氨酸消旋酶、丙氨酸合成酶
	杆菌肽	异戊二烯磷酸盐
	多黏菌素类（多黏菌素B、E）	磷脂
核糖体（蛋白质合成）	大环内酯类（阿奇霉素等）	易位
	噁唑烷酮类（利奈唑胺等）	抑制70S起始复合物形成
	氨基糖苷类（阿米卡星等）	与核糖体30S亚单位结合
	林可酰胺类（林可霉素等）	抑制肽基转移酶
	四环素类（多西环素等）	核糖体A位
	夫西地酸	延伸因子G
	氯霉素	肽基转移酶
核酸	硝基呋喃类（呋喃妥因等）	干扰细菌氧化还原酶，抑制DNA合成
	硝基咪唑类（甲硝唑等）	氧化DNA，使DNA链断裂
	喹诺酮类（左氧氟沙星）	拓扑异构酶IV/DNA旋转酶（拓扑异构酶Ⅱ）
	利福平	RNA多聚酶
叶酸合成	磺胺药（磺胺甲噁唑等）	二氢叶酸合成酶
	二氨基嘧啶类（甲氧苄啶等）	二氢叶酸还原酶

（二）细菌耐药性和耐药机制

细菌耐药性是抗感染治疗面临的严峻挑战。理解其分类和机制是制订防控策略的核心。

1. 细菌耐药性的分类

（1）天然或固有的耐药性

即某种细菌固有的特性，源于其本身缺乏药物的作用靶位、药物无法穿透其屏障或存在天然灭活机制。例如：革兰氏阴性杆菌对万古霉素天然耐药（无法穿透外膜）；肠球菌对头孢菌素类天然耐药（因其青霉素结合蛋白与头孢菌素亲和力低）；铜绿假单胞菌对多种抗菌药物天然耐药（外膜通透性低+主动外排泵强）。

（2）获得性耐药

指病原微生物在接触抗菌药物后，通过基因变异或获得外源耐药基因等方式，由原本敏感的状态逐渐转变为对该药物耐药的特性。这种耐药性并非微生物与生俱来，而是在后天环境中产生的适应性变化。例如，肺炎克雷伯菌原本对头孢菌素敏感，长期或不规范使用头孢菌素后，通过获得编码超广谱β-内酰胺酶（ESBL）的基因，产生ESBL，水解头孢菌素，对头孢菌素类药物耐药。

2. 获得性耐药的分子遗传学机制

细菌主要通过获得外源耐药基因或自身基因突变产生获得性耐药。耐药基因可在细菌间水平转移，主要途径有：

（1）接合（conjugation）

通过菌体间的直接接触，耐药菌（供体）将携带的耐药基因转移给敏感菌（受体）。最常见于革兰氏阴性杆菌，也可在肠球菌、葡萄球菌中发生。一次接合可传递多种耐药基因，且可在同种甚至不同属（种）细菌间传播。

（2）转座（transposition）/易位（translocation）

耐药基因从一个DNA分子（如质粒、染色体）转座或易位到另一个DNA分子上，是导致质粒上耐药基因累积，形成多重耐药质粒和耐药基因在不同遗传背景间扩散（如质粒间、质粒与染色体间、革兰氏阳性菌与革兰氏阴性菌间）的关键机制，极大地促进了多重耐药性的产生和传播。

（3）整合子（integrons）介导的捕获

整合子是一种存在于细菌基因组或质粒上的可移动遗传元件，由保守区和可变区两部分组成。保守区包含编码整合酶（IntI）的基因、整合位点（attI）及启动子（Pc）；可变区位于保守区之间，由一个或多个基因盒组成。基因盒是携带耐药基因的小型DNA片段，两端带有attC位点，可被整合酶识别并整合到整合子中。当细菌接触含有耐药基因盒的环境时，整合子的整合酶会识别基因盒的attC

位点和自身的attI位点，通过重组反应将基因盒插入可变区。插入的耐药基因在保守区启动子的驱动下表达，使细菌获得相应的耐药表型。此外，整合酶还可将已整合的基因盒从整合子中剪切出来，使其随基因盒转移到其他整合子或质粒上，实现耐药基因的水平传播。

（4）转导（transduction）

由噬菌体作为载体，将供体菌的耐药基因转入受体菌。主要见于金黄色葡萄球菌耐药性传播（如青霉素酶基因）。种属特异性强，只在同种细菌间传递，通常一次只传递一种耐药基因。

（5）转化（transformation）

受体菌直接摄取环境中游离的供体菌DNA片段（含耐药基因），并将其整合到自身基因组中。主要在革兰氏阳性菌和少数革兰氏阴性菌（如嗜血杆菌）中发生。效率低，传递基因有限，通常为单基因。在自然界和临床耐药传播中重要性最低。

3. 耐药性的发生机制

细菌可通过一种或多种机制对一种或多种不同类的抗菌药物产生耐药性，一种耐药机制可能导致细菌对几种不同类的抗菌药物耐药，见表1-3。

表 1-3　细菌的耐药机制

耐药机制	药物类别
增加药物外排	β-内酰胺类、氨基糖苷类、氯霉素、大环内酯类、林可霉素、四环素〔*Tet(A)*基因〕、喹诺酮类（nor A基因）
减少外膜通透性（革兰氏阴性杆菌）	β-内酰胺类（外膜蛋白Omp F，Opr D）、氨基糖苷类、氯霉素、大环内酯类、糖肽类、四环素、甲氧苄啶、林可霉素
减少细胞膜转运	氨基糖苷类（减少能量供应）
使抗菌药物灭活（可逆或不可逆）	β-内酰胺类（β-内酰胺酶）、氨基糖苷类（钝化酶）、氯霉素、大环内酯类（灭活酶）、林可霉素（灭活酶）
作用靶位改变	喹诺酮类（旋转酶修饰）、利福平（改变DNA多聚酶结合）、β-内酰胺类（PBP改变）、大环内酯类（rRNA甲基化）、氨基糖苷类（核糖体改变）、糖肽类（Van A，Van B）、林可霉素（核糖体变异）、甲氧苄啶（二氢叶酸还原酶）
保护靶位	四环素、喹诺酮类
靶位产生过多	磺胺药、甲氧苄啶、糖肽类
建立被抑制过程的旁路	磺胺药、甲氧苄啶
与抗菌药物结合	糖肽类

二、抗真菌药物的作用机制和真菌耐药性

（一）抗真菌药物的作用机制

抗真菌药物的作用机制主要围绕真菌特有的结构（如细胞壁、细胞膜）或代谢途径展开——通过靶向真菌“特有靶点”实现选择性杀伤。

根据作用靶点可将临床常用抗真菌药物分为6大类：多烯类、唑类、棘白菌素类、氟胞嘧啶类、丙烯胺类以及其他类。其核心差异在于靶向真菌的“细胞膜”“细胞壁”或“核酸合成”。见表1-4。

表 1-4　抗真菌药物的作用机制

药物类别	代表药物	作用靶点/通路	核心作用机制
多烯类	两性霉素B	真菌细胞膜-麦角固醇	药物分子与麦角固醇结合，形成跨膜孔道，导致细胞膜通透性增加，细胞内电解质、蛋白质等内容物泄漏，最终真菌裂解死亡。
唑类	氟康唑、伊曲康唑、伏立康唑、泊沙康唑	真菌羊毛固醇14α-去甲基化酶（CYP51）	抑制真菌“麦角固醇合成通路”的关键酶（CYP51）活性，进而使麦角固醇合成受阻，同时积累有毒中间产物，导致膜流动性、完整性破坏，真菌生长被抑制。
棘白菌素类	卡泊芬净、米卡芬净	真菌细胞壁β-(1,3)-D-葡聚糖合成酶	抑制β-(1,3)-D-葡聚糖合成酶，引起真菌细胞壁葡聚糖合成受阻，导致真菌细胞壁结构破坏。
氟胞嘧啶类	氟胞嘧啶	真菌核酸合成通路	药物通过真菌细胞膜上的“胞嘧啶转运蛋白（FCY2）”进入细胞，并在酶的作用下，转化为活性形式“单磷酸氟尿嘧啶（FUMP）”，FUMP干扰DNA合成（抑制胸苷酸合成酶）和RNA合成（掺入RNA导致错义），阻断真菌增殖。
丙烯胺类	特比萘芬、萘替芬	真菌角鲨烯环氧化酶	抑制角鲨烯环氧化酶，进而阻止麦角固醇的合成，导致角鲨烯积聚，使细胞膜变得脆弱并最终破裂，从而引起细胞死亡。
其他（少用）	灰黄霉素	真菌微管蛋白	抑制微管蛋白聚合，阻断真菌有丝分裂和细胞壁合成，仅用于皮肤癣菌感染。

（二）真菌耐药分类和耐药机制

真菌耐药分为原发性耐药（天然耐药，如克柔念珠菌对氟康唑天然耐药）和获得性耐药（长期用药后基因突变或表型改变导致，如白色念珠菌对氟康唑获得性耐药）。其核心机制可归纳为“靶点改变、药物外排增加、药物活化障碍、生物被膜形成”四大类，具体对应不同药物类别。见表1-5。

表 1-5 真菌的耐药机制

药物类别	核心耐药机制类型	具体分子机制与实例
多烯类	1.靶点（麦角固醇）改变 2.细胞膜结构调整	1.麦角固醇合成减少/结构异常： ① 酿酒酵母ERG3基因突变（无法合成麦角固醇前体），细胞膜麦角固醇含量下降，药物无法结合； ② 曲霉菌ERG11基因突变，合成“麦角固醇类似物”，与药物亲和力显著降低。 2.细胞膜流动性降低：真菌通过增加细胞膜中饱和脂肪酸比例，减少药物插入膜的能力（如白色念珠菌耐药株）。
唑类	1.靶点（CYP51）突变 2.药物外排泵过表达 3.生物被膜形成 4.麦角固醇合成代偿	1.靶点突变： ① 白色念珠菌CYP51（ERG11）基因热点突变（如Y132F、K143R），导致CYP51酶结构改变，与唑类药物亲和力下降； ② 曲霉菌CYP51A基因突变（如TR34/L98H），同时伴随基因过表达，双重耐药。 2.药物外排泵过表达： ① ABC转运体（如白色念珠菌CDR1、CDR2）：利用ATP供能将细胞内药物泵出，降低胞内药物浓度； ② MFS转运体（如白色念珠菌MDR1）：不依赖ATP，通过浓度梯度外排药物，对氟康唑耐药尤为重要。 3.生物被膜形成： 念珠菌、曲霉菌形成生物被膜，药物难以穿透被膜；且被膜内真菌处于“休眠态”，对药物敏感性下降。 4.麦角固醇合成代偿： 其他ERG基因（如ERG3、ERG5）突变，绕过CYP51酶的作用，重新合成麦角固醇（如光滑念珠菌）。
棘白菌素类	1.靶点［β-(1,3)-D-葡聚糖合成酶］突变 2.靶点过表达	1.靶点突变： ① 白色念珠菌、光滑念珠菌的FKS1/FKS2基因（编码β-(1,3)-D-葡聚糖合成酶亚基）热点突变（如FKS1的S645P、F641Y），导致酶结构改变，药物对酶的抑制活性下降； ② 曲霉菌FKS1基因突变（如S678P），导致对米卡芬净耐药。 2.靶点过表达： 少数情况下，FKS基因过表达导致β-(1,3)-D-葡聚糖合成酶总量增加，抵消药物抑制作用（如热带念珠菌）。
氟胞嘧啶类	1.药物转运障碍 2.药物活化障碍 3.靶酶突变	1.转运障碍： 编码胞嘧啶转运蛋白FCY2基因突变，药物无法进入真菌细胞（如白色念珠菌耐药株）。 2.活化障碍： ① FCY1基因突变，胞嘧啶脱氨酶失活，无法将氟胞嘧啶转化为氟尿嘧啶； ② FUR1基因突变，尿苷磷酸化酶失活，无法将氟尿嘧啶转化为活性形式FUMP。 3.靶酶突变： 胸苷酸合成酶（TS）或DNA聚合酶基因突变，对FUMP的敏感性下降（罕见，如新型隐球菌）。

三、抗病毒药物的作用机制和病毒耐药性

（一）抗病毒药物的作用机制

抗病毒药物的作用机制核心是干扰病毒的复制周期，通过针对病毒复制的关

键环节（如病毒进入宿主细胞、核酸合成、蛋白加工、病毒组装与释放等）发挥作用，同时尽量减少对正常宿主细胞的损伤。不同病毒的结构和复制方式存在差异，因此抗病毒药物的作用靶点也各有不同，具体可分为以下几大类：

1. 抑制病毒吸附与侵入宿主细胞

病毒首先需通过表面蛋白（如Spike蛋白、血凝素）与宿主细胞表面的特异性受体结合，如血管紧张素转换酶2（angiotensin-converting enzyme 2, ACE2）、唾液酸受体，随后通过内吞作用或膜融合进入细胞。此阶段药物的作用是“阻断病毒与细胞的初始接触”，从源头阻止感染。

（1）竞争性结合病毒表面蛋白

如奥司他韦（oseltamivir）（抗流感病毒）。流感病毒通过表面的神经氨酸酶（neuraminidase, NA）破坏宿主细胞表面的唾液酸残基，帮助新生成的病毒颗粒释放并感染邻近细胞。奥司他韦是NA抑制剂，可竞争性结合NA活性位点，阻止病毒从宿主细胞释放，同时间接抑制病毒对新细胞的吸附。

（2）阻断宿主细胞受体

如马拉韦罗（maraviroc）（抗HIV）。HIV需通过表面的糖蛋白120（glycoprotein120, gp120）与宿主T细胞表面的趋化因子（C-C基元）受体5［chemokine (C-C motif) receptor 5, CCR5］共受体结合才能侵入细胞，马拉韦罗可特异性结合CCR5，阻断HIV与受体的相互作用，抑制病毒侵入。

（3）抑制病毒-细胞膜融合

如恩夫韦肽（enfuvirtide）（抗HIV）。HIV表面的糖蛋白41（glycoprotein 41, gp41）在膜融合时会形成“六螺旋束”结构，恩夫韦肽可结合gp41的疏水区域，阻止六螺旋束形成，从而抑制病毒与细胞膜融合。

2. 抑制病毒脱壳（释放病毒基因组）

病毒侵入宿主细胞后，需通过“脱壳”过程（如去除衣壳蛋白、包膜降解）释放内部的基因组（DNA或RNA），才能启动后续复制。此阶段药物的作用是“困住病毒基因组，阻止其发挥功能”。

如金刚烷胺（amantadine）、金刚乙胺（rimantadine）（抗甲型流感病毒）。甲型流感病毒的流感病毒基质蛋白2（matrix protein 2, M2）是一种离子通道蛋白，在病毒脱壳时负责介导质子进入病毒颗粒内部，降低内部pH值，促使衣壳与基因组分离。金刚烷胺类药物可阻断M2离子通道，抑制质子进入，从而阻止病毒脱壳。

3. 抑制病毒基因组复制与转录

病毒基因组（DNA或RNA）的复制是其增殖的核心环节，且依赖于病毒自身编码的特异性酶（如DNA聚合酶、RNA聚合酶、逆转录酶），这些酶是抗病毒药物的高选择性靶点。

（1）抑制DNA病毒的DNA复制

如阿昔洛韦（acyclovir）（抗疱疹病毒，如HSV-1、HSV-2、水痘-带状疱疹病毒）。阿昔洛韦是“核苷类似物”，该药进入病毒感染的细胞后与脱氧核苷竞争病毒胸苷激酶（thymidine kinase, TK）或细胞激酶，经磷酸化为活性形式阿昔洛韦三磷酸酯，随后通过两种方式抑制病毒复制：

① 干扰病毒DNA多聚酶；

② 在DNA多聚酶作用下，与增长的DNA链结合，引起DNA链的延伸中断。

（2）抑制RNA病毒的RNA复制

如索磷布韦（sofosbuvir）（抗丙肝病毒HCV）。HCV是RNA病毒，索磷布韦是“尿苷类似物”，经细胞内代谢为活性形式后，可特异性结合HCV的RNA依赖RNA聚合酶（RNA-dependent RNA polymerase，RdRp），掺入病毒RNA链中导致链终止，抑制HCV基因组复制。

（3）抑制逆转录病毒的逆转录过程

如齐多夫定（zidovudine, AZT）（抗HIV）。AZT是“胸腺嘧啶核苷类似物”，进入HIV感染细胞后被磷酸化为活性形式，竞争性结合HIV的逆转录酶，掺入逆转录生成的DNA链中，因缺乏3’-羟基导致DNA链终止，从而阻止HIV RNA向DNA的转化，抑制病毒基因组整合到宿主细胞中。

4. 抑制病毒蛋白质合成

病毒需利用宿主细胞的核糖体合成自身所需的蛋白质（如衣壳蛋白、酶类），部分药物可通过“干扰病毒mRNA与宿主核糖体的结合”或“抑制病毒特异性酶的功能”，阻止病毒蛋白质合成。

（1）抑制病毒mRNA的翻译启动

如干扰素（interferon, IFN）（广谱抗病毒，如乙肝、丙肝、流感）。干扰素并非直接抑制病毒，而是通过激活宿主细胞的抗病毒信号通路，诱导产生多种抗病毒蛋白。

（2）抑制病毒多聚蛋白的切割

如利托那韦（ritonavir）（抗HIV）。HIV的Gag-Pol多聚蛋白（Gag-Pol polyprotein, Gag-Pol）需经病毒编码的天冬氨酸蛋白酶切割为衣壳蛋白、逆转录酶、整合酶等成熟蛋白。利托那韦是蛋白酶抑制剂，可与蛋白酶的活性位点结合，抑制其切割功能，导致HIV无法生成成熟的结构蛋白和酶，无法组装成有感染性的病毒颗粒。

5. 抑制病毒颗粒组装、成熟与释放

（1）抑制病毒颗粒组装

马拉韦罗（maraviroc）（抗HIV，双重作用）。除阻断HIV侵入外，马拉韦罗还可干扰HIV gag蛋白的组装，减少成熟病毒颗粒的形成。

（2）抑制病毒颗粒成熟

如奥司他韦（oseltamivir）（抗流感病毒）。流感病毒新颗粒通过出芽释放时，需病毒表面的NA切割宿主细胞表面的唾液酸残基，否则病毒颗粒会黏附在宿主细胞表面，无法释放。奥司他韦抑制NA活性，阻止病毒释放，同时减少病毒对邻近细胞的感染。

（3）抑制病毒颗粒的释放

如扎那米韦（zanamivir）（抗流感病毒）。与奥司他韦机制类似，也是NA抑制剂，通过抑制NA活性，阻止流感病毒颗粒从宿主细胞释放，发挥抗病毒作用。

（二）病毒的耐药机制

病毒的耐药机制的本质是病毒通过基因变异或表型调整，逃避药物对其生命周期的抑制作用，最终导致药物疗效下降或失效。主要病毒的耐药机制见表1-6。

表 1-6　主要病毒的耐药机制

病毒	代表药物	耐药机制	临床特点
HIV	齐多夫定、依非韦伦等	靶标基因突变（RT、PR、IN）	极易发生耐药，必须采用多种药物联合治疗（鸡尾酒疗法）以同时攻击多个靶点，减少耐药风险。需进行基因型耐药检测指导用药
流感病毒	奥司他韦	NA基因突变（如H275Y）	流感暴发时期，大规模使用奥司他韦，易检出各种突变株的传播
HBV	拉米夫定、恩替卡韦等	聚合酶/RT区突变	长期单一用药极易导致耐药
HCV	达拉他韦、索非布韦等	NS3、NS5A、NS5B基因突变	直接抗病毒药物（DAAs）疗法治愈率高，但治疗方案失败多与基线存在或治疗中出现的耐药相关变异有关。需根据基因型选择方案
HSV/CMV	阿昔洛韦、更昔洛韦等	TK失活或DNA聚合酶突变	常见于免疫缺陷患者（如艾滋病、移植患者）的长期治疗中

四、抗寄生虫药物的作用机制和寄生虫耐药性

（一）抗寄生虫药物的作用机制

抗寄生虫药物通过靶向寄生虫特有的生理结构、代谢途径或生命活动环节发挥作用，以实现杀灭寄生虫或抑制其生长繁殖的目的，同时尽量减少对宿主的毒性。不同类别寄生虫的生物学特性差异较大，因此药物作用机制具有明显的针对性。见表1-7。

表 1-7　主要抗寄生虫药物的作用机制

药物类别	代表药物	主要靶点寄生虫	作用机制
苯并咪唑类	阿苯达唑、甲苯咪唑	线虫、绦虫	药物在体内代谢为亚砜类或砜类后，抑制寄生虫对葡萄糖的吸收，导致虫体糖原耗竭，或抑制延胡索酸还原酶系统，阻碍ATP的产生，或与β-微管蛋白结合，抑制微管聚合，进而干扰神经肌肉传导
四氢嘧啶类	噻嘧啶	线虫	药物激动N-胆碱受体，干扰虫体神经肌肉系统，引起虫体肌肉收缩和痉挛麻痹
阿维菌素类	伊维菌素	线虫、节肢动物	药物激活谷氨酸氯离子通道，使氯离子通透性增加，引起神经细胞超极化，从而抑制神经信号传递，导致松弛性麻痹
叶酸抑制剂	磺胺多辛-乙胺嘧啶	疟原虫	磺胺类药物与对氨基苯甲酸（PABA）竞争二氢叶酸合成酶（DHPS），抑制二氢叶酸的合成；乙胺嘧啶抑制二氢叶酸还原酶（DHFR），阻止二氢叶酸还原为有活性的四氢叶酸。两者双重阻断叶酸合成，抑制核酸合成
青蒿素类	青蒿琥酯、蒿甲醚	疟原虫	药物结构中的“过氧桥”结构被Fe^{2+}激活，生成“自由基”，自由基可攻击疟原虫的膜蛋白、血红蛋白酶、ATP酶等关键分子，导致疟原虫快速死亡
硝基咪唑类	甲硝唑、替硝唑	阿米巴、滴虫、贾第鞭毛虫	药物进入细胞后，被铁氧化还原蛋白系统还原激活，产生细胞毒性物质，使DNA螺旋结构断裂或阻断其转录复制，导致寄生虫死亡
多烯类	两性霉素B	利什曼原虫	药物与麦角固醇结合，在膜上形成孔道，引起细胞内容物泄漏，导致寄生虫死亡

（二）寄生虫的耐药机制

寄生虫的耐药机制是指寄生虫通过自身分子、细胞或表型层面的改变，降低或逃避药物作用，导致药物疗效下降甚至失效的过程。其耐药机制主要有药物作用靶点的改变、药物外排泵活性增强、药物代谢酶激活以及表型适应和生活史调控等多种方式。与细菌、真菌耐药相比，寄生虫耐药更易受生活史复杂性（如胞内寄生、休眠阶段）、宿主免疫相互作用的影响，且多数耐药机制是“靶点突变+外排泵增强+代谢代偿”的协同作用。常见寄生虫的耐药机制见表1-8。

表 1-8　常见寄生虫的耐药机制

寄生虫	药物	主要耐药机制
疟原虫	氯喹	氯喹抗性转运蛋白编码基因（PfCRT）蛋白突变，导致药物外排和靶点改变
	磺胺多辛-乙胺嘧啶	DHFR和DHPS基因突变，导致靶点改变
	青蒿素	kelch13基因突变，导致寄生虫进入休眠状态；ABC转运蛋白（如PfMDR1、PfABCG2）表达上调，加速药物外排
线虫	苯并咪唑类	β-微管蛋白基因突变，导致靶点改变
	伊维菌素	谷氨酸门控氯离子通道亚基突变，靶点改变；P-糖蛋白过度表达，促进药物外排
	左旋咪唑/噻嘧啶	烟碱型乙酰胆碱受体亚基突变，导致靶点改变
阿米巴	硝基咪唑类	靶蛋白或还原酶突变；产生硝基还原酶等；阿米巴的滋养体自适应，转化为包囊

总之，抗感染药物的作用机制是“合理用药的理论基础”，耐药性则是“临床用药的核心挑战”。基层医务人员深入理解“作用靶点”与“耐药机制”这对矛盾关系，是制订有效抗感染方案，避免治疗失败，并积极参与全球遏制病原体耐药性行动的关键前提。这为后续章节深入理解具体药物特性、合理应用原则及耐药菌感染处理策略奠定了坚实的理论基础。

第三节　抗感染药物的药代动力学和药效动力学理论

一、抗感染药物的药代动力学

药代动力学（pharmacokinetics, PK）是研究药物在人体内的吸收（absorption, A）、分布（distribution, D）、代谢（metabolism, M）和排泄（excretion, E）的动态变化规律，并通过动力学原理和数学模型进行定量描述。房室模型是常用的分析工具，将人体抽象为若干房室，如一室模型（药物均匀分布后消除）或二室模型（中央室与周边室动态平衡）。中央室通常包括血液及高灌注组织（如心、肝、肾），周边室则多为低灌注组织（如脂肪、肌肉）。然而，对于不同的药物，其房室划分可能不同。例如，水溶性药物难以透过血脑屏障，其脑组织归为周边室，而脂溶性药物易透过血脑屏障，其脑组织可能属于中央室。由于房室模型计算复杂，目前基于统计矩分析的方法逐渐成为替代方法。

抗感染药物通过不同途径给药后，主要经历吸收、分布、代谢和排泄过程，其中静脉给药可直接进入血液循环。进入血液循环的药物呈现两种状态，一种呈游离状态，具有抗感染活性；而另一种与血浆蛋白结合，与游离部分保持动态平衡。游离的药物在体内可分布至组织或经代谢后排出。

（一）吸收

药物的吸收程度和速率各异。口服吸收率＞80%的药物主要包括头孢氨苄、阿莫西林、氯霉素、氟喹诺酮类（如左氧氟沙星）等，而氨基糖苷类、万古霉素等口服吸收率不足3%。轻中度感染可选用口服吸收好的药物，重症感染需静脉给药以确保疗效。

（二）分布

药物分布受血供、生理屏障（如血-脑屏障）及理化性质（脂溶性、蛋白结合率）影响。例如，脂溶性药物易透过细胞膜，而水溶性药物难以穿透细胞膜；又如，相对分子质量较大或蛋白结合率较高的药物不易分布至组织中，而相对分子质量较小的药物易分布至组织中。当某药物的表观分布容积（V_d）＞1L/kg时，则提示该药物组织浓度高于血药浓度，有利于组织或病灶内细菌的清除。如氟喹诺酮类V_d可达2～3L/kg，提示该类药物组织分布广，对组织内细菌感染有效。不同的药物组织分布差异较大，尤其是骨、前列腺、脑等特殊组织，其药物分布特点如下：

1. 骨组织

骨组织的特殊结构形成了天然的“药物屏障”，多数抗菌药物在骨组织中的浓度低，而克林霉素、磷霉素、利奈唑胺、氟喹诺酮类等的骨浓度较高，可达血药浓度的0.3～2倍，适合骨感染治疗。

2. 前列腺

前列腺组织存在特殊的解剖和生理屏障，核心包括前列腺包膜和血-前列腺屏障，它是限制抗菌药物进入的关键因素。多数抗菌药物难以进入前列腺组织，主要对脂溶性高、分子小、无电荷的药物有较好的通透性，如氟喹诺酮类、红霉素、四环素等可达有效浓度，适用于前列腺炎患者的治疗。

3. 脑脊液

由于血脑屏障的存在，大多数抗感染药物在脑脊液中的药物浓度低，如苯唑西林、两性霉素B等药物难以穿透血脑屏障。而氯霉素、磺胺嘧啶、氟康唑等药物穿透血-脑屏障能力强，脑膜炎时浓度可达血药浓度的50%～100%，适用于颅内感染，见表1-9。

表 1-9　常见抗感染药物在血脑屏障中的穿透性

脑脊液/血药浓度比率≥50%	脑脊液/血药浓度比率5%～50%	脑脊液/血药浓度比率＜5%	脑脊液药物浓度微量或难以测得
磺胺嘧啶	磺胺甲噁唑/甲氧苄啶（SMZ-TMP）	苯唑西林	替考拉宁
氯霉素	氨苄西林	头孢西丁	克林霉素
氟康唑	哌拉西林	头孢唑林	红霉素
氟胞嘧啶	青霉素	替加环素	阿奇霉素
甲硝唑	头孢曲松	达托霉素	伊曲康唑
莫西沙星	美罗培南	多黏菌素	棘白菌素
利奈唑胺	左氧氟沙星	两性霉素B	
异烟肼	万古霉素		
阿昔洛韦	乙胺丁醇		
膦甲酸钠	更昔洛韦		

4. 胎儿循环

血-胎盘屏障是存在于母体血液循环与胎儿血液循环之间的一种生理屏障，其主要作用是保护胎儿免受母体循环中有害物质的侵害，同时保障胎儿生长发育所需的营养物质和氧气的正常供应。如氯霉素、氟喹诺酮类等药物易通过血-胎盘屏障，可能致畸，妊娠期需避免使用。

表 1-10　常见抗感染药物在血 - 胎盘屏障中的穿透性

穿透性＞50%	穿透性30%～50%	穿透性10%～30%	穿透性≤10%
氯霉素	庆大霉素	阿米卡星	头孢拉定
氟喹诺酮类	氨苄西林	苯唑西林	头孢噻吩
四环素类	青霉素	头孢曲松	
呋喃妥因	头孢哌酮	头孢唑林	
利奈唑胺	克林霉素	妥布霉素	
羧苄西林	链霉素		

（三）代谢

抗感染药物的代谢主要在肝脏进行，依赖细胞色素P450酶系等催化转化。多数药物经代谢后活性降低或灭活，如头孢噻肟代谢物活性降低，氯霉素代谢为无活性产物；部分前体药需代谢激活，如头孢泊肟酯等药物经肝脏代谢后起效。

（四）排泄

药物排泄是药物及代谢产物排出体外的过程，以肾脏排泄为主要途径，通过肾小球滤过、肾小管重吸收和分泌完成，受药物理化性质、尿液pH等影响。部分药物经胆汁排入肠道，未被重吸收的随粪便排出，被重吸收的则经肝肠循环延长作用时间。此外，未吸收的口服药、肠壁分泌的药物等也随粪便排出。少量药物还可通过汗液、唾液、痰液、乳汁等排出。

二、抗感染药物的药效动力学

药效动力学（pharmacodynamics, PD）是研究药物在体内对病原体的抑制或杀灭作用规律，以及药物剂量、浓度与药效强度、持续时间之间关系的学科，是指导临床优化给药方案、实现精准用药、降低病原体耐药性的核心理论依据，也是连接抗感染药物基础研究与临床应用的重要桥梁。在临床实践中，PD并非孤立存在，需与PK相结合，形成“PK/PD一体化”理念，才能更全面、科学地指导抗感染治疗。

（一）PD 核心基础概念

1. 最低抑菌浓度（minimum inhibitory concentration, MIC）

MIC是指在体外特定实验条件下（如标准培养基、适宜温度与培养时间），药物能够抑制病原体生长繁殖的最低浓度，单位通常为μg/mL或mg/L。它是衡量病原体对药物敏感性的核心指标：MIC值越低，表明病原体对该药物越敏感，临床治疗成功的概率越高；反之，MIC值越高，病原体敏感性越低，治疗失败的风险增加。

2. 最低杀菌浓度（minimum bactericidal concentration, MBC）

MBC是指在体外实验中，药物能够杀灭99.9%以上目标病原体的最低浓度，单位通常为μg/mL或mg/L。它是衡量抗菌药物杀菌活性的重要参数之一，有助于评估药物的疗效和制订合适的治疗方案。

3. 抗生素后效应（post-antibiotic effect, PAE）

PAE是指药物浓度降至MIC以下后，仍能持续抑制病原体生长繁殖的效应，通常以小时（h）为单位。PAE的产生与药物对病原体作用靶点的持续影响、病原体代谢功能恢复延迟等因素相关，其长短直接影响临床给药间隔的设计：

① 长PAE药物（如氨基糖苷类、喹诺酮类）：PAE通常为2～6h，部分可达

8h以上，采用“高剂量、长间隔”给药方案（如一日一次）；

② 短PAE药物（如β-内酰胺类中的青霉素类）：PAE通常<1h，需通过“多次给药”维持药物浓度在MIC以上，以保证疗效。

（二）核心药效动力学参数与药物分类

根据药物浓度与疗效的关系，抗感染药物可分为浓度依赖性、时间依赖性以及具有持续PAE效应的时间依赖性药物三类，不同类别药物的核心药效学参数差异显著，直接决定临床给药方案设计。

1. 浓度依赖性药物

疗效主要取决于药物峰浓度（peak concentration, C_{max}）或药时曲线下面积（area under the concentration-time curve, AUC）与MIC的比值，而非药物浓度超过MIC的时间。药物浓度越高，杀菌作用越强，且通常具有明显的剂量依赖性和长PAE。代表药物如：氨基糖苷类、氟喹诺酮类、两性霉素B、达托霉素、甲硝唑等。

2. 时间依赖性药物

其疗效主要取决于24小时内药物浓度超过MIC的时间占比（T>MIC），而非药物浓度峰值，且多数药物无明显PAE或PAE很短。代表药物如β-内酰胺类，包括青霉素类、头孢菌素类、碳青霉烯类等。

3. 具有持续PAE效应的时间依赖性药物

这类药物兼具时间依赖特性和显著的PAE，疗效主要取决于24小时药时曲线下面积（AUC_{0-24}）/MIC。代表药物如阿奇霉素、克拉霉素、四环素类、万古霉素、克林霉素、利奈唑胺等。

针对不同类型的感染药物，需要制订差异化的给药方案，以最大限度发挥其抗菌活性。

（三）影响抗感染药物 PK 的关键因素

1. 病原体敏感性

病原体对药物的MIC值直接决定药效：若MIC值超过药物在体内可达到的有效浓度，即使增加药物剂量，也难以实现C_{max}/MIC或T>MIC达标，导致治疗失败。临床需通过药敏试验明确病原体MIC值，结合药物说明书或临床指南推荐的“折点值”，选择敏感药物。

2. 病原体耐药性机制

病原体通过多种机制产生耐药性，直接导致治疗失败，常见耐药机制包括：产生灭活酶、改变药物作用靶点、降低药物通透性、增强药物外排泵活性等。

3. 药物因素

药物的水溶性、脂溶性、稳定性等理化性质影响其吸收、分布过程，进而影响体内药物浓度与药效学参数。此外，抗感染药物与其他药物联用可能发生相互作用，也会影响药物代谢或分布，导致体内浓度变化，进而影响PD参数。

4. 宿主因素

宿主免疫功能是抗感染治疗的重要“协同力量”，直接影响药效学参数的需求。此外，在肝肾功能不全、肥胖、老年人、儿童等特殊病理生理状态下，药物的PK过程会发生显著改变。此时，更需要运用PK/PD原理来调整方案。

总之，理想的抗感染治疗方案必须整合PD/PK的双重参数。在PK/PD指导下的抗感染药物选择过程中，需要重点考虑以下两个关键因素：

① 药物在感染部位的浓度需达到有效治疗水平。虽然组织浓度通常仅为血药浓度的10%～50%，但通过合理设计给药方案可以确保靶部位药物浓度超过病原菌MIC值数倍。

② 临床实践中，需要结合药敏试验结果和药物在常规剂量下的血药浓度曲线，综合判断病原微生物对药物的敏感性，从而选择最合适的抗感染药物。

抗感染药物的PK/PD理论为临床合理用药搭建起了关键的桥梁。通过深入剖析药物在体内的吸收、分布、代谢、排泄过程，以及药物浓度与抗感染效果之间的关联，我们得以洞察不同抗感染药物的特性。此外，PK/PD理论为临床医生制订给药方案提供了科学依据，有助于精准把控药物剂量、给药间隔及疗程，在保障疗效的同时，降低药物不良反应，遏制细菌耐药性的产生。随着研究的持续深入，PK/PD理论必将在抗感染治疗领域发挥更为深远的影响，助力临床治疗迈向更高效、更安全的新高度。

第四节　抗感染药物的不良反应

药物不良反应（adverse drug reaction, ADR）是指在常规治疗剂量下，由于药物本身或其相互作用导致的与治疗目的无关的有害反应。这类反应涵盖药物毒性作用（包括后遗效应、致畸作用等）、变态反应以及抗感染药物引发的二重感染等。

不良反应的发生与用药剂量和疗程密切相关，其严重程度可分为轻度、中度和重度。本节将重点探讨抗感染药物引发的毒性反应、变态反应和二重感染。

一、毒性反应

药物的毒性反应是指药物导致机体生理、生化功能异常和（或）组织器官病理改变的不良反应，其严重程度通常随剂量增加或疗程延长而加重。在抗感染药物的各类不良反应中，毒性反应最为常见，主要累及肾脏、神经系统、肝脏、造血系统、胃肠道等器官和系统。毒性作用机制可能涉及药物的化学刺激、干扰细胞蛋白质合成或酶系统功能等，也可能因患者原有遗传缺陷或病理状态而诱发。值得注意的是，毒性反应与变态反应常相互交织，有时难以明确区分，例如大环内酯类药物引起的胆汁淤积、磺胺类药物导致的肾损伤以及氯霉素引发的贫血等。此外，对于特殊人群，妊娠期用药需警惕穿透胎盘屏障的致畸毒性，如利巴韦林致畸、氨基糖苷类药物致耳毒性等。儿童期使用氟喹诺酮类药物可引起永久性软骨损伤，四环素类药物可引起乳齿黄染等。

二、变态反应

变态反应是抗感染药物治疗中常见的不良反应类型，几乎所有抗菌药物都可能引发程度不等的变态反应，其中以皮疹最为多见，其他表现包括过敏性休克、血清病样反应、药物热、血管神经性水肿、嗜酸性粒细胞增多、溶血性贫血、再生障碍性贫血以及接触性皮炎等。

（一）变态反应的发生机制

抗感染药物引发的变态反应主要由抗原-抗体相互作用所致。虽然抗感染药物分子结构相对简单且为非蛋白质类物质，但多数可作为半抗原，与体内（偶见于体外）蛋白质结合形成完全抗原，进而刺激机体产生特异性抗体（或致敏淋巴细胞）。当机体再次接触相同药物时，即可引发各类变态反应。

1. Ⅰ型变态反应（速发型）

临床表现包括过敏性休克、支气管哮喘、喉头水肿及速发型荨麻疹等。其机制为过敏原刺激B细胞产生IgE抗体，当再次接触过敏原时，后者与肥大细胞和嗜碱性粒细胞表面的IgE结合，导致细胞内环磷酸腺苷（cAMP）水平急剧下降。cAMP原本具有抑制这些细胞释放组胺的作用，其水平下降促使组胺释放，作用于呼吸道、消化道黏膜及皮肤，引发支气管哮喘、黏膜水肿、呕吐、腹泻、皮肤红肿及荨麻疹等症状。同时释放的嗜酸性粒细胞趋化因子加重局部组织水肿和嗜酸性粒细胞浸润。随着血清素、慢反应物质的释放及缓激肽的激活，支气管痉挛和喉头水肿进一步加剧，导致小血管扩张和通透性增加，最终可能导致循环血量减少、微循环障碍、组织缺血和血压下降，引发过敏性休克。

青霉素类药物临床应用广泛，其引发的过敏性休克最为常见，主要与制剂中所含的小抗原决定簇（minor antigenic determinant）有关。青霉素在体内外可经分子重排形成青霉烯酸，后者与体内的蛋白质结合生成青霉噻唑蛋白。其中，青霉噻唑基团作为主要抗原决定簇（major antigenic determinant）决定抗原特异性。虽然小抗原决定簇含量较少，但其与特异性IgE的亲和力较强，是导致过敏性休克的重要原因。

2. Ⅱ型变态反应

临床表现为溶血性贫血、白细胞减少和血小板减少等。其机制为结合在细胞表面的药物抗原与相应抗体（IgG、IgM或IgA）结合后，在补体参与下导致靶细胞被破坏。

3. Ⅲ型变态反应

主要是指药物或其代谢产物作为抗原刺激机体产生特异性IgG，两者形成可溶性免疫复合物沉积于血管壁，激活补体系统产生血管活性物质，导致局部充血水肿以及组织炎症和损伤等过程，如青霉素引起的血清病样反应属于此类。

4. Ⅳ型变态反应（迟发型）

常见于频繁接触青霉素、链霉素等抗菌药物者，表现为接触性皮炎。药物与皮肤组织结合形成复合抗原，诱发细胞免疫应答。当皮肤再次接触相同药物时，致敏淋巴细胞在局部被激活并释放淋巴因子，引起单核细胞浸润性炎症。由于组织分化和增殖需要一定时间，故该反应出现较迟，表现为迟发型变态反应。

三、二重感染

二重感染，又称菌群交替症，指在抗感染治疗过程中继发的新感染。正常情况下，人体口腔、呼吸道、肠道及生殖系统等部位存在微生物定植，这些菌群多为条件致病菌，少数为致病菌或纯寄生菌，各菌群间相互制约，维持微生态平衡。当长期应用广谱抗菌药物后，敏感菌群受抑制，而原有治疗药物不敏感的病原菌过度繁殖。此外，严重基础疾病、大手术、使用糖皮质激素和抗代谢药物等因素损害机体免疫功能，也为细菌入侵和继发感染创造条件。在肠道、呼吸道等部位，原有病原菌及外来菌均可乘虚而入，导致二重感染。

抗感染药物在治疗感染性疾病中发挥着关键作用，然而，如同其他药物一样，其在使用过程中也伴随着各种不良反应。这些不良反应涉及多个系统，表现形式多样。了解这些不良反应，有助于医务人员在用药时综合考量患者的病情、体质及药物特性，权衡利弊，合理选用抗感染药物，尽可能减少不良反应的发生，提高治疗效果，保障患者的用药安全。同时，也提醒患者在用药过程中密切关注自身身体状况，一旦出现异常应及时告知医生，以便调整治疗方案。

第五节　抗菌药物*的临床应用管理

一、抗菌药物临床应用管理概述

医疗机构是抗菌药物应用的主要场所之一，抗菌药物不合理使用在医疗机构中也是屡见不鲜。推动抗菌药物用药规范化，对于保障感染性疾病治疗效果、遏制细菌耐药至关重要，是一个影响因素复杂、牵涉多部门多学科的系统工程。

（一）抗菌药物管理的概念

20世纪80年代，在细菌耐药性问题日益突出与抗菌药物滥用现象频发的背景下，发达国家率先提出了抗菌药物管理（antimicrobial stewardship, AMS）的理念。AMS在中国香港被称为“抗菌药物导向计划”，根据内地的具体情况和管理体系现状，AMS又被称为“抗菌药物临床应用管理”。经过30余年的发展，AMS的专业管理内容已经形成了完整的体系，成为医疗机构提升医疗质量的重要组成部分，也被纳入各种医疗质量评价指标体系中。

AMS主要是通过多学科合作，在医疗机构实施相关专业管理规范，促进临床抗菌药物的合理应用，以达到提高医疗质量、减少不良反应、降低细菌耐药、节约医疗资源的目的。WHO将AMS定义为医疗机构或者医疗系统实施的促进抗菌药物合理使用的循证干预策略。其他国家和地区对AMS的定义也存在一定的差异。追溯我国的AMS历程，卫生行政管理部门基本采用“从行政开始，向专业管理发展”的模式，并形成了良好的医院抗菌药物管理体系，包括行政支持、专业团队和基础条件，其中专业团队包括感染专家、临床药师、微生物专家、感

---

* 本节使用“抗菌药物”，系因我国仅出台了《抗菌药物临床应用指导原则》，相关规范与管理亦均以细菌感染为对象。

染控制人员及信息技术专家等。体系中各部门相互协作，共同促进抗菌药物的合理应用。具体见表1-11。

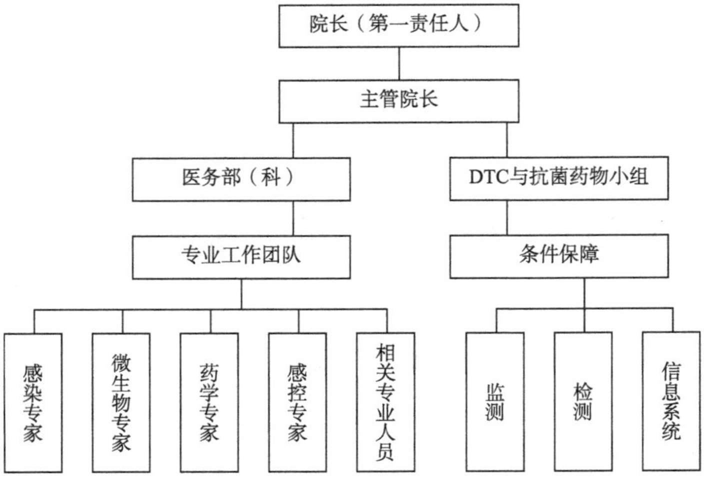

表 1-11　医院抗菌药物管理体系

（二）医疗机构抗菌药物管理目标

医疗机构推行AMS的核心目标在于遏制细菌耐药性。目的包括：

① 规范使用抗菌药物，减少临床抗菌药物的使用；

② 降低治疗费用和住院费用；

③ 降低细菌耐药率；

④ 优化临床结果和医疗资源。

AMS管理目标包括长期目标与定期目标。

长期目标包括：

① 建立和完善管理模式：通过AMS工作组科学化的长效机制管理，建立和完善抗菌药物管理模式，形成相对固定的工作团队，明确各负责人在抗菌药物临床应用管理中的责任，实现常态化管理；

② 提供良好的工作条件包括检测、监测与信息系统；

③ 培养专业人才：为保障AMS持续开展，需在医疗机构中形成架构合理、人才充足的专业队伍；

④ 营造合理用药文化：定期开展抗菌药物合理使用和耐药控制理念的教育培训。

定期目标包括：

① 实现管理部门年度抗菌药物和细菌耐药控制目标；
② 细菌耐药率控制目标；
③ AMS重点干预策略；
④ AM常规工作目标；
⑤ AMS创新工作。

二、医疗机构抗菌药物管理与效果评估指标

抗菌药物管理的有效性依赖于用药结果的闭环监控体系。通过对结构、过程、结局及平衡性指标的持续监测，实现对处方质量与临床适应性的精准评估。该体系的核心价值在于基于管理效果的科学研判指导持续优化，同时严格规避因指标下降可能诱发的住院时间延长或患者死亡率攀升等不良结局。

（一）结构性指标

根据《2015年关于进一步加强抗菌药物临床应用管理工作的通知》要求，医疗机构抗菌药物目录管理指标为：三级综合医院抗菌药物品种原则上不超过50种，二级综合医院抗菌药物品种原则上不超过35种；口腔医院抗菌药物品种原则上不超过35种，肿瘤医院抗菌药物品种原则上不超过35种，儿童医院抗菌药物品种原则上不超过50种，精神病医院抗菌药物品种原则上不超过10种，妇产医院（含妇幼保健院）抗菌药物品种原则上不超过40种；同一通用名称注射剂型和口服剂型各不超过2种，具有相似或者相同药理学特征的抗菌药物不得重复采购；头霉素类抗菌药物不超过2个品规；三代及四代头孢菌素（含复方制剂）类抗菌药物的口服剂型不超过5个品规，注射剂型不超过8个品规；碳青霉烯类抗菌药物注射剂型不超过3个品规；氟喹诺酮类抗菌药物口服剂型和注射剂型各不超过4个品规；深部抗真菌类抗菌药物不超过5个品种。

（二）过程性指标

过程性指标反映医疗机构动态诊疗的质量与效率特性，典型应用为感染性疾病抗菌治疗评估。AMS过程性指标包括患者疾病严重程度分层占比、抗菌药物适应证记录完整性、用药理由记录比例（最好＞95%）、停药时间记录比例（最好＞95%）、临床实践指南遵循度、处方适宜性审核率、对手术预防用药＞24小时的干预分析率、抗菌药物使用率与使用强度时序变动趋势、用药沟通与持续改进情况、规范化培训覆盖率等。

合理用药的核心监测维度涵盖适应证判定准确性、药物品种适配性、给药方案适宜性、疗程合理率，以及指南依从率、联合用药适应证的规范性、降阶梯策略执行率、静脉-口服转换治疗（intravenous to oral switch, IVOS）比例等。

微生物质控的关键环节包括：标本采集标准化、转运时效性、培养操作规范性及结果报告完整性等全链条质控节点。接受抗菌药物治疗的住院患者抗菌药物使用前微生物检验样本送检率不低于30%；接受限制使用级抗菌药物治疗的住院患者抗菌药物使用前微生物检验样本送检率不低于50%；接受特殊使用级抗菌药物治疗的住院患者抗菌药物使用前微生物样本送检率不低于80%。开展细菌耐药监测工作，定期发布细菌耐药信息，建立细菌耐药预警机制。

抗菌药物临床应用依然存在指征把握不严、初始抗菌方案品种选择级别过高、基于非靶向病原学检测的广谱药物经验性联用、感染控制后未及时实施降阶梯策略等不合理用药现象，需通过全流程质控体系实现诊疗行为规范化。

（三）结果指标

采用相关指标评价AMS实施效果，主要包括抗菌药物消耗指标、患者预后改善指标、用药安全指标、细菌耐药指标、成本指标等。

抗菌药物消耗指标：包括使用率和使用强度等。我国卫生行政部门要求综合医院住院患者抗菌药物使用率不超过60%，门诊患者抗菌药物处方比例不超过20%，急诊患者抗菌药物处方比例不超过40%，抗菌药物使用强度力争控制在每百人天40DDDs以下。专科医院抗菌药物使用率、使用强度控制标准各异。

患者预后改善指标：评估维度涵盖感染相关住院时长、临床治疗有效率及病死率等，其数值同时受就诊时效、疾病危重程度等混杂因素的影响。

用药安全指标：用药安全的改进需通过抗菌药物相关不良事件发生率的量化监测。

细菌耐药指标：包括目标性抗菌药物耐药谱变迁、多重耐药菌（multidrug-resistant organism, MDRO）检出率与感染发生率的趋势。

成本指标：抗菌药物使用强度的削减、高价药物向经济型品种的转换；通过静脉-口服序贯治疗（IVOS）的实施、住院周期缩短及不良事件的规避等策略实现费用节约的效益评估。

（四）平衡性指标

干预过度可能诱发治疗负效应，例如抗菌药物处方非理性缩减导致的感染控制不足与预后恶化。平衡性指标通过多维度监测评估干预措施是否引发次生风险，其核心监测要素包括抗菌药物临床应用不良反应发生率（如心脏毒性、肾功能损害）、感染相关死亡率、感染相关28天内非计划再入院率、手术部位感染发生率等。外科手术部位感染包括表浅切口感染、深部切口感染、器官腔隙感染，平衡性指标需要监测手术部位感染发生率、各类手术切口感染率、不同危险程度手术部位感染率。

我国卫生行政部门要求住院患者手术预防使用抗菌药物时间控制在术前30分钟至1小时，抗菌药物品种选择和使用疗程合理。I类切口手术患者预防使用抗菌药物比例不超过30%，原则上不推荐联合预防使用抗菌药物。其中，腹股沟疝修补术（包括补片修补术）、甲状腺疾病手术、乳腺疾病手术、关节镜检查手术、颈动脉内膜剥脱手术、颅骨肿物切除手术和经血管途径介入诊断手术患者，原则上不推荐预防使用抗菌药物；I类切口手术患者预防使用抗菌药物时间原则上不超过24小时。

参考文献

[1] 国家卫生计生委办公厅. 抗菌药物临床应用指导原则: 2015年版[M]. 北京: 人民卫生出版社, 2015.

[2] 肖永红. 抗菌药物临床应用管理: 理论与实践[M]. 北京: 人民卫生出版社, 2023.

第二章 常用抗感染药物

抗感染药物是一类用于治疗由病原微生物引起的感染性疾病的药物，主要包括抗细菌药（antimicrobial agents）、抗真菌药（antimycotics）、抗病毒药（antivirotics）等。此外，某些寄生虫在宿主体内寄生时也会引发不同程度的感染，对人体健康构成威胁，此时需使用抗寄生虫药物治疗。当病原体（如细菌、真菌、病毒或寄生虫）侵入人体后，疾病的发生与转归取决于病原体与宿主之间的相互作用，而不仅由病原体单方面决定，宿主的免疫状态和生理反应同样对疾病进程具有重要影响。这类药物通过抑制或杀灭病原微生物，成为协助机体抵抗感染或促进疾病痊愈的外部干预因素。然而，在特定情况下，病原微生物可能对药物产生耐药性。因此，在使用抗感染药物治疗感染性疾病时，必须综合考虑宿主、病原体和药物三者在疾病防治中的相互作用关系。

第一节　抗细菌药物

一、青霉素类

青霉素类是一类β-内酰胺类抗菌药物，包括以下几类。

① 天然青霉素（窄谱青霉素）：从青霉菌培养液中直接提取，抗菌谱较窄，不耐酸（需注射给药），对大多数革兰氏阳性菌（如链球菌、肺炎球菌）、革兰氏阴性球菌（如脑膜炎球菌）及梅毒螺旋体有效。代表药物有青霉素G（苄青霉素）。

② 耐酶青霉素（抗葡萄球菌青霉素）：侧链结构阻止β-内酰胺酶水解，适用于产青霉素酶的金黄色葡萄球菌。代表药物有甲氧西林（现少用）、苯唑西林、氯唑西林、双氯西林、氟氯西林等。

③ 广谱青霉素（氨基青霉素）：对革兰氏阳性菌和革兰氏阴性菌都有一定的抗菌活性，可口服，耐酸，但不耐酶。代表药物有氨苄西林。

④ 抗假单胞菌青霉素：对铜绿假单胞菌、变形杆菌等革兰氏阴性菌有较强活性，但不耐酶。代表药物有羧苄西林（现少用）、哌拉西林（常用）、替卡西林等。

⑤ 青霉素类复方制剂：为增强疗效和克服耐药性，青霉素类常与β-内酰胺酶抑制剂组成复方制剂。代表药物有阿莫西林/克拉维酸、氨苄西林/舒巴坦、哌拉西林/他唑巴坦。

（一）适应证

1. 青霉素

适用于A组溶血性链球菌、肺炎链球菌等革兰氏阳性球菌所致的感染，以及破伤风、气性坏疽、炭疽、白喉、流行性脑脊髓膜炎、李斯特菌病、鼠咬热、梅毒、淋病、回归热、钩端螺旋体病、奋森咽峡炎、放线菌病等。也可用于风湿性心脏病或先天性心脏病患者进行某些操作或手术时，预防心内膜炎的发生。

普鲁卡因青霉素适用于敏感细菌所致的轻症感染；苄星青霉素用于治疗A组溶血性链球菌咽炎及扁桃体炎，预防A组溶血性链球菌感染引起的风湿热，亦可用于治疗梅毒。

2. 耐青霉素酶青霉素类

本类药物的抗菌谱与青霉素G相仿，但抗菌作用较差，对青霉素酶稳定。如苯唑西林、氯唑西林和氟氯西林，主要用于治疗甲氧西林敏感金黄色葡萄球菌（Methicillin-Susceptible *Staphylococcus aureus*, MSSA）和其他革兰氏阳性菌引起的感染。

这些药物还适用于皮肤和软组织感染，包括蜂窝织炎、皮肤脓肿等；肺炎，尤其是由MSSA引起的肺炎；由金黄色葡萄球菌引起的骨髓炎；心内膜炎；由MSSA引起的血流感染。

3. 广谱青霉素类

一类对多种革兰氏阳性菌（G^+）和革兰氏阴性菌（G^-）均具有抗菌活性的药物，常见的广谱青霉素类药物包括氨苄西林、阿莫西林、哌拉西林等。

本类药物适用于敏感细菌所致的呼吸道感染、尿路感染、胆道感染、皮肤及软组织感染、脑膜炎、血流感染、心内膜炎等。

氨苄西林为肠球菌、李斯特菌感染的首选药物。

哌拉西林、阿洛西林和美洛西林对革兰氏阴性杆菌的抗菌谱较氨苄西林广，抗菌作用也较强；除对部分肠杆菌科细菌外，对铜绿假单胞菌亦有良好的抗菌作用，适用于肠杆菌科细菌及铜绿假单胞菌所致的呼吸道感染、尿路感染、胆道感染、腹腔感染、皮肤及软组织感染等。

（二）注意事项

① 对青霉素G或青霉素类抗菌药物过敏者禁用本品。

② 无论采用何种给药途径，使用青霉素类抗菌药物前必须详细询问患者有无青霉素类过敏史、其他药物过敏史及过敏性疾病史，并须先做青霉素皮肤试验。

③ 青霉素钾盐不可快速静脉注射。

④ 青霉素可安全地应用于孕妇；少量本品可经乳汁排出，哺乳期妇女使用青霉素时应停止哺乳。

⑤ 老年人肾功能呈轻度减退，本品主要经肾脏排出，故治疗老年患者时宜适当减量。

二、头孢菌素类

头孢菌素类药物是一类广谱β-内酰胺类抗菌药物，自20世纪60年代应用于临床以来，已成为抗感染治疗的核心药物之一。其作用机制主要是抑制细菌细胞壁肽聚糖的合成，干扰转肽酶（青霉素结合蛋白）的功能，导致细菌裂解死亡。

根据其抗菌谱、酶稳定性及肾毒性分为五代。

第一代头孢菌素（如头孢唑林、头孢氨苄）具有强效抗革兰氏阳性菌（如葡萄球菌、链球菌）活性，对部分革兰氏阴性菌（如大肠埃希菌）有效，对青霉素酶较稳定，但肾毒性较明显，脑脊液穿透力弱。

第二代头孢菌素（如头孢呋辛、头孢克洛）兼顾革兰氏阳性菌和阴性菌，较第一代肾毒性降低，对产酶菌（如流感嗜血杆菌）的活性增强，对β-内酰胺酶稳定性提高。

第三代头孢菌素（如头孢曲松、头孢他啶）显著增强对革兰氏阴性杆菌（如肠杆菌科）的活性，部分品种（头孢他啶）抗铜绿假单胞菌，基本无肾毒性，可穿透血脑屏障治疗中枢感染。

第四代头孢菌素（如头孢吡肟）广谱覆盖革兰氏阳性菌和革兰氏阴性菌，对多重耐药菌（如产AmpC型β-内酰胺酶菌）有效，对超广谱β-内酰胺酶（Extended-Spectrum β-Lactamases, ESBLs）的稳定性增强，适用于重症院内感染。

第五代头孢菌素（如头孢洛林）突破性抗耐甲氧西林金黄色葡萄球菌（Methicillin-Resistant Staphylococcus aureus, MRSA），同时保留对革兰氏阴性菌的活性，对超广谱β-内酰胺酶高度稳定，肾毒性低。

（一）适应证

1. 第一代头孢菌素

主要作用于需氧革兰氏阳性球菌，仅对少数革兰氏阴性杆菌有一定抗菌活性。注射剂代表品种为头孢唑林，主要适用于：

① 呼吸道感染：可用于甲氧西林敏感葡萄球菌、A组溶血性链球菌和肺炎链球菌等所致的上、下呼吸道感染。

② 泌尿道感染：可用于上述敏感菌所致的尿路感染，也能用于流感嗜血杆菌、奇异变形杆菌、大肠埃希菌敏感株所致的尿路感染。

③ 血流感染：对甲氧西林敏感葡萄球菌、A组溶血性链球菌和肺炎链球菌等引起的血流感染有治疗作用。

④ 心内膜炎：适用于上述敏感菌导致的心内膜炎。

⑤ 骨、关节感染：可用于治疗上述敏感菌引起的骨、关节感染。

⑥ 皮肤及软组织感染：对于由敏感菌造成的皮肤及软组织感染有效。

⑦ 外科手术预防：头孢唑林常作为外科手术预防用药。

口服制剂代表药物有头孢拉定、头孢氨苄等。口服制剂的抗菌作用较头孢唑林差，主要适用于治疗敏感菌所致的轻症病例，如轻症呼吸道感染和尿路感染。

2. 第二代头孢菌素

对革兰氏阳性球菌的活性与第一代相仿或略差，对部分革兰氏阴性杆菌亦具有抗菌活性。

注射剂代表品种为头孢呋辛。主要用于：

① 呼吸道感染：由甲氧西林敏感葡萄球菌、链球菌属、肺炎链球菌等革兰氏阳性球菌，以及流感嗜血杆菌、大肠埃希菌、奇异变形杆菌等中的敏感株所致。

② 尿路感染：针对上述敏感菌引起的尿路感染。

③ 皮肤及软组织感染：由敏感菌导致的皮肤及软组织感染。

④ 血流感染：对敏感菌所致的血流感染有治疗作用。

⑤ 骨关节感染：可用于敏感菌引起的骨关节感染。

⑥ 腹腔、盆腔感染：用于腹腔感染和盆腔感染时，须与抗厌氧菌药合用。

⑦ 脑膜炎：头孢呋辛尚可用于对磺胺类、青霉素或氨苄西林耐药的脑膜炎球菌、流感嗜血杆菌所致脑膜炎的治疗。

⑧ 外科手术预防：头孢呋辛也可作为外科手术预防用药。

口服制剂的代表药物有头孢克洛、头孢呋辛酯、头孢丙烯等，主要适用于上述感染中的轻症病例。此外，头孢呋辛酯口服尚可用于淋病奈瑟菌（包括产青霉素酶和非产青霉素酶菌株）所致单纯性淋菌性尿道炎、宫颈炎、直肠肛门感染。

3. 第三代头孢菌素

对肠杆菌科细菌等革兰氏阴性杆菌具有强大抗菌作用，头孢他啶和头孢哌酮除对肠杆菌科细菌外，对铜绿假单胞菌亦具有较强抗菌活性。

注射剂代表品种有头孢噻肟、头孢曲松、头孢他啶、头孢哌酮等，适用于由敏感肠杆菌科细菌等革兰氏阴性杆菌所致的严重感染：

① 呼吸道感染：如肺炎等，头孢噻肟、头孢曲松尚可用于A组溶血性链球菌、草绿色链球菌、肺炎链球菌、甲氧西林敏感葡萄球菌所致的各种感染。

② 血流感染：可治疗由敏感菌引起的脓毒症等血流感染。

③ 腹腔感染：治疗腹腔感染时需与抗厌氧菌药（如甲硝唑）合用。

④ 泌尿系统感染：包括肾盂肾炎和复杂性尿路感染。

⑤ 盆腔炎性疾病：治疗盆腔感染时需与抗厌氧菌药合用。

⑥ 骨关节感染：可治疗敏感菌引起的骨关节感染。

⑦ 复杂性皮肤及软组织感染：对这类感染有治疗作用。

⑧ 中枢神经系统感染：可用于敏感菌导致的中枢神经系统感染。

⑨ 其他：可用于治疗脑膜炎、骨髓炎等危及生命的感染，能有效控制严重的铜绿假单胞菌感染（头孢他啶、头孢哌酮）。

口服品种有头孢克肟和头孢泊肟酯等，主要用于治疗敏感菌所致的轻、中度感染，也可用于经第三代头孢菌素注射剂治疗病情已基本好转后的序贯治疗。但需注意，第三代口服头孢菌素均不宜用于铜绿假单胞菌和其他非发酵菌引起的感染。

4. 第四代头孢菌素

与第三代头孢菌素相似，常用药物为头孢吡肟，主要用于治疗：

① 特定细菌感染：可用于对第三代头孢菌素耐药但对第四代头孢菌素敏感的产气肠杆菌、阴沟肠杆菌、沙雷菌属等细菌所致感染。

② 中性粒细胞缺乏伴发热患者经验性治疗：当患者中性粒细胞缺乏且伴有发热时，可使用第四代头孢菌素进行经验性治疗。

③ 其他感染：头孢吡肟作为广谱抗菌药物，还可用于治疗呼吸道感染、皮

肤软组织感染等。

此外，它对革兰氏阳性球菌的作用较第三代头孢菌素略强，也可用于相关革兰氏阳性球菌感染的治疗。

需要注意的是，所有头孢菌素类对甲氧西林耐药葡萄球菌、肠球菌属的抗菌作用均差，故不宜用于治疗上述细菌所致感染。

5. 第五代头孢菌素

是目前为止最新的一代头孢菌素，具有抗菌谱广、抗菌作用强等特点，代表药物有头孢洛林、头孢比罗等，适用于：

① 皮肤与软组织感染：第五代头孢菌素对革兰氏阳性菌的作用强于前四代，尤其对耐甲氧西林的金黄色葡萄球菌、耐甲氧西林的表皮葡萄球菌等有效，能有效治疗复杂性皮肤与软组织感染。例如，头孢洛林可用于成人急性细菌性皮肤和皮肤结构感染（acute bacterial skin and skin structure infections, ABSSSI）。

② 呼吸道感染：可用于社区获得性肺炎和医院获得性肺炎等。如头孢洛林酯可用于治疗社区获得性肺炎合并MRSA感染，能迅速缓解患者的发热、咳嗽、咳痰等症状，缩短住院时间，减少并发症的发生。

③ 其他严重感染：这类抗菌药物还可能用于治疗由某些细菌引起的脓毒症和骨髓炎等严重感染。如头孢比罗酯获批用于成人金黄色葡萄球菌血流感染，包括右心感染性心内膜炎患者。

（二）注意事项

① 禁用于对任何一种头孢菌素类抗菌药物有过敏史或青霉素过敏性休克史的患者。

② 用药前必须详细询问患者既往是否有头孢菌素类、青霉素类或其他药物的过敏史。有青霉素类、其他β-内酰胺类及其他药物过敏史的患者，有明确应用指征时应谨慎使用本类药物。在用药过程中一旦发生过敏反应，须立即停药。如发生过敏性休克，须立即就地抢救并予以肾上腺素等相关治疗。

③ 本类药物主要经肾脏排泄，中度以上肾功能不全患者应根据肾功能适当调整剂量。中度以上肝功能减退时，头孢哌酮、头孢曲松可能需要调整剂量。

④ 氨基糖苷类和第一代头孢菌素注射剂联用可能加重前者的肾毒性，应注意监测肾功能。

⑤ 头孢哌酮可导致低凝血酶原血症或出血，合用维生素K可预防出血；本药亦可引起双硫仑样反应，用药期间及治疗结束后72小时内应戒酒或避免摄入含酒

精饮料。

⑥ 头孢曲松的钙沉淀风险：禁止与含钙溶液（如乳酸钠林格注射液等）同时静脉输注，包括不同输液通道，尤其是新生儿或肾功能不全者，可能形成致死性头孢曲松-钙沉淀。需间隔至少48小时才能使用含钙制剂。

三、头霉素类

头霉素可分为A、B、C三型，其中C型的抗菌作用最强，临床常用其衍生物。该类药物在化学结构上与头孢菌素相似，主要是在7-ACA的C7上增加了一个甲氧基，因其母核与头孢菌素相似，抗菌性能也类似。

主要品种有头孢西丁、头孢美唑、头孢替坦、头孢米诺等。对革兰氏阳性菌，如对葡萄球菌、肺炎球菌、化脓性链球菌等有一定抗菌活性，但对革兰氏阳性菌的作用显著低于第一代头孢菌素，其中头孢美唑对革兰氏阳性菌的作用相对较强，头孢西丁次之，头孢米诺最弱；对革兰氏阴性菌，如对肠杆菌科细菌（大肠埃希菌、克雷伯菌、变形杆菌以及摩根菌等）抗菌活性强，对ESBLs高度稳定，优于第三代头孢菌素，其中头孢米诺对革兰氏阴性菌的作用最强，头孢美唑次之，头孢西丁最弱；对厌氧菌：对消化链球菌、脆弱拟杆菌、普雷沃菌（双路普雷沃菌除外）等厌氧菌抗菌作用强，这是头霉素类区别于头孢菌素类的最大特点。

（一）适应证

可用于治疗肺炎链球菌及其他链球菌属、甲氧西林敏感金黄色葡萄球菌、大肠埃希菌等肠杆菌科细菌、流感嗜血杆菌以及拟杆菌属引起的下呼吸道感染、血流感染、骨及关节感染、皮肤及软组织感染；大肠埃希菌等肠杆菌科细菌所致的尿路感染；大肠埃希菌等肠杆菌科细菌、拟杆菌属等厌氧菌引起的腹腔感染；大肠埃希菌、淋病奈瑟菌、拟杆菌属等厌氧菌以及B组链球菌所致的盆腔感染等。也可作为肝胆胰腺手术、胃肠道手术、经阴道或经腹腔子宫切除术、经腹腔子宫肌瘤剔除术等手术前的预防用药。

（二）注意事项

① 禁用于对头霉素类及头孢菌素类有过敏史者；有青霉素类过敏史的患者确有应用指征时，应权衡利弊后在严密观察下慎用；如以往发生青霉素过敏性休克，不宜再选用本品。

② 有胃肠道疾病（特别是结肠炎）的患者应慎用；早产儿、新生儿慎用；

不推荐头孢西丁用于小于3个月的婴儿；儿童使用头孢美唑、头孢米诺时需注意剂量和年龄限制，头孢美唑儿童用药剂量按体重计算，头孢米诺一般推荐用于28天以上儿童。

③ 使用头孢美唑、头孢米诺期间，应避免饮酒，以免发生双硫仑样反应；使用过程中可能出现维生素K缺乏、维生素B族缺乏等情况。

四、β-内酰胺类/β-内酰胺酶抑制剂

β-内酰胺类抗菌药物是一大类广泛使用的抗菌药物，其共同特点是分子结构中包含一个β-内酰胺环。常见的β-内酰胺类抗菌药物包括青霉素类和头孢菌素类。

β-内酰胺酶抑制剂是一类能够抑制β-内酰胺酶活性的药物，其中β-内酰胺酶是一种由某些细菌产生的酶，能够水解β-内酰胺类抗菌药物，使其失去抗菌活性。

目前国内外临床上应用的β-内酰胺类/β-内酰胺酶抑制剂复方制剂有多种，如阿莫西林/克拉维酸、哌拉西林/他唑巴坦、头孢哌酮/舒巴坦等。这些复方制剂对临床常见致病菌都有较强的抗菌活性，尤其对产β-内酰胺酶菌株引起的中、重度感染，复方制剂的临床疗效显著提高。但不同复方制剂对不同细菌的抗菌活性有所差异，例如阿莫西林/克拉维酸对革兰氏阳性菌有更强的活性，对铜绿假单胞菌、肠杆菌、不动杆菌效果差；哌拉西林/他唑巴坦和头孢哌酮/舒巴坦对革兰氏阴性菌效果更强，尤其是肠杆菌科，也有较强的抗铜绿假单胞菌活性。

（一）适应证

① 本类药物适用于因产β-内酰胺酶而对β-内酰胺类药物耐药的细菌感染，但不推荐用于对复方制剂中抗菌药物敏感的细菌感染和非产β-内酰胺酶的耐药菌感染。

② 阿莫西林/克拉维酸口服制剂适用于由流感嗜血杆菌、卡他莫拉菌引起的鼻窦炎、中耳炎及下呼吸道感染；大肠埃希菌等所致的尿路及生殖系统感染；MSSA等引起的皮肤软组织感染。注射剂适用于上述感染的严重病例，还可用于腹腔感染、血流感染及骨关节感染。

③ 头孢哌酮/舒巴坦、哌拉西林/他唑巴坦适用于肠杆菌科细菌、铜绿假单胞菌敏感株及MSSA引起的血流感染、下呼吸道感染、腹腔感染、盆腔感染等。舒巴坦对不动杆菌属感染有效，头孢哌酮/舒巴坦还可用于嗜麦芽窄食单胞菌感染。

④ 头孢他啶/阿维巴坦适用于复杂性腹腔感染（联合甲硝唑）及医院获得性肺炎/呼吸机相关性肺炎、多重耐药革兰氏阴性菌（如肺炎克雷伯菌、铜绿假单胞菌）感染的治疗。

（二）注意事项

① 哌拉西林/他唑巴坦、氨苄西林/舒巴坦用药前必须详细询问青霉素类药物过敏史，并进行青霉素皮肤试验。既往有头孢菌素Ⅰ型（速发型）过敏史的患者需进行皮试，对相关药物过敏或皮试阳性者禁用。对复方制剂中任一成分过敏者，亦禁用该复方制剂。

② 中度以上肾功能不全者需根据肌酐清除率调整剂量，肝功能不全者需慎用并监测肝功能。

③ 头孢哌酮/舒巴坦等避免与含乙醇制剂（如酒类）同用，以防双硫仑样反应。

④ 密切监测过敏反应（如皮疹、休克）、胃肠道反应及肝肾功能异常。一旦发生过敏反应，需立即停药并给予肾上腺素、糖皮质激素等急救。

⑤ 头孢哌酮/舒巴坦可能引起维生素K缺乏及出血倾向，需监测凝血酶原时间，必要时补充维生素K。

五、碳青霉烯类

碳青霉烯类抗菌药物是抗菌谱最广、抗菌活性最强的非典型β-内酰胺抗菌药物。它能通过抑制细菌细胞壁合成发挥杀菌作用。其β-内酰胺环结构与D-Ala-D-Ala二肽类似，能够与细菌的青霉素结合蛋白结合，阻断转肽酶的活性，导致肽聚糖交联受阻，细胞壁合成失败。碳青霉烯分子结构使其对多数β-内酰胺酶高度稳定，不易被水解，尤其对AmpC和ESBL酶具有高度稳定性。

常用药物有亚胺培南（常与西司他丁合用，以减少亚胺培南在肾脏的代谢），美罗培南（抗菌活性强，对中枢神经系统毒性较低），厄他培南（半衰期长，可一日一次给药，主要用于轻中度感染），多利培南和帕尼培南（抗菌谱与美罗培南类似，但对某些菌株的敏感性略有差异）。

近年来，碳青霉烯类耐药肠杆菌科细菌（carbapenem-resistant Enterobacteriaceae, CRE）的检出率在全球范围内呈上升趋势，尤其在医院环境中传播迅速，感染后死亡率高，产生碳青霉烯酶（如 KPC、MBL、OXA-48 等）、外膜蛋白改变和主动外排泵过度表达等是其耐碳青霉烯类药物的主要机制。临床上对 CRE 感染患者进行隔离，加强手卫生，限制使用侵入性器械。避免不必要的广谱抗菌药物使用，以减少耐药菌的产生。

（一）适应证

碳青霉烯类药物的抗菌谱广、抗菌活性强，在临床上的适应证较为广泛，主要包括以下几类：

① 对多重耐药但对本类药物敏感的需氧革兰氏阴性杆菌所致的严重感染有治疗作用。这类细菌包括肺炎克雷伯菌、大肠埃希菌、阴沟肠杆菌、柠檬酸杆菌属、黏质沙雷菌等肠杆菌科细菌，以及铜绿假单胞菌、不动杆菌属等。可用于由这些细菌引起的脓毒症、下呼吸道感染、肾盂肾炎、复杂性尿路感染、腹腔感染、盆腔感染等。不过，用于铜绿假单胞菌所致的感染时，需注意在疗程中某些菌株可能出现耐药。

② 适用于脆弱拟杆菌等厌氧菌与需氧菌混合感染的重症患者。这类感染常见于复杂性腹腔感染、盆腔感染等情况。

③ 对于病原菌尚未查明的免疫缺陷患者的重症感染，可作为经验性治疗。但由于亚胺培南/西司他丁可能引起癫痫、肌阵挛、意识障碍等严重的中枢神经系统不良反应，故不适用于治疗中枢神经系统感染。而美罗培南、帕尼培南/倍他米隆除上述适应证外，尚可用于年龄在3个月以上的细菌性脑膜炎患者。

④ 在社区获得性感染（community-acquired infections, CAIs）中，如重症社区获得性肺炎和细菌性肺炎的救治，尤其在存在基础疾病的老年患者中，碳青霉烯类抗菌药物显示出良好的疗效。在医院获得性感染（hospital-acquired infection, HAI）方面，对于医院获得性肺炎（hospital-acquired pneumonia，HAP）患者，根据临床经验、流行病学指南和共识的指导，可作为首选药物之一进行治疗。

⑤ 厄他培南抗菌谱相对较窄，对铜绿假单胞菌、不动杆菌等非发酵细菌的抗菌作用差，但可用于中、重度细菌性感染，其半衰期长，可以一天一次给药。此外，除厄他培南可用于结直肠择期手术的预防用药外，碳青霉烯类抗菌药物无其他预防用药适应证。

（二）注意事项

① 禁用于对本类药物及其配伍成分过敏的患者。对青霉素类、头孢菌素类及其他β-内酰胺类药物过敏者可能对碳青霉烯类抗菌药物出现交叉过敏，所以对上述药物曾发生过严重全身性过敏反应者，也应禁用。

② 本类药物不宜用于治疗轻症感染，更不可作为预防用药。

③ 亚胺培南较易引起惊厥、意识障碍等严重的中枢神经系统不良反应，对有癫痫诱发因素者可诱发癫痫发作；美罗培南偶有癫痫发作，但远低于亚胺培南，意识障碍、中枢神经系统症状等严重不良反应的发生率较低。原有癫痫等中枢神经系统疾病患者应避免使用本类药物。若使用过程中出现癫痫发作，应停止用药或改用其他神经毒性较小的药物，并针对神经精神症状给予地西泮、丙戊酸钠等抗癫痫药物治疗；当药物所致的癫痫无法控制时，可用血液透析降低血药浓度。

④ 碳青霉烯类抗菌药物与丙戊酸或双丙戊酸联合应用，可能导致后两者血药浓度低于治疗浓度，增加癫痫发作的风险，因此不推荐本类药物与丙戊酸或双丙戊酸联合应用。

⑤ 肾功能不全患者使用时需重点关注肾功能，并根据肌酐清除率调整给药剂量和间隔时间，以避免药物在体内蓄积引起不良反应。如亚胺培南、美罗培南、帕尼培南及比阿培南等主要经肾排泄，肾功能减退可造成药物半衰期延长。肾功能减退的老年人使用时需要减量。

⑥ 孕妇有明确指征时，方可应用美罗培南与厄他培南；其他品种应在权衡药物对孕妇和胎儿的利弊后使用。

六、青霉烯类

青霉烯类抗菌药物属于β-内酰胺类抗菌药物，其核心结构为含氧代基团的β-内酰胺环，兼具青霉素和碳青霉烯类特性，对部分β-内酰胺酶稳定性较强。其通过抑制细菌细胞壁肽聚糖合成发挥杀菌作用，抗菌谱覆盖革兰氏阳性菌（如链球菌）、常见革兰氏阴性菌（如大肠埃希菌）及部分厌氧菌，但对铜绿假单胞菌等非发酵菌效果有限。代表药物如法罗培南（口服）和利替培南酯。

（一）适应证

① 呼吸道感染：如慢性支气管炎急性加重、社区获得性肺炎（尤其是由肺炎链球菌、流感嗜血杆菌等病原体引起）。

② 泌尿生殖系统感染：单纯性或复杂性尿路感染（如大肠埃希菌、克雷伯菌属所致膀胱炎、肾盂肾炎）。

③ 皮肤及软组织感染：蜂窝织炎、疖肿等（针对金黄色葡萄球菌、化脓性链球菌等）。

④ 腹腔感染：需联合抗厌氧菌药物治疗的轻症腹腔感染（如脆弱拟杆菌与其他革兰氏阴性菌的混合感染）。

青霉烯类药物的应用需基于病原菌敏感性（对铜绿假单胞菌、不动杆菌等非发酵菌效果差），并优先用于产β-内酰胺酶的菌导致的感染，避免用于重症或医院内耐药菌感染。

（二）注意事项

① 对青霉素类、头孢菌素类、碳青霉烯类或青霉烯类药物过敏者禁用。

② 易发生支气管哮喘、发疹、荨麻疹等变态反应症状体质者慎用。

③ 经口摄取不良的患者或正接受非口服营养疗法患者、全身状态不良患者（有时会出现维生素K缺乏症，故需充分观察）慎用。

④ 服用期间可能发生休克，所以应予以充分诊察。

⑤ 腹泻和稀便不良反应发生率较高。

七、单环β-内酰胺类

单环β-内酰胺类抗菌药物（如氨曲南）是仅含单一β-内酰胺环的窄谱抗菌药物，对革兰氏阴性需氧菌（如肠杆菌科、铜绿假单胞菌）具有良好的抗菌活性，通过结合细菌的青霉素结合蛋白3抑制细胞壁合成发挥杀菌作用。其对多数β-内酰胺酶（包括ESBL）稳定，与青霉素、头孢菌素交叉过敏的风险低。

（一）适应证

适用于治疗敏感需氧革兰氏阴性菌所致的各种感染，如尿路感染、下呼吸道感染、脓毒症、腹腔内感染、妇科感染、术后伤口及烧伤、溃疡等皮肤软组织感染。亦用于治疗医院内感染中的上述类型感染（如免疫缺陷患者的医院内感染）。

（二）注意事项

禁用于对氨曲南过敏的患者。

八、氧头孢烯类

氧头孢烯类（如拉氧头孢、氟氧头孢）属于β-内酰胺类抗菌药物，其结构特征为氧头孢烯母核，抗菌谱广，兼具抗革兰氏阳性菌、阴性菌及部分厌氧菌活性。相较于传统头孢菌素，其对β-内酰胺酶稳定性增强，尤其对产酶菌（如大肠埃希菌、肺炎克雷伯菌）和脆弱拟杆菌等具有较好的作用。然而，其抗菌强度通常弱于第三代头孢菌素及碳青霉烯类，且可能与其他β-内酰胺类药物存在交叉过敏风险。

（一）适应证

氧头孢烯类主要用于治疗敏感菌引起的复杂感染，如腹腔感染（如腹膜炎）、盆腔感染、呼吸道感染及脓毒症等，尤其适用于混合感染或需覆盖厌氧菌的病例。因脑脊液穿透力有限，一般不作为中枢神经系统感染的首选。

（二）注意事项

拉氧头孢有N-甲基四氮唑侧链，可导致凝血酶原缺乏、血小板减少和功能障碍而引起出血，并可出现戒酒硫样反应，很大程度上限制了其临床应用。氟氧头孢无N-甲基四氮唑侧链，未发现导致凝血功能障碍和戒酒硫样反应。

本类药物禁用于对氧头孢烯类药物过敏的患者，对头孢菌素类药物过敏者慎用。应用拉氧头孢期间应每日补充维生素K，以减少凝血功能障碍和出血等不良反应，并应在治疗期间及治疗结束后1周内禁酒。

九、氨基糖苷类

氨基糖苷类是由氨基糖和氨基环醇以苷键相连形成的碱性抗菌药物，分为天然和半合成两大类，天然的有链霉素、庆大霉素等，半合成的有阿米卡星、奈替米星等。此类药物主要通过抑制细菌蛋白质合成和破坏细胞膜结构来发挥杀菌作用，为浓度依赖性杀菌剂，对需氧革兰氏阴性杆菌作用强大，尤其对铜绿假单胞菌有一定抗菌效应，还对部分结核分枝杆菌、阿米巴原虫和隐孢子虫等有作用。所有氨基糖苷类药物对肺炎链球菌、A组溶血性链球菌的抗菌作用均差。此类药物副作用较多，常见的有耳毒性、肾毒性、神经肌肉阻滞作用和过敏反应等，儿童、老人、孕妇及哺乳期妇女等特殊人群更易受影响。

（一）适应证

① 主要适用于严重革兰氏阴性杆菌感染（如脓毒症、肺炎、腹腔感染及复杂尿路感染），常作为重症或耐药菌感染的一线或联合用药。

② 也可与β-内酰胺类联用治疗肠球菌或链球菌心内膜炎，或作为结核（如

链霉素）、肠道隐孢子虫病（如巴龙霉素）、单纯性淋病（如大观霉素）等特定感染的选择药物。

③ 眼部用药（如妥布霉素滴眼液）。

（二）注意事项

① 对氨基糖苷类药物过敏的患者禁用。

② 因其具有显著耳毒性（可致听力损伤、前庭功能损害）和肾毒性（可致急性肾损伤），须严格监测血药浓度及肾功能，避免长期使用。

③ 禁用于孕妇（尤其是链霉素，可致胎儿耳聋）、重症肌无力患者。

④ 老年、儿童及肾功能不全者需调整剂量。

⑤ 避免与其他耳肾毒性药物（如万古霉素、利尿剂）联用。

⑥ 静脉给药需缓慢滴注（不可直接推注），并注意神经肌肉阻滞风险（如呼吸抑制）。

⑦ 用药期间需定期评估听力及平衡功能，疗程一般不超过10天，轻症感染应优先选择更安全的替代药物。

⑧ 本类药物避免用于上、下呼吸道感染及上、下尿路感染的治疗。

十、四环素类

四环素类抗菌药物为广谱抑菌剂，通过与细菌核糖体30S亚基结合，抑制蛋白质合成，代表药物包括多西环素、米诺环素、四环素等；其抗菌谱覆盖革兰氏阳性菌、革兰氏阴性菌、非典型病原体（如支原体、衣原体、立克次体）、螺旋体及部分寄生虫（如疟原虫），且对布鲁氏菌属具有良好抗菌活性。

（一）适应证

① 主要用于立克次体病（如斑疹伤寒）、支原体肺炎、衣原体感染（如非淋菌性尿道炎、沙眼）、布鲁氏菌病（常联合利福平或链霉素）、螺旋体感染（如莱姆病首选多西环素）、霍乱及幽门螺杆菌根除（联合方案中的二线选择）。

② 用于痤疮（米诺环素/多西环素）、鼠疫、兔热病及某些寄生虫感染。

③ 可作为对青霉素过敏患者的梅毒、破伤风、气性坏疽等感染的替代治疗。

④ 鲍曼不动杆菌近年来对各类抗菌药物的耐药率逐渐升高，给临床治疗带来巨大困难，米诺环素可作为治疗多重耐药鲍曼不动杆菌感染的联合用药之一。

⑤ 软膏用于敏感革兰氏阳性菌或革兰氏阴性菌所致的皮肤表面感染。

⑥ 眼膏用于敏感病原菌所致的结膜炎、眼睑炎、角膜炎、沙眼等。

（二）注意事项

① 四环素类过敏的患者禁用。

② 孕妇、哺乳期妇女及8岁以下儿童（可致胎儿或儿童牙齿永久性黄染、釉质发育不良及骨骼生长抑制）禁用。

③ 避免与含钙、镁、铁、铝等金属离子的药物或食物同服（如牛奶、抗酸剂、补铁剂），需间隔2～3小时。

④ 警惕光敏性皮炎（用药期间减少日光暴露）。

⑤ 可能引起胃肠道反应（恶心、腹泻）、肝功能损害（尤其在大剂量静脉给药时）及二重感染（如真菌或耐药菌）。

⑥ 肝肾功能不全者需调整剂量并密切监测。

⑦ 米诺环素可能引发前庭反应（头晕、平衡障碍），驾驶员等慎用。

⑧ 静脉给药需控制滴速，避免血栓性静脉炎。

⑨ 治疗螺旋体或布鲁氏菌病时可能发生赫氏反应，需警惕病情暂时加重。

⑩ 四环素类可加重氮质血症，已有肾功能损害者应避免应用四环素，但多西环素及米诺环素仍可谨慎应用。

十一、甘氨酰环素类

甘氨酰环素类抗菌药物是四环素类的半合成衍生物（如替加环素、奥马环素），通过与细菌核糖体30S亚基结合，抑制蛋白质合成，其结构修饰增强了对耐药菌的抗菌活性。该类药物抗菌谱广，覆盖革兰氏阳性菌、革兰氏阴性菌和厌氧菌等，对耐甲氧西林金黄色葡萄球菌、碳青霉烯类耐药肠杆菌科细菌、不动杆菌等耐药菌、厌氧菌和非典型病原体具有良好的抗菌活性，但对铜绿假单胞菌和变形杆菌耐药。替加环素组织分布广，在肺泡细胞和肺上皮细胞衬液中浓度较高，血药浓度低，属于时间依赖性抗菌药物，具有较长的抗生素后效应。

（一）适应证

① 多重耐药革兰氏阳性菌（如MRSA）及部分革兰氏阴性菌（除铜绿假单胞菌外）引起的复杂感染，包括复杂性腹腔感染、复杂性皮肤及软组织感染、社区获得性肺炎（奥马环素）以及院内获得性肺炎（需联合抗铜绿假单胞菌药物）。

② β-内酰胺类药物过敏或耐药时的替代选择。

（二）注意事项

① 对甘氨酰环素类及四环素类药物过敏者禁用。

② 孕妇、哺乳期妇女及18岁以下患者慎用。

③ 轻至中度肝功能损害患者无需调整剂量，重度肝功能损害患者慎用替加环素，必须使用时，首剂剂量不变，维持剂量减半，并密切监测肝功能。

④ 使用替加环素后怀疑其导致胰腺炎者应停药。

⑤ 接受抗凝治疗的患者使用该类药物可能使华法林血药浓度增高。

⑥ 避免与含铝、钙、镁、铁等制剂合用。

十二、氯霉素

氯霉素是一种广谱抗菌药物，它通过可逆地与细菌核糖体50S亚基结合，阻断转肽基转移酶作用，干扰氨基酰-tRNA终端结合，抑制蛋白质合成来发挥抑菌作用，在高浓度时对某些细菌也有杀菌效果。氯霉素对许多需氧革兰氏阳性细菌、革兰氏阴性细菌、厌氧拟杆菌、立克次氏体、衣原体及支原体都有抑制作用，尤其对沙门菌、流感杆菌和拟杆菌属抗菌能力良好，但对铜绿假单胞菌、结核分枝杆菌等无效。

因发现其可能导致再生障碍性贫血等严重不良反应，临床应用受限。但氯霉素具有良好的组织和体液穿透性，易透过血-脑屏障和血-眼屏障，并对伤寒沙门菌、立克次体等细胞内病原菌有效，仍有一定临床应用价值。

（一）适应证

① 伤寒和其他沙门菌感染：为敏感菌株所致伤寒、副伤寒的选用药物，但不作为首选药物。由沙门菌感染的胃肠炎一般不宜应用本品，如病情严重，有合并脓毒症可能时，仍可选用氯霉素，但不作为首选药物。

② 耐氨苄西林的B型流感嗜血杆菌脑膜炎或对青霉素过敏患者的肺炎链球菌性脑膜炎、脑膜炎奈瑟菌性脑膜炎、敏感的革兰氏阴性杆菌脑膜炎，可以选用氯霉素，但不作为首选药物。

③ 脑脓肿，尤其是耳源性的，常为需氧菌和厌氧菌混合感染，可以选用氯霉素，但不作为首选药物。

④ 严重厌氧菌感染，如脆弱拟杆菌所致感染，尤其适用于病变累及中枢神

经系统者；可与氨基糖苷类抗生素联合应用治疗腹腔感染和盆腔感染，以控制同时存在的需氧和厌氧菌感染，但不作为首选药物。

⑤ 无其他低毒性抗菌药可替代治疗敏感细菌所致的各种严重感染，如由流感嗜血杆菌、沙门菌属及其他革兰氏阴性杆菌所致脓毒症及肺部感染等，常与氨基糖苷类合用，但不作为首选药物。

⑥ 立克次体感染，可用于Q热、落基山斑点热、地方性斑疹伤寒等。

⑦ 氯霉素眼用制剂用于治疗敏感菌所致眼部感染，如沙眼、结膜炎、角膜炎、眼睑缘炎等。

⑧ 氯霉素阴道用制剂用于治疗细菌性阴道病。

⑨ 氯霉素滴耳液用于治疗敏感菌感染引起的外耳炎、急慢性中耳炎；氯霉素耳栓还可用于耳道炎以及乳突根治术后流脓者。

⑩ 氯霉素搽剂用于敏感菌所致的脂溢性皮炎、毛囊炎。

（二）注意事项

① 对氯霉素有过敏史的患者禁用。

② 用药期间必须密切监测血常规（警惕再生障碍性贫血、粒细胞减少等骨髓抑制的风险）。

③ 新生儿、早产儿避免使用，以防出现灰婴综合征。

④ 避免长期或重复使用，以减少毒性反应。

⑤ 肝肾功能不全者，需调整剂量并监测血药浓度。

⑥ 注意药物相互作用（如与肝酶诱导剂或抑制剂联用可能影响疗效或毒性），并警惕二重感染风险。

⑦ 用药期间应告知患者及时报告异常出血、发热、乏力等骨髓抑制症状。

⑧ 妊娠期患者禁用，哺乳期患者避免应用或用药期间暂停哺乳。

十三、大环内酯类

大环内酯类抗菌药物（如红霉素、阿奇霉素、克拉霉素等）通过与细菌50S核糖体亚基结合，抑制蛋白质合成，主要针对革兰氏阳性菌（如链球菌、葡萄球菌）、部分革兰氏阴性菌（如流感嗜血杆菌）及非典型病原体（如支原体、衣原体、军团菌）。其特点是组织渗透性强，适用于呼吸道感染（肺炎、支气管炎）、皮肤软组织感染、性传播疾病（如衣原体尿道炎）等，可作为青霉素过敏者的替代药物。阿奇霉素因半衰期长可短疗程使用，克拉霉素对胃酸稳定且抗菌谱更广。

（一）适应证

① 社区获得性肺炎：对肺炎链球菌、肺炎支原体、肺炎衣原体等病原体有效，尤其适用于支原体肺炎。

② 百日咳：首选治疗药物，可有效控制病情。

③ 皮肤及软组织感染：对金黄色葡萄球菌、化脓性链球菌等革兰氏阳性菌引起的疖、痈、蜂窝织炎等浅表感染有效。

④ 泌尿生殖系统感染：对于沙眼衣原体引起的非淋菌性尿道炎和宫颈炎，可采取阿奇霉素单剂量疗法。

⑤ 胃肠道感染：可用于治疗空肠弯曲菌引起的细菌性肠炎；克拉霉素常与质子泵抑制剂联合用于幽门螺杆菌的根除治疗。

⑥ 其他特殊感染：对于军团菌病，红霉素曾是首选药物，阿奇霉素、克拉霉素等也有较好疗效；对于非结核分枝杆菌感染，克拉霉素和阿奇霉素对部分菌株有抗菌活性。

（二）注意事项

① 对红霉素及其他大环内酯类抗菌药物过敏的患者禁用。

② 红霉素及克拉霉素禁止与特非那定合用，以免引起心脏不良反应。

③ 肝功能损害患者如有适应证，需适当减量并定期复查肝功能；肝病患者和妊娠期患者不宜应用红霉素酯化物。

④ 克拉霉素、红霉素为CYP3A4强抑制剂，避免与辛伐他汀、华法林、地高辛等联用（增加毒性风险）。

⑤ 注射用乳糖酸红霉素使用时必须首先以注射用水完全溶解，加入生理盐水或5%葡萄糖溶液中，药物浓度不宜超过0.1%～0.5%，缓慢静脉滴注。

十四、林可酰胺类

林可酰胺类抗菌药物（如林可霉素、克林霉素）通过与细菌50S核糖体亚基结合，抑制蛋白质合成，主要针对革兰氏阳性菌（如葡萄球菌、链球菌）及厌氧菌（如脆弱拟杆菌），对需氧革兰氏阴性菌无效。克林霉素的体外抗菌活性较林可霉素强，临床使用也更多，但目前肺炎链球菌等细菌对其耐药性较高。

（一）适应证

克林霉素及林可霉素适用于敏感厌氧菌及需氧菌（肺炎链球菌、A组β溶血性链球菌、金黄色葡萄球菌等）所致的下列感染：

① 下呼吸道感染包括肺炎、脓胸及肺脓肿。

② 皮肤及软组织感染。

③ 妇产科感染，如子宫内膜炎、非淋菌性卵巢—输卵管脓肿、盆腔炎、阴道侧切术后感染。

④ 腹腔感染如腹膜炎、腹腔脓肿，妇产科及腹腔感染需同时与抗需氧革兰氏阴性菌药物联合应用。

⑤ 静脉制剂可用于上述感染中的较重症患者，也可用于血流感染及骨髓炎。

（二）注意事项

① 禁用于对林可霉素或克林霉素过敏的患者。

② 使用本类药物时，应注意抗生素相关性腹泻和假膜性肠炎的发生，如有可疑，应及时停药。

③ 本类药物有神经肌肉阻滞作用，应避免与其他神经肌肉阻滞剂合用。

④ 前列腺增生的老年男性患者使用剂量较大时，偶可出现尿潴留。

⑤ 不推荐用于新生儿。

⑥ 妊娠期患者确有适应证时慎用。哺乳期患者在用药期间应暂停哺乳。

⑦ 肝功能损害患者应尽量避免使用该类药物，确有适应证时宜减量应用。

⑧ 肾功能损害患者，林可霉素需减量；严重肾功能损害时，克林霉素的剂量也需调整。

⑨ 静脉制剂应缓慢滴注，不可静脉推注。

十五、利福霉素类

利福霉素类抗菌药物（如利福平、利福布汀等）通过特异性地抑制细菌DNA依赖的RNA聚合酶，阻断RNA的合成过程，从而发挥广谱抗菌作用。其对结核分枝杆菌（包括耐药菌株）、革兰氏阳性菌（如金黄色葡萄球菌、链球菌）及部分革兰氏阴性菌（如流感嗜血杆菌、脑膜炎奈瑟菌）具有强效杀菌活性。

（一）适应证

① 结核病：利福平是结核病联合化疗方案中的核心药物，通常与其他抗结核药物（如异烟肼、乙胺丁醇、吡嗪酰胺）联合使用，用于治疗活动性肺结核和肺外结核。

② 非结核分枝杆菌感染：利福平、利福喷汀和利福布汀均可用于非结核分枝杆菌感染的治疗，具体使用需根据病原菌的敏感性选择。

③ 麻风病：利福平是麻风病联合治疗方案中的重要组成部分。

④ 预防用药：利福平用于无症状脑膜炎奈瑟菌带菌者，以消除鼻咽部脑膜炎奈瑟菌，但不适用于脑膜炎奈瑟菌感染的治疗。

⑤ 其他：利福平可与万古霉素（静脉）联合，用于甲氧西林耐药葡萄球菌所致的严重感染。利福平与红霉素的联合方案可用于军团菌属引起的严重感染。

（二）注意事项

① 对本类药物过敏的患者和曾出现血小板减少性紫癜的患者禁用。

② 服药后，便尿、唾液、汗液、痰液、泪液等排泄物均可见橘红色。

③ 单用利福平治疗结核病或其他细菌性感染时，病原菌可迅速产生耐药性，故必须与其他药物合用。

④ 用药期间，应定期复查肝功能、血常规。

十六、糖肽类

糖肽类（如万古霉素、替考拉宁等）通过与细菌细胞壁前体（D-丙氨酰-D-丙氨酸）结合，抑制肽聚糖交联，破坏细胞壁合成，主要针对革兰氏阳性菌，尤其是耐药菌，如MRSA、耐甲氧西林表皮葡萄球菌（Methicillin-Resistant *Staphylococcus Epidermidis*, MRSE）及肠球菌。本类药物属于浓度依赖性抗菌药物，其药代动力学/药效动力学（PK/PD）评价参数为AUC/MIC。目前，国内肠球菌属对万古霉素等糖肽类药物的耐药率低于5%，且尚未有万古霉素耐药葡萄球菌的报道。

（一）适应证

① 耐甲氧西林金黄色葡萄球菌及其他细菌所致的感染：脓毒症、感染性心内膜炎、骨髓炎、关节炎、烧伤、手术创伤等浅表性继发感染、肺炎、肺脓肿、

脓胸、腹膜炎、脑膜炎。

② 替考拉宁不用于中枢神经系统感染。

③ 粒细胞缺乏症伴高度怀疑为革兰氏阳性菌感染的治疗。

④ 万古霉素尚可用于脑膜炎败血黄杆菌感染的治疗。

⑤ 口服万古霉素或去甲万古霉素，可用于重症或经甲硝唑治疗无效的艰难梭菌肠炎。

⑥ MRSA感染发生率高的医疗单位和（或）一旦发生感染后果严重的情况，如某些脑部手术、心脏手术、全关节置换术，也有主张（去甲）万古霉素单剂预防用药。

（二）注意事项

① 糖肽类过敏患者禁用。

② 不宜用于：a.外科手术前常规预防用药，中心或周围静脉导管留置术的预防用药，持续腹膜透析或血液透析的预防用药，低体重新生儿感染的预防用药；b.MRSA带菌状态的清除和肠道清洁；c.粒细胞缺乏伴发热患者的经验性治疗；d.单次血培养凝固酶阴性葡萄球菌生长而不能排除污染可能者；e.假膜性肠炎的首选药物；f.局部冲洗。

③ 万古霉素的肾毒性风险较高，尤其当联用肾毒性药物（如氨基糖苷类、利尿剂等）时或用于肾功能不全者时。需监测血肌酐、尿量，必要时调整剂量或给药间隔。

④ 长期高剂量使用或肾功能不全者使用时可能出现耳鸣、听力下降，需避免与耳毒性药物（如呋塞米）联用，高危患者需定期做听力评估。

⑤ 妊娠期患者应避免应用。确有适应证时，需进行血药浓度监测，以调整给药方案。哺乳期患者在用药期间应暂停哺乳。

⑥ 肾功能不全者根据肌酐清除率调整剂量，优先选择替考拉宁（肾毒性较低）。

⑦ 与麻醉药合用时，可能引起血压下降。必须合用时，两药应分瓶滴注，并减慢滴注速度，注意观察血压。

⑧ 万古霉素需缓慢静脉滴（≥1小时），而替考拉宁可快速输注。禁止静脉推注。

十七、多黏菌素类

多黏菌素类（如多黏菌素B、多黏菌素E）属多肽类抗菌药物，通过破坏革兰氏阴性菌细胞膜脂质结构发挥快速杀菌作用，主要用于多重耐药革兰氏阴性杆菌（如铜绿假单胞菌、鲍曼不动杆菌、肺炎克雷伯菌）引起的重症感染（如脓毒症、肺炎），尤其是碳青霉烯类耐药菌株的挽救治疗。这使得多黏菌素类药物重新成为治疗多重耐药革兰氏阴性菌感染的可选药物之一。当多黏菌素类药物与SMZ/TMP、利福平联合使用时，对革兰氏阴性菌可发挥协同抗菌作用。

（一）适应证

① 多重耐药/广泛耐药革兰氏阴性菌感染：如碳青霉烯类耐药肠杆菌目细菌（CRE）、多重耐药铜绿假单胞菌（MDR-PA）、多重耐药鲍曼不动杆菌（MDR-AB）及肺炎克雷伯菌引起的严重感染（如脓毒症、医院获得性肺炎、呼吸机相关性肺炎、血流感染、脑膜炎、尿路感染等）。

② 局部用药：多黏菌素B雾化吸入辅助治疗耐药菌所致下呼吸道感染，或外用（如软膏）治疗皮肤创面感染。

③ 联合治疗：常与其他抗菌药物（如碳青霉烯类、替加环素）联用以增强疗效或降低耐药风险。

（二）注意事项

① 过敏者禁用。

② 严格掌握适应证，一般不作为首选用药。

③ 孕妇禁用。

④ 与肌松药（如琥珀胆碱）或麻醉剂联用可能加重呼吸抑制，需间隔给药并监测呼吸功能。

⑤ 多黏菌素B需溶于生理盐水或葡萄糖溶液缓慢输注，多黏菌素E需根据说明书配制。

⑥ 根据肌酐清除率（CrCl）调整剂量（如CrCl＜50mL/min时需减量），避免过量导致急性肾小管坏死。

⑦ 避免与肾毒性药物（如氨基糖苷类、万古霉素、呋塞米等）联用，需严格评估并加强监测。

十八、环脂肽类

环脂肽类（如达托霉素）是一类通过插入细菌细胞膜并破坏其膜电位依赖性膜结构导致快速杀菌的环状脂肽类抗菌药物，主要针对革兰氏阳性菌，包括耐药菌如MRSA、耐万古霉素肠球菌（Vancomycin-Resistant *Enterococcus*, VRE）、JK棒状杆菌、艰难梭菌和痤疮丙酸杆菌等。对革兰氏阴性菌无抗菌活性。

（一）适应证

① 复杂性皮肤及软组织感染（complicated skin and soft tissue infection, cSSTI）：治疗由对本品敏感的金黄色葡萄球菌（包括甲氧西林耐药菌株）、化脓性链球菌、无乳链球菌、停乳链球菌似马亚种及粪肠球菌（仅用于万古霉素敏感的菌株）导致的成人和儿童患者（＜18岁）的复杂性皮肤及软组织感染。

② 成人金黄色葡萄球菌（包括甲氧西林敏感和甲氧西林耐药）血流感染（菌血症），以及伴发的右侧感染性心内膜炎。

③ 儿童患者（＜18岁）金黄色葡萄球菌血流感染（菌血症）。

（二）注意事项

① 达托霉素过敏者、肾功能损害的儿童患者禁用。

② 在有明确适应证时可用于妊娠期患者，哺乳期患者应用本品应暂停哺乳。

③ 用药期间定期监测肌酸激酶水平（至少每周1次），若肌酸激酶显著升高（＞正常上限的5倍）或伴肌痛/肌无力，需停药。

④ 避免与他汀类、贝特类降脂药或唑类抗真菌药联用。

⑤ 本品可能导致嗜酸性粒细胞肺炎。

⑥ 本品可被肺泡表面活性物质灭活，故不用于治疗肺炎。

⑦ 达托霉素需溶于生理盐水或乳酸钠林格注射液，输注时间≥30分钟，避免快速输注。

十九、噁唑烷酮类

噁唑烷酮类抗菌药物（如利奈唑胺）通过不可逆结合细菌50S核糖体亚基，阻断70S起始复合物形成以抑制蛋白质合成发挥抗菌作用，主要对革兰氏阳性菌，包括多重耐药菌如MRSA、VRE、青霉素耐药肺炎链球菌，以及部分革兰氏阳性厌氧菌具有良好的抗菌作用；对多数革兰氏阴性菌无效（除卡他莫拉菌等少数病原菌）。对支原体属、衣原体属等非典型病原菌亦有一定的抑制作用。对肠杆菌科细菌、假单胞菌属和不动杆菌属等非发酵菌耐药。

（一）适应证

① 万古霉素耐药屎肠球菌所致感染：包括血流感染病例。

② 医院获得性肺炎：病原体为MRSA或对青霉素不敏感的肺炎链球菌。

③ 皮肤及软组织感染：病原体涉及MRSA、化脓性链球菌或无乳链球菌；亦包含未并发骨髓炎的糖尿病患者足部感染。

④ 社区获得性肺炎：病原体为对青霉素不敏感的肺炎链球菌，包括合并血流感染的此类肺炎病例。

（二）注意事项

① 利奈唑胺及恶唑烷酮类药物过敏者禁用。

② 避免大量摄入酪胺含量高的食物（如陈年奶酪、发酵食品），因为利奈唑胺有弱单胺氧化酶抑制作用。

③ 用药期间每周监测血常规（尤其是血小板和血红蛋白），长期治疗（＞14天）或基础血液疾病者风险更高，若血小板显著减少或贫血加重则需停药。

④ 避免与单胺氧化酶抑制剂（MAOIs）、选择性5-羟色胺再摄取抑制剂（SSRIs）、三环类抗抑郁药或哌替啶联用，可能诱发高热、震颤、意识障碍甚至昏迷。停用MAOIs至少14天后开始使用利奈唑胺。

⑤ 应用利奈唑胺可能导致乳酸性酸中毒。

⑥ 避免连续使用超过28天（神经毒性和血液毒性风险显著增加）。

⑦ 妊娠期用药前应充分权衡利弊，哺乳期应暂停母乳喂养。

二十、磷霉素

磷霉素是一种广谱杀菌剂，通过不可逆地抑制细菌细胞壁合成早期阶段的丙酮酸转移酶（MurA），阻断肽聚糖前体的形成，导致细胞壁崩解，从而发挥杀菌作用；主要对常见革兰氏阳性菌（如金黄色葡萄球菌、链球菌，包括部分MRSA）及革兰氏阴性菌（如大肠埃希菌、肺炎克雷伯菌、部分铜绿假单胞菌）具有抗菌作用，对部分厌氧菌（如脆弱拟杆菌）也有效，对粪肠球菌有良好活性，但对肠球菌和鲍曼不动杆菌的活性较弱。

（一）适应证

① 磷霉素氨丁三醇散：用于治疗敏感的大肠埃希菌、粪肠球菌、肺炎克雷伯菌、枸橼酸杆菌属、肠杆菌科、奇异变形杆菌引起的急性单纯性尿路感染、无症状菌尿症。还可用于预防外科手术或下尿路诊断过程引起的感染（例如经尿道相关切除术）。

② 磷霉素钠注射剂：用于敏感菌所致的呼吸道感染、皮肤软组织感染、肠道感染、泌尿系统感染、脓毒症、腹膜炎、脑膜炎、骨髓炎、子宫附件炎、子宫内感染、盆腔炎等。可与其他抗菌药物联用，治疗由敏感菌所致重症感染。也可与万古霉素合用，以治疗MRSA感染。

（二）注意事项

① 磷霉素过敏者禁用。

② 磷霉素与β-内酰胺类、氨基糖苷类联用可能增强抗菌效果（需注意肾毒性的叠加）。

③ 肝肾功能不全患者慎用。

④ 磷霉素钠需稀释后缓慢输注（滴注时间1～2小时），避免局部刺激。

⑤ 磷霉素钠盐每克含0.32g钠，心功能不全、高血压及需要控制钠盐摄入量的患者应用本药时需加以注意。

⑥ 磷霉素氨丁三醇空腹服用（餐前1小时或餐后2小时），用于急性单纯性尿路感染。

二十一、喹诺酮类

喹诺酮类抗菌药物通过抑制细菌DNA旋转酶（拓扑异构酶Ⅱ）及拓扑异构酶Ⅳ，干扰DNA复制与修复，发挥广谱杀菌作用；主要对革兰氏阴性菌（如大肠埃希菌、肺炎克雷伯菌、铜绿假单胞菌）、部分革兰氏阳性菌（如金黄色葡萄球菌、肺炎链球菌）具有抗菌作用，对非典型病原体（如支原体、衣原体、军团菌）也有效；新一代药物（如莫西沙星）增强了对厌氧菌和耐药菌的活性。

（一）适应证

① 泌尿生殖系统感染：可用于肠杆菌科细菌和铜绿假单胞菌等所致的尿路感染，如单纯性及复杂性尿路感染、急性膀胱炎、急性肾盂肾炎等；还可用于细

菌性前列腺炎、非淋菌性尿道炎以及宫颈炎等。但目前淋病奈瑟菌对氟喹诺酮类药物耐药率高，已不再推荐用于淋病。

② 呼吸道感染：环丙沙星、左氧氟沙星等主要适用于肺炎克雷伯菌、肠杆菌科、假单胞菌属等革兰氏阴性杆菌所致的下呼吸道感染，如支气管炎、慢性支气管炎急性发作、弥漫性细支气管炎、支气管扩张合并感染、肺炎等。左氧氟沙星、莫西沙星等可用于肺炎链球菌和A组溶血性链球菌所致的急性咽炎、扁桃体炎、中耳炎和鼻窦炎等，及肺炎链球菌、支原体、衣原体等所致的社区获得性肺炎。

③ 肠道感染：可用于志贺菌属、非伤寒沙门菌、副溶血性弧菌等所致的成人肠道感染，如细菌性痢疾、感染性肠炎、沙门菌属肠炎等。伤寒沙门菌感染在成人患者中可首选喹诺酮类药物。

④ 腹腔、胆道感染及盆腔感染：腹腔、胆道感染及盆腔感染常为大肠埃希菌等肠杆菌科细菌和脆弱拟杆菌等厌氧菌的混合感染，需与甲硝唑等抗厌氧菌药物合用。莫西沙星可单药治疗轻度复杂性腹腔感染。

⑤ 皮肤及软组织感染：可用于皮肤软组织溃疡、皮肤软组织脓肿等。非复杂性皮肤软组织感染病原菌以金黄色葡萄球菌（甲氧西林敏感）、化脓性链球菌为主，轻症者只需局部用药，皮损多发或伴全身症状者可选用左氧氟沙星或莫西沙星。治疗由甲氧西林敏感的金黄色葡萄球菌或肠杆菌科细菌引起的感染时，可选用环丙沙星、左氧氟沙星或莫西沙星。

⑥ 骨和关节感染：氟喹诺酮类药物在骨和关节中的药物浓度较高，可用于该部位感染的治疗，常见病原菌有金黄色葡萄球菌、肠杆菌科细菌、铜绿假单胞菌等。

⑦ 其他：部分品种可与其他药物联合应用，作为治疗耐药结核分枝杆菌和其他分枝杆菌感染的二线用药。

（二）注意事项

① 对喹诺酮类药物过敏者禁用。

② 18岁以下的患者应避免使用本类药物。

③ 制酸剂和含钙、铝、镁等金属离子的药物可减少本类药物的吸收，应避免同用。

④ 依诺沙星、培氟沙星等与咖啡因、丙磺舒、茶碱类、华法林和环孢素同用，可减少这些药物的清除，使其血药浓度升高。

⑤ 妊娠期及哺乳期患者应避免应用本类药物。

⑥ 喹诺酮类药物偶可引起抽搐、癫痫、意识改变、视力损害等严重中枢神经系统不良反应，在肾功能减退或有中枢神经系统基础疾病的患者中易发生，因此喹诺酮类药物不宜用于有癫痫或其他中枢神经系统基础疾病的患者。肾功能减退患者应用本类药物时，需根据肾功能减退程度减量用药，以防发生因药物在体内蓄积而引起的抽搐等中枢神经系统严重不良反应。

⑦ 喹诺酮类药物可能引起皮肤光敏反应、关节病变、肌腱炎、肌腱断裂等，并偶可引起心电图QT间期延长等，氟喹诺酮可能引发高血糖或低血糖，需密切监测血糖。

⑧ 应严格限制本类药物作为围手术期预防用药。

二十二、磺胺类

磺胺类抗菌药物通过竞争性抑制细菌二氢叶酸合成酶，阻断叶酸代谢以干扰DNA/RNA的合成，对革兰氏阳性菌（如链球菌、葡萄球菌）、阴性菌（如大肠埃希菌、沙门菌）及部分原虫（如弓形虫）、真菌（如耶氏肺孢子虫）均有作用。

根据药代动力学特点和临床用途，可将磺胺类抗菌药物分为：

① 口服易吸收可全身应用者，如复方磺胺甲噁唑（SMZ/TMP）、磺胺甲噁唑、磺胺嘧啶等。

② 口服不易吸收者，如柳氮磺吡啶（SASP）。

③ 局部应用者，如磺胺嘧啶银、磺胺醋酰钠、醋酸磺胺米隆等。

（一）适应证

① 全身应用的磺胺类药：SMZ/TMP可用于AIDS患者或其他免疫抑制人群的肺孢子菌肺炎（PCP）的治疗及预防；复杂性尿路感染（如肾盂肾炎、产ESBL肠杆菌科感染）；沙门菌性肠炎、旅行者腹泻（志贺菌、产肠毒素大肠埃希菌）；诺卡菌病等。磺胺多辛与乙胺嘧啶等抗疟药联合，可用于氯喹耐药虫株所致疟疾的治疗和预防。磺胺类药不宜用于A组溶血性链球菌所致的扁桃体炎或咽炎，以及立克次体病、支原体感染的治疗。

② 口服不易吸收的磺胺类药：SASP可用于溃疡性结肠炎的轻至中度活动期的治疗及缓解期的维持、克罗恩病（结肠型）的辅助治疗。

③ 局部应用磺胺类药：磺胺嘧啶银主要用于预防和治疗铜绿假单胞菌、金

黄色葡萄球菌等引起的烧伤后感染（兼具抗菌与促进愈合作用）。醋酸磺胺米隆适用于烧伤或大面积创伤后的铜绿假单胞菌感染。磺胺醋酰钠用于细菌性结膜炎、角膜炎等。

（二）注意事项

① 对任何一种磺胺类药物过敏或对呋塞米、砜类（如氨苯砜、醋氨苯砜等）、噻嗪类利尿药、碳酸酐酶抑制剂过敏的患者禁用。

② 本类药物引起的过敏反应多见，主要为皮疹、瘙痒、药物热，严重者出现 Stevens-Johnson综合征（黏膜溃烂、全身水疱）或中毒性表皮坏死松解症（TEN）。

③ 本类药物可致血液系统毒性，引起粒细胞减少、再生障碍性贫血等，长期用药者需定期监测血常规。红细胞中缺乏葡萄糖-6-磷酸脱氢酶的患者易发生溶血性贫血及血红蛋白尿，在新生儿和儿童中较成人多见。

④ 本类药物可致肝脏损害，引起肝酶升高、黄疸等，长期使用需监测肝功能。肝炎患者慎用。

⑤ 本类药物可致肾损害，用药期间应监测肾功能。因磺胺类代谢物溶解度低，用药期间建议多饮水（每日＞2L），口服碳酸氢钠碱化尿液。

⑥ 本类药物可引起核黄疸，因此禁用于新生儿及2月龄以下婴儿。

⑦ 妊娠期、哺乳期患者应避免使用本类药物。

二十三、硝基呋喃类

硝基呋喃类抗菌药物干扰细菌的氧化还原酶系统，影响DNA合成，使细菌代谢紊乱而死亡。主要针对革兰氏阳性菌（如葡萄球菌、肠球菌）及阴性菌（如大肠埃希菌、沙门菌），对部分厌氧菌（如脆弱拟杆菌）亦有效，但对铜绿假单胞菌、变形杆菌活性差。国内临床应用的呋喃类药物包括呋喃妥因、呋喃唑酮和呋喃西林。

（一）适应证

① 呋喃妥因：用于对其敏感的大肠埃希菌、肠球菌属、葡萄球菌属以及克雷伯菌属、肠杆菌科等细菌所致的急性单纯性下尿路感染，也可用于预防尿路感染。

② 呋喃唑酮：目前仅用于难以根除的幽门螺杆菌感染。

③ 呋喃西林：用于皮肤小创伤的止血、护创，局部炎症及化脓性皮肤疾患，真菌感染所致的足癣。

（二）注意事项

① 对本品过敏者禁用；孕妇及哺乳期妇女禁用；新生儿禁用。

② 葡萄糖-6-磷酸脱氢酶缺乏症患者应用呋喃类药物可发生溶血性贫血，缺乏此酶者不宜应用。

③ 呋喃妥因宜与食物同服，以减少胃肠道刺激。

④ 服用呋喃妥因6个月以上的患者，可能发生弥漫性间质性肺炎或肺纤维化，应严密观察，及早发现，及时停药。

⑤ 口服呋喃唑酮期间饮酒可发生双硫仑样反应，故服药期间和停药后5天内禁止饮酒。

二十四、硝基咪唑类

硝基咪唑类抗菌药物（如甲硝唑、替硝唑、奥硝唑）通过激活厌氧菌或原虫体内的硝基还原酶，产生活性自由基破坏DNA结构，发挥强效杀菌作用；对专性厌氧菌（如脆弱拟杆菌、梭菌属）具有高度抗菌活性，对原虫（阴道滴虫、溶组织阿米巴、贾第鞭毛虫）及幽门螺杆菌亦具有良好活性。

（一）适应证

① 用于各种厌氧菌感染，如脓胸、肺脓肿、腹腔感染、盆腔感染、骨和关节感染、脑脓肿、皮肤软组织感染、艰难梭菌引起的抗生素相关性肠炎，幽门螺杆菌相关胃炎或消化性溃疡、牙周感染及细菌性阴道病等。

② 可作为某些污染或可能污染手术的预防用药，如结直肠择期手术等。

③ 可用于治疗肠道内外阿米巴病（如阿米巴肝脓肿、胸腔阿米巴病等）、阴道滴虫病、皮肤利什曼病、麦地那龙线虫病、贾第虫病等。

（二）注意事项

① 对硝基咪唑类药物或吡咯类药物过敏者、对本类药物中其他成分过敏者以及器质性中枢神经系统疾病患者禁用。

② 妊娠早期（妊娠前3个月）的孕妇禁用；哺乳期妇女禁用。

③ 本类药物可能引起血液系统及中枢神经系统的不良反应，有血液系统疾

病或神经系统基础疾病的患者慎用。

④ 长期或大剂量使用本类药物，可能引起周围神经病变（如肢体麻木、感觉异常），一旦出现相关症状应及时评估，必要时停药。

⑤ 本类药物可导致双硫仑样反应，故用药期间禁止饮酒及饮用含酒精饮料。

⑥ 肝功能减退可使本类药物在肝脏代谢减慢而导致药物在体内蓄积，因此肝病患者应减量使用。

二十五、抗分枝杆菌药

抗分枝杆菌药物通过抑制细胞壁合成（如异烟肼）、干扰RNA转录（如利福平）等机制靶向结核分枝杆菌、麻风分枝杆菌及非结核分枝杆菌，涵盖一线（异烟肼、利福平、乙胺丁醇、吡嗪酰胺）、二线（氟喹诺酮类、阿米卡星）及新型药物（贝达喹啉）。

（一）异烟肼

特异性抑制结核分枝杆菌的分枝菌酸合成，破坏细菌细胞壁完整性，发挥杀菌作用，对繁殖期菌有效，但对静止期菌的作用很弱。对各型结核分枝杆菌都有抗菌作用。

1. 适应证

（1）结核病的治疗

异烟肼是治疗结核病的一线药物，与其他抗结核药物联合使用，适用于对异烟肼敏感的各型结核病治疗。

（2）结核病的预防

① 人类免疫缺陷病毒（HIV）感染者以及疑为HIV感染者（尚不确定是否感染HIV但高度怀疑）。

② 与新确诊为传染性结核病的患者有密切接触的人员。

③ 近期结核菌素纯蛋白衍生物试验转阳或进展的患者。

④ 患者胸部X线片异常，提示肺部可能存在已愈合的由结核杆菌所致的纤维化病变。肺结核纤维化或矽肺的患者可考虑行预防性治疗，使用异烟肼治疗12个月或异烟肼和利福平联合治疗4个月。

⑤ HIV阴性的静脉注射吸毒者。

⑥ 结核病发病高风险人群，如矽肺、糖尿病、长期使用肾上腺皮质激素、免疫抑制剂等人群可考虑行预防性治疗，使用异烟肼治疗6～9个月,或异烟肼和

利福平联合治疗3个月。

（3）非结核分枝杆菌病的治疗

与其他抗结核药物联合，治疗非结核分枝杆菌感染。

2. 注意事项

① 对异烟肼过敏、肝功能不全者、精神病患者和癫痫患者禁用。

② 周围神经病变或严重肾功能损害者慎用。

③ 本药与丙硫异烟胺、吡嗪酰胺、利福平等其他抗结核病药物合用时，可增加肝毒性。

④ 用药前、疗程中应定期检查肝功能，包括血清胆红素、天门冬氨酸氨基转移酶、丙氨酸氨基转移酶，疗程中密切注意有无肝炎的前驱症状，一旦出现肝毒性的症状及体征时应立即停药。用药期间应避免饮用含酒精饮料。

⑤ 异烟肼可引起周围神经病变，其发生与干扰维生素B6代谢有关。对于存在神经病变风险的患者，在服药期间应常规预防性补充维生素B6，若患者在用药期间出现手脚发麻等症状，应增加维生素B6的剂量，严重者应立即停药。

⑥ 妊娠期患者必须充分权衡利弊后决定是否使用。哺乳期患者在用药期间应停止哺乳。

⑦ 与苯妥英钠、卡马西平联用时，异烟肼可抑制其代谢，升高血药浓度，增加不良反应的发生风险。

（二）利福平

特异性结合细菌DNA依赖的RNA聚合酶β亚基，阻断转录起始，对结核分枝杆菌、部分革兰氏阳性菌（如金黄色葡萄球菌）及非结核分枝杆菌（如麻风分枝杆菌）具有杀菌作用。

1. 适应证

① 各种类型敏感结核病的治疗。

② 清除无症状脑膜炎奈瑟菌携带状态。

③ 敏感非结核分枝杆菌感染的治疗。

④ 可与其他药物联合治疗麻风病。

2. 注意事项

① 对本药或利福霉素类过敏的患者禁用；对正在接受阿扎那韦、达鲁那韦、福沙那韦、沙奎那韦和替普拉那韦治疗的患者禁用。

② 用药期间密切监测肝功能，利福平可导致药物性肝损伤，伴有肝脏基础

疾病或同时服用其他肝毒性药物的患者可能发生致死性黄疸型肝炎。

③ 本药对动物有致畸作用，妊娠期患者应充分权衡利弊后决定是否使用，妊娠早期患者应避免使用；哺乳期患者用药期间应停止哺乳。

④ 服用本品可能会使牙齿、尿液、汗液、痰液和泪液变色（黄色、橙色、红色、棕色）。

⑤ 本药可能会影响口服或其他系统性激素类避孕药的有效性，用药期间建议使用其他避孕措施。

（三）乙胺丁醇

乙胺丁醇是一种合成的一线抗结核药物，通过抑制结核分枝杆菌细胞壁成分阿拉伯半乳聚糖的合成，干扰细菌细胞壁的完整性，从而发挥抑菌作用。其口服吸收良好（生物利用度为75%～80%），广泛分布于全身组织（肺、肾、红细胞等），但脑脊液穿透力有限（脑膜炎时浓度略升高）。约80%以原型经肾脏排泄，肾功能不全者需减量。

1. 适应证

① 与其他一线药物（异烟肼、利福平、吡嗪酰胺）联合治疗活动性肺结核及肺外结核（如结核性胸膜炎、骨结核）。

② 非结核分枝杆菌感染的治疗，如鸟-胞内分枝杆菌复合群（MAC）的辅助治疗。

2. 注意事项

① 对本药过敏的患者禁用。

② 球后视神经炎为本药的主要不良反应，尤其在疗程长、每日剂量超过15mg/kg 的患者中发生率较高。用药前和用药期间应每月复查视野、视力、红绿色觉辨别力等，一旦出现视力障碍或下降，应立即停药。

③ 本药可诱发痛风，用药期间应定期监测血尿酸，痛风患者慎用。

④ 妊娠期妇女确有适应证时，应充分权衡利弊后决定是否采用。

⑤ 本药可分泌至乳汁中，哺乳期妇女用药需权衡利弊。

⑥ 13岁以下的儿童因无法可靠监测视力变化，一般避免使用。

⑦ 铝剂或抗酸药可影响本药的吸收，合用时需间隔2小时。

（四）吡嗪酰胺

对结核分枝杆菌有较好的抗菌作用，在pH值5～5.5时杀菌作用最强，尤其适用于酸性环境中缓慢生长的吞噬细胞内的结核菌。

1. 适应证

仅对结核分枝杆菌有效，与其他抗结核药（如链霉素、异烟肼、利福平及乙胺丁醇）联合用于治疗结核病。

2. 注意事项

① 对本药过敏、严重肝脏损害或急性痛风的患者禁用。

② 本药可致血尿酸浓度增高，可引起急性痛风发作，须进行血尿酸测定。

③ 糖尿病、痛风或严重肝功能减退者慎用。

④ 糖尿病患者服用本药后血糖较难控制，应注意监测血糖，及时调整降糖药用量。

⑤ 妊娠期患者确有应用指征时，应充分权衡利弊后决定是否采用；哺乳期患者在用药期间应停止哺乳。

第二节　抗真菌药物

一、两性霉素B及其类似物

两性霉素B（AmB）是由结节链霉菌产生的，临床上用于治疗侵袭性真菌病（IFD）的广谱强效多烯类抗真菌药物。目前已有两性霉素B脱氧胆酸盐（AmB-D）及3种AmB脂质剂型，包括两性霉素B脂质体（L-AmB）、两性霉素B胶状分散体（ABCD）和两性霉素B脂质复合物（ABLC）。

AmB 对大部分曲霉菌、念珠菌、隐球菌和毛霉菌等具有很强的抗菌活性，对许多暗色真菌以及双相真菌如马尔尼菲篮状菌、荚膜组织胞浆菌、球孢子菌及皮炎芽生菌等也有很好的抗菌活性，其中个别菌种对AmB天然耐药性或耐药变异率较高，包括葡萄牙念珠菌、解脂念珠菌、希木龙念珠菌复合体、土曲霉、尖端赛多孢霉、多育节荚孢霉等。AmB血浆蛋白结合率高，可达95%～99%。在肝、脾组织中浓度最高，其次为肾脏和肺，在心肌、骨骼肌、大脑、胰腺、食管和甲状腺组织中浓度较低。

（一）适应证

① 两性霉素B去氧胆酸盐适用于下列真菌所致的侵袭性真菌感染的治疗：隐球菌病、芽生菌病、播散性念珠菌病、球孢子菌病、组织胞浆菌病；由毛霉属、

根霉属、犁头霉属、内孢霉属和蛙粪霉属等所致的毛霉病；由申克孢子丝菌引起的孢子丝菌病，由曲霉所致的曲霉病、暗色真菌病等。本药尚可作为美洲利什曼原虫病的替代治疗药物。

② 两性霉素B脂质制剂适用于肾功能不全的侵袭性曲霉病患者、不能耐受有效剂量的AmB-D的患者，以及对AmB-D治疗无效的侵袭性真菌病患者。L-AmB还可用于中性粒细胞缺乏伴发热、疑似真菌感染患者的经验性治疗。

（二）注意事项

① 对本类药物过敏的患者禁用。

② 输液反应：发生率与剂量不成比例，相对于其他AmB脂质制剂，AmB-D输液反应发生率相对较低，在输注前使用对乙酰氨基酚、抗组胺药、糖皮质激素等可减少输液反应，一般输注时间应不少于6 小时，治疗初期需加强监测。

③ 肾脏毒性：其肾毒性发生率为26.1%～33.8%，呈剂量依赖性，应避免同时使用利尿剂（保钾利尿剂除外）和肾毒性药物（如氨基糖苷类、抗肿瘤药物、抗病毒药物、多黏菌素类、万古霉素等肾毒性药物），以减少肾毒性风险。

④ 低钾血症：发生率为33.6%～53.0%，其发生具有明显的剂量依赖性，推荐在密切监测血钾水平的情况下进行补钾。一旦发生低钾血症，需要酌情增加补钾量，非紧急情况首选口服补钾。

⑤ 静脉炎：外周静脉输注的患者静脉炎的发生率为45%，而采用中心静脉导管或经外周静脉穿刺的中心静脉导管的患者发生率仅为5%。建议采用中心静脉导管输液，同时保证输注浓度不超过0.1mg/mL。

⑥ 孕妇确有适应证时方可使用，哺乳期患者在用药期间应停止哺乳。

二、氟胞嘧啶

氟胞嘧啶（flucytosine）也称为5-氟胞嘧啶，是一种嘧啶类似物，是抑菌剂，高浓度时有杀菌作用。对新型隐球菌、念珠菌属具有良好抗菌作用，但非白念珠菌对该药的敏感性较白念珠菌差，对着色真菌、少数曲霉菌属有一定抗菌活性。由于氟胞嘧啶原发性耐药或继发性耐药很普遍，因此，临床上氟胞嘧啶通常与其他抗真菌药合用（常与两性霉素B合用）。

该药为水溶性嘧啶类似物，90%可通过肾小球滤过排泄。可进入感染的腹腔、关节腔及房水中，可透过血脑屏障。药物广泛分布于肝、肾、心、脾、肺组织中，其浓度大于或等于同期血药浓度。

（一）适应证

用于敏感念珠菌和（或）隐球菌所致严重感染的治疗，如念珠菌所致的脓毒症、心内膜炎和尿路感染；隐球菌性脑膜炎和肺部感染用本品治疗亦有效。

（二）注意事项

① 禁用于严重肾功能不全及对本药过敏的患者。

② 下列情况应慎用本药：骨髓抑制、血液系统疾病或同时接受骨髓抑制药物治疗的患者，肝、肾功能损害的患者。

③ 老年患者及肾功能减退患者应根据肾功能减退程度调整剂量，并尽可能进行血药浓度监测。

④ 用药期间应检查造血功能、肝功能、肾功能、尿常规、血肌酐和尿素氮。

⑤ 定期进行血液透析和腹膜透析的患者，每次透析后应补充一次剂量。

⑥ 孕妇如确有适应证，应仔细权衡利弊后决定是否应用；哺乳期妇女不宜使用或使用时停止哺乳。

三、吡咯类

吡咯类包括咪唑类和三唑类，具有广谱抗真菌作用。咪唑类代表药物有酮康唑、咪康唑等，但不良反应严重，一般仅外用；三唑类代表药物有氟康唑、伊曲康唑、伏立康唑、泊沙康唑、艾沙康唑等，主要通过抑制细胞色素P450酶介导的14α-甾醇去甲基化，抑制真菌细胞膜上麦角固醇生物合成，从而破坏真菌细胞膜的完整性，达到抑制真菌生长的目的，但对人体细胞膜胆固醇合成无影响。吡咯类是临床应用最广的抗真菌药，有一定的肝肾毒性，但毒性较两性霉素B小。

（一）适应证

1. 氟康唑

① 成年患者的下列真菌感染：隐球菌性脑膜炎、球孢子菌病、侵袭性念珠菌病、黏膜念珠菌病（包括口咽念珠菌病、食管念珠菌病、念珠菌尿及慢性皮肤黏膜念珠菌病等）。在缺乏合适的局部治疗方案时，可用于治疗急性或复发性阴道念珠菌病。

② 大于1个月小于18岁的患者：可用于治疗黏膜念珠菌病（口咽、食管）、侵袭性念珠菌病、隐球菌脑膜炎。

2. 酮康唑

① 用于治疗阴道念珠菌病。

② 用于手癣、足癣、体癣、股癣、花斑癣、皮肤念珠菌病、头皮糠疹、脂溢性皮炎。

3. 伊曲康唑

① 静脉注射液适用于中性粒细胞缺乏且怀疑真菌感染患者的经验性治疗，还适用于治疗肺部及肺外芽生菌病、组织胞浆菌病，以及不能耐受两性霉素B或两性霉素B治疗无效的曲霉病。

② 胶囊剂适用于皮肤真菌所致的足趾和（或）手指甲癣。因胶囊剂口服吸收差，现较少用于侵袭性真菌病的治疗。

③ 口服制剂可与注射剂序贯使用，用于中性粒细胞缺乏且怀疑真菌感染患者的经验性治疗，也可用于口咽部和食管念珠菌病的治疗。伊曲康唑注射及口服后，尿液和脑脊液中均无原形药，故不宜用于尿路感染和中枢神经系统感染的治疗。

4. 伏立康唑

① 适用于成人和2岁及以上儿童患者的下列真菌感染：侵袭性曲霉病、非中性粒细胞减少患者的念珠菌血症、对氟康唑耐药的念珠菌引起的严重侵袭性感染（包括克柔念珠菌）、由足放线病菌属和镰刀菌属引起的严重感染。

② 用于进展性、可能威胁生命的真菌感染患者的治疗。

③ 接受异基因造血干细胞移植（HSCT）的高危患者侵袭性真菌感染的预防和治疗。

5. 泊沙康唑

① 成人侵袭性曲霉病的治疗。

② 因重度免疫缺陷导致侵袭性曲霉菌和念珠菌感染风险增加的患者预防（针剂适用于≥18岁患者，口服剂型适用于≥13岁患者）。包括接受HSCT后发生移植物抗宿主病的患者及化疗导致长时间中性粒细胞减少症的血液系统恶性肿瘤患者。

③ 口服剂型用于口咽念珠菌病，包括对伊曲康唑及氟康唑耐药的口咽念珠菌病的治疗。

（二）注意事项

① 禁用于对本类药物及其赋形剂过敏的患者。

② 本类药物禁止与西沙必利、阿司咪唑、特非那定和三唑仑合用，因可导致严重心律失常。

③ 本类药物可致肝毒性，以酮康唑较为多见。表现为一过性肝酶升高，偶可出现严重肝毒性，包括肝衰竭和死亡。因此在治疗过程中应严密观察临床征象及监测肝功能，肝病患者有明确适应证时，应权衡利弊后决定是否用药。

④ 伊曲康唑和伏立康唑注射剂中的赋形剂主要经肾排泄，因此两者注射剂分别不宜用于肌酐清除率＜30mL/min（伊曲康唑）和＜50mL/min（伏立康唑）的患者。

⑤ 对于氟康唑、酮康唑和伊曲康唑，孕妇确有适应证时，应充分权衡利弊后决定是否应用；孕妇应避免应用伏立康唑，但在确有适应证且患者受益大于可能的风险时，可在严密观察下慎用。

⑥ 酮康唑不宜用于2岁以下儿童；氟康唑不推荐用于6个月以下婴儿；伊曲康唑不推荐用于儿童；伏立康唑不推荐用于2岁以下儿童。儿童患者确有适应证时，须充分权衡利弊后决定是否应用。

⑦ 伏立康唑通过细胞色素P450同工酶代谢，与华法林、环孢素 A、他克莫司、苯妥英、奥美拉唑、非核苷类逆转录酶抑制剂、苯二氮䓬类、他汀类、二氢吡啶钙通道阻滞剂、磺脲类口服降糖药、长春花碱等药物存在相互作用。

⑧ 泊沙康唑禁止与麦角生物碱类药物（麦角胺、二氢麦角胺）合用；泊沙康唑可通过抑制 CYP3A4，干扰其他药物代谢，禁止与CYP3A4底物（如特非那定、阿司咪唑、西沙必利、卤泛群或奎尼丁）合用，因其可增加上述药物的血药浓度，导致Q-T间期延长，但尖端扭转型室性心动过速极少见；泊沙康唑应避免与西咪替丁、利福布汀、苯妥英合用，除非利大于弊；泊沙康唑与环孢素、他克莫司及咪达唑仑合用时，这些药物需减量使用，并监测血药浓度。

四、棘白菌素类

棘白菌素类抗真菌药物是一类非竞争性抑制 FKS1 编码的β-(1,3)-D-葡聚糖合成酶的大型半合成脂肽类分子，通过抑制β-葡聚糖合酶的活性，抑制细胞壁β-(1,3)-D-葡聚糖合成，破坏菌体的完整性，导致真菌细胞渗透溶解，进而死亡。

该类药物对烟曲霉、黄曲霉、土曲霉和黑曲霉具有良好抗菌活性，对白色念珠菌等多数念珠菌属具有高度抗真菌活性，但对近平滑念珠菌作用相对较弱。新型隐球菌对该类药物天然耐药。临床上常用的棘白菌素类药物主要包括卡泊芬净、米卡芬净和阿尼芬净（国内未上市）。

（一）适应证

① 卡泊芬净：用于成人患者和儿童患者（≥3个月），经验性治疗中性粒细胞减少伴发热患者的可疑真菌感染；治疗念珠菌血症、腹腔脓肿、腹膜炎和胸膜腔念珠菌感染；治疗食管念珠菌病；治疗对其他治疗无效或不能耐受（例如AmB、L-AmB、伊曲康唑）的侵袭性曲霉菌病。

② 米卡芬净：由曲霉菌和念珠菌引起的感染，如真菌血症、呼吸道真菌病、胃肠道真菌病。

（二）注意事项

① 禁用于对本类药物过敏的患者。

② 孕妇患者确有适应证时，应充分权衡利弊后决定是否应用。哺乳期患者在用药期间应停止哺乳。

③ 除非利大于弊，卡泊芬净不宜与环孢素合用，因合用可导致血清转氨酶升高。

④ 卡泊芬净不推荐用于18岁以下患者。

⑤ 应用米卡芬净可能发生血管内溶血和血红蛋白尿，此时应充分权衡利弊，决定是否继续用药。

第三节　抗病毒药物

一、阿昔洛韦

阿昔洛韦为核苷类抗病毒药物，通过选择性抑制疱疹病毒DNA聚合酶（需经病毒胸苷激酶磷酸化激活），终止DNA链延伸，对单纯疱疹病毒（HSV-1/HSV-2）及水痘-带状疱疹病毒（VZV）具有强效抑制作用。还可用于带状疱疹、免疫缺陷者并发水痘等感染。局部仅用于皮肤，阿昔洛韦经皮肤吸收较少。

（一）适应证

1. 口服制剂

① 免疫功能正常者或免疫缺陷轻症者带状疱疹。

② 初发和复发的生殖器疱疹。

③ 水痘。

2. 注射剂

① 免疫缺陷者初发和复发性黏膜皮肤感染及反复发作的预防，也用于单纯疱疹性脑炎。

② 免疫缺陷者严重带状疱疹或免疫功能正常者弥散型带状疱疹。

③ 免疫缺陷者水痘。

3. 外用制剂

用于单纯疱疹或带状疱疹。

4. 眼用制剂

用于单纯疱疹性角膜炎。

（二）注意事项

① 对阿昔洛韦过敏的患者禁用。

② 脱水或已有肝、肾功能不全者慎用。

③ 本药对单纯疱疹病毒的潜伏感染和复发无明显效果，不能根除病毒。

④ 一旦出现疱疹的症状与体征，应尽早治疗。

⑤ 严重免疫功能缺陷者长期或多次使用本药后，可能导致单纯疱疹病毒和水痘-带状疱疹病毒对本药耐药。如单纯疱疹患者用药后未见皮肤损害改善，应测试单纯疱疹病毒对本药的敏感性。

⑥ 复发性生殖器疱疹采用口服间歇短程疗法有效，长程疗法不应超过6个月。

⑦ 用药期间应补充足量的水，以防药物在肾小管内沉积。

二、喷昔洛韦

喷昔洛韦为核苷类抗病毒药，体外对Ⅰ型和Ⅱ型单纯疱疹病毒有抑制作用，对水痘-带状疱疹病毒也有抑制作用。对本品耐药的单纯疱疹病毒突变株的产生是由于病毒胸腺嘧啶脱氧核苷激酶或DNA多聚酶性质发生了改变，阿昔洛韦耐药的病毒突变株中，以缺乏胸腺嘧啶核苷激酶最常见，这类病毒对本品也耐药。

（一）适应证

① 注射制剂：用于严重带状疱疹，如出血性带状疱疹、坏疽性带状疱疹、播散性带状疱疹、三叉神经带状疱疹、带状疱疹性脑膜炎、严重疼痛的早期带状

疱疹和免疫功能障碍并发的带状疱疹。

② 外用制剂：用于口唇或面部单纯疱疹、生殖器疱疹。

（二）注意事项

① 外用制剂不推荐用于黏膜；因刺激作用，勿用于眼内及眼周。

② 对更昔洛韦过敏者也可能对本品过敏。

③ 静脉滴注时应缓慢（1小时以上），防止局部浓度过高，引起疼痛及炎症。

④ 溶液配制后应立即使用，不能冷藏，用剩溶液应废弃，稀释药液时出现白色浑浊或结晶则不能使用。

⑤ 针剂呈碱性，与其他药物混合时易引起溶液pH值改变，应尽量避免配伍使用。

⑥ 有肾脏疾病、脱水或同时使用其他有肾毒性的药物时，应调整剂量。

三、利巴韦林

利巴韦林为合成的核苷类广谱抗病毒药，其作用机制尚未完全明确。体外具有抑制呼吸道合胞病毒、流感病毒、甲肝病毒、腺病毒等多种病毒生长的作用。进入体内对呼吸道合胞病毒亦可能具有免疫作用及中和抗体作用。利巴韦林可能引起出生缺陷、流产或死产。利巴韦林多剂量给药的半衰期为12天，而且可能在血浆中存留长达6个月。妊娠期女性及计划妊娠的女性和其男性伴侣禁用利巴韦林。开始利巴韦林治疗前应确认妊娠检查结果为阴性。应特别注意，女性患者在使用利巴韦林治疗期间以及停药后9个月内应避免怀孕，使用利巴韦林治疗的男性患者的女性伴侣6个月内避免怀孕；至少使用两种有效的避孕措施，每月进行一次妊娠检查。

（一）适应证

① 重症呼吸道合胞病毒（RSV）感染；

② 部分病毒性出血热；

③ 慢性丙型肝炎。

（二）注意事项

① 严重贫血、肝功能异常者慎用。

② 对诊断的干扰：使用本品后引起血胆红素增高的比例可高达25%，大剂量可引起血红蛋白下降。

③ 尽早用药，呼吸道合胞病毒性肺炎病初3日内给药一般有效。本品不宜用于未经实验室确诊为呼吸道合胞病毒感染的患者。

④ 长期或大剂量应用本品，对肝功能、血象有不良影响。

⑤ 利巴韦林具有极强的致畸作用，孕妇及可能怀孕的女性绝对禁止使用。

四、膦甲酸钠

膦甲酸钠是无机焦磷酸盐的有机类似物，在体外试验中可抑制包括巨细胞病毒（CMV）、单纯疱疹病毒1型和2型（HSV-1和HSV-2）等疱疹病毒的复制。对阿昔洛韦耐药的HSV株或对更昔洛韦耐药的CMV株可能会对膦甲酸钠敏感。

（一）适应证

① 用于治疗艾滋病患者的巨细胞病毒性视网膜炎。

② 用于治疗免疫功能损害者对阿昔洛韦耐药的单纯疱疹病毒（HSV）性皮肤黏膜感染。

③ 本药滴眼液用于治疗对阿昔洛韦耐药的HSV性角膜炎。

（二）注意事项

① 为降低本药的肾毒性，用药前及用药期间应进行水化。0.9%氯化钠注射液或5%葡萄糖注射液的静脉输液量为每日2.5L，并可适当使用噻嗪类利尿药。

② 应避免本药注射剂与皮肤、眼部接触，若不慎接触，应立即用清水洗净。

③ 本药乳膏严格限用于免疫功能损害者的耐阿昔洛韦的HSV皮肤黏膜感染。

④ 若本药滴眼液遇低温析出结晶，可置于温水中轻摇溶解后使用。

五、奥司他韦

奥司他韦（Oseltamivir）是一种作用于神经氨酸酶的特异性抑制剂，可以抑制成熟的流感病毒脱离宿主细胞，从而抑制流感病毒从被感染的细胞中释放，减少甲型或乙型流感病毒的播散，起到治疗流行性感冒的作用。

（一）适应证

① 用于成人和1岁及以上儿童的甲型和乙型流感治疗。

② 用于成人和13岁及以上青少年的甲型和乙型流感的预防。

（二）注意事项

① 对1岁以下儿童治疗流感的安全性和有效性尚未确定。

② 奥司他韦及其活性代谢产物可穿过胎盘，孕妇使用时需权衡利弊；哺乳期妇女需谨慎用药。

③ 老年患者用药无须调整剂量。

④ 使用过程中可能出现重度过敏反应。

⑤ 肾功能不全患者需要根据肌酐清除率调整用药剂量。

a.当肌酐清除率大于60mL/min时，无须调整剂量。对于肌酐清除率在30～60mL/min的患者，治疗用药时建议每次30mg，每日2次；预防用药时建议每次30mg，每日1次。当肌酐清除率在10～30mL/min时，治疗用药建议每次30mg，每日1次；预防用药建议每次30mg，隔日1次。

b.对于血液透析患者，可在透析开始前给予30mg的起始剂量。治疗用药时，每次透析结束后给予30mg；预防用药时，每两次透析结束后给予30mg。

c.对于腹膜透析患者，建议在透析开始前给予30mg。治疗用药时，每5日给予30mg；预防用药时，每7日给予30mg。

⑥ 轻度至中度肝功能不全患者治疗和预防流感时不需要调整剂量。

六、玛巴洛沙韦

玛巴洛沙韦是一种前药，通过水解转化为活性代谢产物巴洛沙韦，发挥抗流感病毒活性。巴洛沙韦抑制聚合酶酸性（PA）蛋白（病毒基因转录所需的RNA聚合酶复合物中的一种流感病毒特异性酶）的核酸内切酶活性，从而抑制流感病毒复制。

（一）适应证

① 既往健康的成人和5岁及以上的儿童。

② 存在流感相关并发症高风险的成人和12岁及以上儿童流感患者。

（二）注意事项

① 应在出现症状48小时内服用本品。

② 可与或不与食物同服。

③ 避免与乳制品、钙强化饮料、含多价阳离子的导泻药、抗酸药或口服补充剂（如含有钙、镁、铁、锌或硒等元素的制剂）同时服用。

④ 妊娠期内避免使用，除非潜在获益大于对胎儿的潜在风险。

⑤ 轻度至中度肝功能不全者，无须调整剂量。

七、奈玛特韦/利托那韦

奈玛特韦是一种SARS-CoV-2主要蛋白酶Mpro（也称为3C-样蛋白酶，3CLpr0）的拟肽类抑制剂，抑制SARS-CoV-2Mpo可使其无法处理多蛋白前体，从而阻止病毒复制。利托那韦抑制CYP3A介导的奈玛特韦代谢，从而升高奈玛特韦的血药浓度。

（一）适应证

用于治疗成人伴有进展为重症高风险因素的轻至中度新型冠状病毒肺炎（COVID-19）患者。如伴有以下至少一种疾病或条件，则认为具有进展为重症COVID-19的高风险因素：

① 高龄（≥60岁）；

② 肥胖或超重（体重指数[BMI]＞25kg/m^2）；

③ 目前吸烟者；

④ 慢性肾病；

⑤ 糖尿病；

⑥ 免疫抑制性疾病或免疫抑制治疗；

⑦ 心血管疾病（包括先天性心脏病）；

⑧ 慢性肺病，如慢性阻塞性肺病、哮喘（中度至重度）、间质性肺疾病、囊性纤维化和肺动脉高压；

⑨ 镰状细胞病；

⑩ 神经发育性疾病，如脑性瘫痪、唐氏综合征，或其他导致医学复杂性的病症，如遗传或代谢综合征和重度先天性异常；

⑪ 活动性癌症；

⑫ 需要相关医疗支持（与COVID-19无关），如气管切开术、胃造瘘术或正压通气等。

（二）注意事项

① 对本品中的活性成分或任何辅料过敏的患者禁用。

② 禁止与阿呋唑嗪、哌替啶、吡罗昔康、雷诺嗪、奈拉替尼、维奈克拉、胺碘酮、苄普地尔、决奈达隆、夫西地酸、伏立康唑、阿司咪唑、秋水仙碱、利福布汀、鲁拉西酮、二氢麦角胺、西沙必利、洛伐他汀、洛美他派、阿伐那非、地西泮、圣约翰草、卡马西平、利福平、鲁玛卡托/依伐卡托等联用。

③ 可与食物同服，也可不与食物同服。

④ 需整片吞服，不得咀嚼、掰开或压碎。

⑤ 轻度肾功能不全患者（eGFR≥60至＜90mL/min）无须调整剂量；在中度肾功能不全患者（eGFR≥30至＜60mL/min）中，应将本品的剂量减少至奈玛特韦/利托那韦150mg/100mg，每12小时1次；重度肾功能不全（eGFR＜30mL/min）患者不应使用本品，包括接受血液透析的终末期肾病患者。

⑥ 轻度或中度肝功能不全患者无需调整本品剂量。

第四节　抗寄生虫药

一、左旋咪唑

左旋咪唑是一种合成噻唑类化合物的衍生物，是一种广谱驱肠虫药，能抑制虫体肌肉琥珀酸脱氢酶的活性，使肌肉发生持续性收缩而麻痹。主要用于驱蛔虫及钩虫。

（一）适应证

① 用于蛔虫病、钩虫病、蛲虫病和粪类圆线虫病的治疗。

② 用于班氏丝虫、马来丝虫和盘尾丝虫成虫及微丝蚴感染的治疗。活性较乙胺嗪高，但远期疗效较差。

③ 本药搽剂用于多种免疫功能低下或自身免疫性疾病（如反复上呼吸道感染、过敏性哮喘、过敏性鼻炎、慢性乙型肝炎、乙型肝炎病毒携带者、复发性口腔黏膜溃疡、恶性肿瘤、类风湿关节炎以及乳头瘤病毒感染）引起的疣类皮肤病的免疫治疗。

（二）注意事项

① 使用本药搽剂后，用药部位应保持24小时不清洗。
② 搽剂可刺激皮肤，用药后48小时内须清洗用药部位。
③ 类风湿关节炎患者服用本品后易诱发粒细胞缺乏症。
④ 干燥综合征患者慎用。
⑤ 类风湿性关节炎和干燥综合征患者接受本品治疗，第一周每日2片，第二周每日4片，第三周每日6片后，多数发生不良反应，如红斑丘疹、关节痛加重伴肿胀、肌痛、流感样综合征、失眠、谵妄等，再予以攻击量后，上述症状又可重现。

二、阿苯达唑

阿苯达唑为一种高效低毒的广谱驱虫药。临床可用于驱蛔虫、蛲虫、绦虫、鞭虫、钩虫、粪类圆线虫等。

（一）适应证

用于蛔虫病、蛲虫病。

（二）注意事项

① 蛲虫病易自身重复感染，故在治疗2周后应重复治疗1次。
② 蛋白尿、化脓性或弥漫性皮炎、各种急性传染病以及癫痫患者不宜使用。
③ 孕妇、哺乳期妇女及 2 岁以下小儿禁用。
④ 严重肝、肾、心功能不全及活动性溃疡病患者禁用。
⑤ 儿童必须在成人监护下使用。

三、甲苯达唑

甲苯达唑为广谱驱肠虫药，具有显著的杀灭幼虫、抑制虫卵发育的作用。

（一）适应证

用于治疗蛔虫、蛲虫、鞭虫、十二指肠钩虫、粪类圆线虫和绦虫的单独感染及混合感染。

（二）注意事项

① 少数患者，特别是蛔虫感染较严重的患者，服药后可引起蛔虫游走，造成腹痛或口吐蛔虫，甚至引起窒息，此时应立即就医。

② 肝肾功能不全者慎用。

③ 腹泻患者应在腹泻停止后服药。

④ 对本品过敏者禁用，过敏体质者慎用。

⑤ 本品性状发生改变时禁止使用。

⑥ 对诊断的干扰：本药可使丙氨酸氨基转移酶、天冬氨酸氨基转移酶、血尿素氮增高。

四、氯喹

氯喹是一种广泛用于治疗疟疾、类风湿关节炎的抗疟疾和抗炎药。

（一）适应证

① 用于治疗对氯喹敏感的恶性疟、间日疟、三日疟、卵形疟，并可用于疟疾症状的抑制性预防。

② 用于治疗肠外阿米巴病（如阿米巴肝脓肿）、结缔组织病（如类风湿关节炎）、光敏感性疾病（如日光性红斑）等。

（二）注意事项

① 肝肾功能不全、心脏病、重型多形红斑、血卟啉病、牛皮癣及精神病患者慎用。

② 本品可引起胎儿脑积水、四肢畸形及耳聋，孕妇禁用。

③ 耐氯喹者使用效果不佳。

五、青蒿素

青蒿素及其衍生物都是含过氧化基团的倍半萜内酯化合物。主要功效是抗疟疾，青蒿素的作用机制尚不十分清楚，主要是干扰疟原虫的表膜—线粒体功能，通过影响疟原虫红细胞内期的超微结构，使其膜系结构发生变化，阻断疟原虫的营养摄取，疟原虫损失大量胞质和营养物质而又得不到补充时，会很快死亡。

（一）适应证

用于多种类型疟疾的症状控制，尤其是对抗氯喹虫株所致的恶性疟疾及凶险型疟疾有较好的疗效。

（二）注意事项

疟疾治疗药，不作为预防药使用。

参考文献

[1] 中国医药教育协会真菌病专业委员会. 两性霉素B不同剂型临床合理应用多学科专家共识(2024版) [J]. 中华内科杂志, 2024, 63(3): 230-257.

[2] 两性霉素B脱氧胆酸盐临床合理应用专家共识编写组, 中国医药教育协会感染疾病专业委员会, 中华医学会细菌感染与耐药防控专业委员会. 两性霉素B脱氧胆酸盐临床合理应用专家共识 (2022) [J]. 中华医学杂志, 2023, 103(16): 1173-1183.

[3] 国家卫生计生委办公厅. 抗菌药物临床应用指导原则: 2015年版[M]. 北京: 人民卫生出版社, 2015.

第三章
抗感染药物* 在围手术期的合理应用

第一节　围手术期的概念与手术部位感染

一、围手术期的概念

围手术期是围绕手术的一个全过程，从患者决定接受手术治疗开始，直至基本康复，时间约在术前5～7天至术后30天，包含手术前、手术中及手术后的一段时间。这一时期患者身体状态变化复杂，手术创伤、麻醉影响、基础疾病等因素相互交织，使得患者面临诸多风险，其中手术部位感染（surgical site infection, SSI）是较为常见且严重的并发症之一。

二、手术部位感染的分类

SSI可分为切口浅部感染（术后30天内发生，仅累及皮肤和皮下组织的感染）、切口深部感染（术后30天内发生，累及切口深部筋膜及肌层的感染，如有人工植入物则术后1年内发生）、器官或间隙感染（术后30天内发生在手术所涉及部位的器官或腔隙的感染，如有人工植入物则术后1年内发生）。感染不仅会延长患者住院时间、增加医疗费用，严重时还可能危及患者生命，因此，围手术期预防和控制感染至关重要。

---

* 本章所述“抗感染药物”主要指抗菌药物，因围手术期感染的防治以细菌感染为主，抗真菌药物、抗病毒药物在此情境下应用极少，故未作展开。

三、影响手术部位感染的危险因素

影响SSI的危险因素较多，因此使用抗菌药物预防感染在围手术期至关重要。但预防性使用抗菌药物应针对不同适应证选择不同的药物，同时遵循安全经济的原则。

第二节　抗菌药物在围手术期使用的目的与意义

一、预防手术部位感染

抗菌药物在围手术期使用的核心目的是预防手术部位感染。通过在术前、术中及术后合理使用，能够在手术关键时期抑制或杀灭可能污染手术部位的病原菌，降低感染风险。例如，对于清洁-污染手术，如胃肠道手术，肠道内存在大量细菌，手术过程中极易污染手术部位，此时预防性使用抗菌药物可有效减少细菌定植和繁殖，避免感染发生。

二、降低术后并发症发生率

有效预防SSI能显著降低术后其他并发症的发生率。当手术部位发生感染时，炎症反应可能扩散，引发全身性感染，如脓毒症等，还可能影响手术伤口愈合，导致切口裂开、延迟愈合等问题。合理使用抗菌药物可从源头上减少不良事件的发生，促进患者术后恢复。

三、促进患者康复，缩短住院时间

减少感染风险后，患者术后恢复进程加快，住院时间得以缩短。这不仅有利于患者身体和心理的康复，还能提高医院病床周转率，优化医疗资源的利用。例如，关节置换手术患者若未发生感染，术后可尽快进行康复训练，更早出院，回归正常生活。

第三节　抗菌药物在围手术期预防应用

一、严格掌握用药适应证

并非所有手术都需要使用抗菌药物，应根据手术切口类别、手术创伤程度、手术持续时间、患者基础状况（如年龄、是否有糖尿病、免疫功能是否低下等）等多种因素综合评估。

围手术期预防性使用抗菌药物，应综合手术切口类别（见表3-1）、手术创伤程度、可能的污染细菌种类、手术持续时间、感染发生机会和后果严重程度、抗菌药物预防效果的循证医学证据、对细菌耐药性的影响和经济学评估等因素决定是否使用。抗菌药物的预防性应用不能代替严格的消毒、灭菌技术和精细的无菌操作，也不能代替术中保温和血糖控制等其他预防措施。

（一）清洁手术（ 类切口）

手术脏器为人体无菌部位，局部无炎症、无损伤，也不涉及呼吸道、消化道、泌尿生殖道等与外界相通的人体器官。手术部位无污染，通常不需预防性使用抗菌药物。但下列情况可考虑预防用药：

① 手术范围大、手术时间长、污染机会增加。

② 手术涉及重要脏器，一旦发生感染将造成严重后果，如头颅手术、心脏手术等。

③ 异物植入手术，如人工心脏瓣膜植入、永久性心脏起搏器放置、人工关节置换等。

④ 有感染高危因素，如高龄、糖尿病、免疫功能低下（尤其是接受器官移植者）、营养不良等。

（二）清洁 - 污染手术（Ⅱ类切口）

手术部位存在大量人体寄殖菌群，手术时可能污染手术部位导致感染，故此类手术通常需预防性使用抗菌药物。

（三）污染手术（Ⅲ类切口）

已造成手术部位严重污染的手术。此类手术需预防性使用抗菌药物。

（四）污秽 - 感染手术（Ⅳ类切口）

在手术前即已开始治疗性应用抗菌药物，术中、术后继续，此不属于预防应用范畴。

表 3-1 手术切口类别

切口类别	定义
Ⅰ类切口（清洁手术）	手术不涉及炎症区，不涉及呼吸道、消化道、泌尿生殖道等与外界相通的人体器官
Ⅱ类切口（清洁-污染手术）	上、下呼吸道，上、下消化道，泌尿生殖道手术，或经以上器官的手术，如经口咽部手术、胆道手术、子宫全切除术、经直肠前列腺手术，以及开放性骨折或创伤手术等
Ⅲ类切口（污染手术）	造成手术部位严重污染的手术，包括手术涉及急性炎症但未化脓区域：胃肠道内容物有明显溢出污染；新鲜开放性创伤但未经及时扩创；无菌技术有明显缺陷如开胸、心脏按压者
Ⅳ类切口（污秽-感染手术）	有失活组织的陈旧创伤手术；已有临床感染或脏器穿孔的手术

注 目前我国在病案首页中将手术切口分为Ⅰ、Ⅱ、Ⅲ类，该表分类参考《抗菌药物临床应用指导原则（2015年版）》。

二、合理选择药物品种

抗菌药物的品种选择应根据手术切口类别、可能的污染菌种类及其对抗菌药物的敏感性、药物能否在手术部位达到有效浓度等因素综合考虑。

尽量选择单一抗菌药物预防用药，避免不必要的联合使用。头孢菌素过敏者，针对革兰氏阳性菌可选用万古霉素、去甲万古霉素、克林霉素；针对革兰氏阴性杆菌可选用氨曲南、磷霉素或氨基糖苷类。

鉴于我国大肠埃希菌对氟喹诺酮类药物耐药率高，应严格控制氟喹诺酮类药物作为外科围手术期预防用药。例如，普外科结直肠手术，可能的污染菌主要为革兰氏阴性杆菌和厌氧菌，常选用二代头孢（如头孢呋辛）联合甲硝唑预防用药。

抗菌药物在围手术期预防应用的品种选择，见表3-2。

表 3-2 抗菌药物在围手术期预防应用的品种选择[①]

手术名称	切口类别	可能的污染菌	抗菌药物选择
脑外科手术（清洁，无植入物）	Ⅰ	金黄色葡萄球菌、凝固酶阴性葡萄球菌	第一代、第二代头孢菌素[②]，MRSA感染高发医疗机构的高危患者可用（去甲）万古霉素
脑外科手术（经鼻窦、鼻腔、口咽部手术）	Ⅱ	金黄色葡萄球菌、链球菌属，口咽部厌氧菌（如消化链球菌）	第一代、第二代头孢菌素±[③]甲硝唑，或克林霉素+庆大霉素
脑脊液分流术	Ⅰ	金黄色葡萄球菌、凝固酶阴性葡萄球菌	第一代、第二代头孢菌素，MRSA感染高发医疗机构的高危患者可用（去甲）万古霉素
脊髓手术	Ⅰ	金黄色葡萄球菌、凝固酶阴性葡萄球菌	第一代、第二代头孢菌素

续表

手术名称	切口类别	可能的污染菌	抗菌药物选择
眼科手术（如白内障、青光眼或角膜移植、泪囊手术、眼穿通伤）	Ⅰ、Ⅱ	金黄色葡萄球菌、凝固酶阴性葡萄球菌	局部应用妥布霉素或左氧氟沙星等
头颈部手术（恶性肿瘤，不经口咽部黏膜）	Ⅰ	金黄色葡萄球菌、凝固酶阴性葡萄球菌	第一代、第二代头孢菌素
头颈部手术（经口咽部黏膜）	Ⅱ	金黄色葡萄球菌、链球菌属、口咽部厌氧菌（如消化链球菌）	第一代、第二代头孢菌素±甲硝唑，或克林霉素+庆大霉素
颌面外科（下颌骨折切开复位或内固定、面部整形术有移植物手术、正颌手术）	Ⅰ	金黄色葡萄球菌、凝固酶阴性葡萄球菌	第一代、第二代头孢菌素
耳鼻喉科（复杂性鼻中隔鼻成形术，包括移植）	Ⅱ	金黄色葡萄球菌、凝固酶阴性葡萄球菌	第一代、第二代头孢菌素
乳腺手术（乳腺癌、乳房成形术、乳房重建术）	Ⅰ	金黄色葡萄球菌、凝固酶阴性葡萄球菌、链球菌属	第一代、第二代头孢菌素
胸外科手术（食管、肺）	Ⅱ	金黄色葡萄球菌、凝固酶阴性葡萄球菌、肺炎链球菌，革兰氏阴性杆菌	第一代、第二代头孢菌素
心血管手术（腹主动脉重建、下肢手术切口涉及腹股沟、任何血管手术植入人工假体或异物、心脏手术、安装永久性心脏起搏器）	Ⅰ	金黄色葡萄球菌、凝固酶阴性葡萄球菌	第一代、第二代头孢菌素，MRSA感染高发医疗机构的高危患者可用（去甲）万古霉素
肝、胆系统及胰腺手术	Ⅱ、Ⅲ	革兰氏阴性杆菌、厌氧菌（如脆弱拟杆菌）	第一代、第二代头孢菌素或头孢曲松±甲硝唑，或头霉素类
胃、十二指肠、小肠手术	Ⅱ、Ⅲ	革兰氏阴性杆菌、链球菌属、口咽部厌氧菌（如消化链球菌）	第一代、第二代头孢菌素，或头霉素类
结肠、直肠、阑尾手术	Ⅱ、Ⅲ	革兰氏阴性杆菌、厌氧菌（如脆弱拟杆菌）	第一代、第二代头孢菌素±甲硝唑，或头霉素类，或头孢曲松±甲硝唑
经直肠前列腺活检	Ⅱ	革兰氏阴性杆菌	氟喹诺酮类[④]
泌尿外科手术：进入泌尿道或经阴道的手术（经尿道膀胱肿瘤或前列腺切除术、异体植入及取出、切开造口、支架的植入及取出）及经皮肾镜手术	Ⅱ	革兰氏阴性杆菌	第一代、第二代头孢菌素，或氟喹诺酮类
泌尿外科手术：涉及肠道的手术	Ⅱ	革兰氏阴性杆菌	第一代、第二代头孢菌素，或氨基糖苷类+甲硝唑
有假体植入的泌尿系统手术	Ⅱ	革兰氏阴性杆菌	第一代、第二代头孢菌素+氨基糖苷类，或万古霉素

续表

手术名称	切口类别	可能的污染菌	抗菌药物选择
经阴道或经腹腔子宫切除术	Ⅱ	革兰氏阴性杆菌、厌氧菌	第一代、第二代头孢菌素（经阴道手术加用甲硝唑），或头霉素类
腹腔镜子宫肌瘤剔除术（使用举宫器）	Ⅱ	革兰氏阴性杆菌、肠球菌属、B组链球菌、厌氧菌	第一代、第二代头孢菌素±甲硝唑，或头霉素类
羊膜早破或剖宫产术	Ⅱ	革兰氏阴性杆菌、肠球菌属、B组链球菌、厌氧菌	第一代、第二代头孢菌素±甲硝唑
人工流产-刮宫术 引产术	Ⅱ	革兰氏阴性杆菌、肠球菌属、链球菌、厌氧菌（如脆弱拟杆菌）	第一代、第二代头孢菌素±甲硝唑，或多西环素
会阴撕裂修补术	Ⅱ、Ⅲ	革兰氏阴性杆菌、肠球菌属、链球菌属、厌氧菌（如脆弱拟杆菌）	第一代、第二代头孢菌素±甲硝唑
皮瓣转移术（游离或带蒂）或植皮术	Ⅱ	金黄色葡萄球菌、凝固酶阴性葡萄球菌、链球菌属、革兰阴性菌	第一代、第二代头孢菌素
关节置换成形术、截骨、骨内固定术、腔隙植骨术、脊柱术（应用或不用植入物、内固定物）	Ⅰ	金黄色葡萄球菌、凝固酶阴性葡萄球菌、链球菌属	第一代、第二代头孢菌素，MRSA感染高发医疗机构的高危患者可用（去甲）万古霉素
外固定架植入术	Ⅱ	金黄色葡萄球菌、凝固酶阴性葡萄球菌、链球菌属	第一代、第二代头孢菌素
截肢术	Ⅰ、Ⅱ	金黄色葡萄球菌、凝固酶阴性葡萄球菌、链球菌属、革兰氏阴性杆菌、厌氧菌	第一代、第二代头孢菌素±甲硝唑
开放骨折内固定术	Ⅱ	金黄色葡萄球菌、凝固酶阴性葡萄球菌、链球菌属、革兰氏阴性杆菌、厌氧菌	第一代、第二代头孢菌素±甲硝唑

注 ①所有清洁手术通常不需要预防用药，仅在有前述特定指征时使用。胃十二指肠手术、肝胆系统手术、结肠和直肠手术、阑尾手术、Ⅱ或Ⅲ类切口的妇产科手术，如果患者对β-内酰胺类抗菌药物过敏，可用克林霉素+氨基糖苷类，或氨基糖苷类+甲硝唑。

②有循证医学证据的第一代头孢菌素主要为头孢唑林，第二代头孢菌素主要为头孢呋辛。

③“±”是指两种或两种以上药物可联合应用，也可不联合应用。

④我国大肠埃希菌对氟喹诺酮类耐药率高，预防应用需严格限制。

三、确定最佳给药时机

多数抗菌药物应在皮肤、黏膜切开前0.5～1小时或麻醉开始时给药，输注完毕后开始手术，确保手术部位暴露时局部组织中抗菌药物已达到足以杀灭手术过程中沾染细菌的浓度。万古霉素或氟喹诺酮类等由于需输注较长时间，应在手术前1～2小时开始给药。《剖宫产手术专家共识（2023）》推荐在手术切皮前60min内预防性使用抗菌药物，24小时内停用。

四、控制用药疗程

抗菌药物的有效覆盖时间应包括整个手术过程。手术时间较短（＜2小时）的清洁手术，术前给药一次即可。如手术时间超过3小时或超过所用药物半衰期的2倍以上，或成人出血量超过1500mL，术中应追加一次。清洁手术的预防用药时间不超过24小时，心脏手术可视情况延长至48小时。清洁-污染手术和污染手术的预防用药时间亦为24小时，污染手术必要时延长至48小时。

若患者术后出现感染症状，应依据病原菌检查和药敏试验结果调整用药方案，进行治疗性用药，此时疗程需根据感染的严重程度确定。

五、关注特殊人群药

① 围手术期特殊人群的抗菌药物使用需根据患者的生理、病理特点及药物代谢差异进行个体化调整。

② 对于老年患者（≥65岁），需优先选择安全性高的β-内酰胺类（如头孢呋辛），避免使用氨基糖苷类（肾毒性）和氟喹诺酮类（中枢神经兴奋性），同时重点监测肾功能（内生肌酐清除率、24小时尿量）、电解质、药物浓度（如万古霉素血清药物浓度监测）。

③ 对于肝肾功能不全的患者，依据患者自身情况对抗菌药物的剂量进行调整，同时避免使用肝毒性、肾毒性较大的抗菌药物。

④ 妊娠及哺乳期妇女围手术期抗菌药物使用要严格注意用药风险，在用药的同时监测胎儿心率（避免磺胺类药物导致核黄疸的风险）、孕产妇肝功能（避免妊娠期脂肪肝风险）。

第四节 围手术期抗菌药物使用注意事项

一、避免抗感染药物联合用药

循证医学研究显示，抗菌药物联合应用较单一药物应用并不能降低SSI发生率（RR 0.92，95%CI 0.85-1.01），且显著增加了不良反应的发生率（OR 1.78，95%CI 1.32-2.40），此外，临床风险也会明显增加，包括不良反应的叠加以及细菌耐药性的增加。由此可见，围手术期抗菌药物应遵守单药优先原则，对联合用药应限定条件并对其进行监测与观察。

二、关注药物相互作用

围手术期抗菌药物的相互作用是临床用药中需要重点关注的问题，涉及药物疗效、毒性风险及手术结局。围手术期要注意抗菌药物的特殊组合，包括喹诺酮类药物与丙泊酚、吸入麻醉药联合应用会导致心律失常；头孢哌酮/舒巴坦抑制维生素K代谢，与抗凝血药物华法林联合应用会增加出血风险等。

围手术期抗菌药物的相互作用需结合药物特性、患者状态及手术类型综合评估。重点在于识别高风险组合、加强监测（如血清药物浓度、国际标准化比值、肾功能）及个体化调整方案。多学科协作（外科、药学、麻醉科等）可提高用药安全性。

三、重视术后观察

围手术期抗菌药物的合理应用不仅限于术前预防和术中管理，术后观察同样至关重要。术后阶段，手术创伤、麻醉恢复等因素可能对抗菌药物的疗效及不良反应风险产生显著影响。术后应重点对感染控制效果和药物不良反应进行监测，根据结果调整抗菌药物治疗方案。

第五节　围手术期抗菌药物使用的监测与管理

一、建立监测体系

医院应建立围手术期抗菌药物使用监测体系，对药物使用的合理性、感染发生率等进行监测。定期收集手术患者的用药信息，包括药物品种、剂量、给药时机、疗程等，分析评估是否符合用药原则。同时监测手术部位感染发生情况，统计感染发生率、感染病原菌种类及耐药情况。

二、多学科协作管理

外科医师、临床药师、感染科医师等多学科人员应共同协作。外科医师负责手术操作及患者病情评估；临床药师参与用药方案制订，提供药物选择、剂量调整、药物相互作用等方面的建议；感染科医师协助感染诊断和治疗方案制定。例如，在疑难感染病例中，通过多学科会诊，共同确定最佳抗感染治疗策略。

三、质量控制与持续改进

根据监测数据和临床反馈，定期对围手术期抗菌药物的使用情况进行质量评价。对存在的问题进行分析总结，制订改进措施，如开展医务人员培训，加强用药规范宣传，优化用药流程等。持续跟踪改进效果，不断提高抗菌药物使用的合理性和安全性。

围手术期抗菌药物的合理应用是预防手术部位感染、保障患者手术安全和促进术后康复的关键环节，需要从用药原则、药物选择、给药方案到监测管理等多方面进行严格把控和科学实施。

参考文献

[1] World Health Organization. WHO guidelines for safe surgery: safe surgery saves lives[R]. Geneva: World Health Organization, 2009.

[2] World Health Organization. Global guidelines for the prevention of surgical site infection[M]. 2nd ed. Geneva: World Health Organization, 2018.

[3] Bratzler DW, Dellinger EP, Olsen KM, et al. Clinical practice guidelines for antimicrobial prophylaxis in surgery[J]. American Journal of Health-System Pharmacy, 2013, 70 (3): 195-283.

[4] 国家卫生计生委办公厅. 抗菌药物临床应用指导原则: 2015年版[M]. 北京: 人民卫生出版社, 2015.

[5] 中华医学会外科学分会. 中国围手术期感染预防与管理指南[J]. 中国实用外科杂志, 2020, 40 (7): 749-756. DOI:10.19538/j.cjps.issn1005-2208.2020.07.01.

[6] 国家卫生健康委员会办公厅. 关于印发手术部位感染预防与控制技术指南 (试行)的通知(国卫办医函〔2019〕714号)[EB/OL]. (2019-11-26)[2025-08-31]. https://yygl.bjmu.edu.cn/yygl/yygr/e7e43b6e16144f4bbdf035bc57a6a9a8.htm.

[7] 黎沾良. 外科感染学[M]. 3版. 北京: 人民卫生出版社, 2018.

[8] 赵玉沛. 围手术期医学[M]. 北京: 人民卫生出版社, 2019.

[9] 汪复, 张婴元. 实用抗感染治疗学[M]. 3版. 北京: 人民卫生出版社, 2016.

[10] 中华医学会外科学分会, 中华外科杂志编辑委员会. 中国围手术期感染预防指南 (2019版)[J]. 中华外科杂志, 2019, 57 (7): 485-492.

[11] Tamma PD, Aitken SL, Bonomo RA, et al. Infectious Diseases Society of America 2024Guidance on the Treatment of Antimicrobial-Resistant Gram-Negative Infections[J]. Clin

Infect Dis, 2024;ciae362.

[12] Berríos-Torres SI, et al. Centers for Disease Control and Prevention Guideline for the Prevention of Surgical Site Infection[J]. JAMA Surg, 2017, 152 (8): 784-791.

[13] 中华医学会外科学分会. 中国手术部位感染预防指南[J]. 中华外科杂志, 2019, 57 (4): 241-256.

[14] Johnson S, et al. Clinical Practice Guideline by the Infectious Diseases Society of America for Clostridioides difficile Infection[J]. Clinical Infectious Diseases, 2021, 73 (5): e1029-e1049.

[15]《硝基咪唑类药物临床应用专家共识》编写组. 硝基咪唑类药物临床应用专家共识[J]. 中国感染与化疗杂志, 2020, 20 (5): 575-584.

[16] Andreu I, Luque S, Guizado M, 等. 抗菌药物与免疫抑制剂的相互作用: 系统综述[J]. Clinical Microbiology and Infection, 2020, 26 (10): 1301-1311.

[17] 赵帅, 周洋, 王晨, 等. 氟喹诺酮类药物围手术期应用与QT间期延长风险的Meta分析[J]. 中国医院药学杂志, 2021, 41 (8): 823-829.

[18] Engelman R, Shahian D, Shemin R, 等. 美国胸外科协会 (AATS)心脏手术感染预防指南 (2017)[J]. The Journal of Thoracic and Cardiovascular Surgery, 2017, 153 (4): 733-735.

[19] Berríos-Torres SI, Umscheid CA, Bratzler DW, 等. 美国疾病控制与预防中心 (CDC)手术部位感染预防指南 (2017)[J]. JAMA Surgery, 2017, 152 (8): 784-791.

[20] 中国心脏外科围手术期感染控制专家共识工作组. 中国心脏外科围手术期感染防控专家共识[J]. 中华胸心血管外科杂志, 2020, 36 (7): 385-392.

[21] Bader MS, McKinsey DS, Williams M, 等. 美国外科感染学会 (SIS)与美国感染病学会 (IDSA)联合发布: 神经外科手术感染预防指南[J]. Surgical Infections, 2017, 18 (1): 1-6.

[22] 中华医学会神经病学分会. 中国中枢神经系统感染诊治指南[J]. 中华神经科杂志, 2021, 54 (12): 1234-1262.

[23] Ban KA, Minei JP, Laronga C, 等. 术后手术部位感染的诊断与治疗: 多学科共识[J]. JAMA Surgery, 2022, 157 (5): 449-450.

第四章
抗感染药物在神经系统感染中的合理应用

第一节　细菌性脑膜炎

一、概述

细菌性脑膜炎（bacterial meningitis）是一种神经系统急症，早期诊断和快速启动经验性抗感染和辅助治疗至关重要。细菌性脑膜炎是临床最常见的中枢神经系统感染性疾病，由细菌感染引起脑膜、蛛网膜下隙或脑实质受累，通常急性或暴发性起病。

二、分类

细菌性脑膜炎可分为社区获得性细菌性脑膜炎和医院获得性细菌性脑膜炎。

① 社区获得性细菌性脑膜炎（CABM）是指近期无住院、无侵入性中枢神经系统手术、无头部外伤或无内置假体材料的中枢神经系统感染。成人社区获得性细菌性脑膜炎的主要病原菌是肺炎链球菌、脑膜炎奈瑟菌、流感嗜血杆菌、B组链球菌、单核细胞增生李斯特菌等。在我国，儿童社区获得性脑膜炎是感染性疾病中病死率较高的疾病之一，30%～50%的幸存者遗留永久性神经系统后遗症。

② 医院获得性细菌性脑膜炎（HABM）主要是神经外科中枢神经系统感染（neurosurgical central nervous system infections, NCNSIs）。NCNSIs指继发于神经外科疾病或需要由神经外科处理的颅内和椎管内的感染，包括神经外科术后硬膜外脓肿、硬膜下积脓、脑脓肿、颅脑创伤引起的颅内感染、脑室和腰大池外引流术、分流及植入物相关的脑膜炎或脑室炎等。

三、临床表现

起病急骤，高热伴畏寒、寒战、皮疹、全身酸痛等症状，部分婴儿及少数成人可有呕吐、腹泻等胃肠道症状，精神萎靡、嗜睡、烦躁等。典型三联征（颈强直、发热、意识改变）仅见于40%～50%患者，且新生儿症状不典型（喂养困难、呼吸窘迫、抽搐）。颅神经麻痹、癫痫和局灶性神经功能缺损（如偏瘫）可能提示脑膜炎并发症。免疫功能低下者或老年人症状可能更隐匿，典型三联征较少出现。

四、诊断要点

细菌性脑膜炎的临床诊断主要依据临床症状、体征、辅助检查结果综合分析，确诊需在临床表现的基础上加上病原学检查结果，病原学检查阳性是诊断的金标准。

（一）脑脊液（CSF）分析

白细胞计数：通常＞1000×10^6/L且以中性粒细胞为主。

葡萄糖：＜2.5mmol/L或低于血清水平的40%。

蛋白质：升高（＞50g/L）。

（二）病原学检测

革兰氏染色：敏感性60～90%，特异性＞97%，可快速初步识别病原体。

CSF培养：金标准，未接受抗生素治疗者阳性率为80%。

PCR检测：适用于培养阴性或已使用抗菌药物的情况，具有高敏感性和特异性。

（三）血液相关检查

降钙素原（PCT）：＞0.5ng/mL提示细菌感染。

C反应蛋白（CRP）：＞20mg/L支持细菌感染的可能（非确诊依据）。

血培养：阳性率为50%～90%，可辅助确定病原体和药敏试验。抗菌药物预处理可能降低阳性率（降低约20%）。

五、治疗原则

中枢神经系统感染的预后与治疗的及时性密切相关，早期使用敏感抗菌药物可显著降低死亡率。在启动抗菌治疗前，须完善脑脊液和血液的病原学检测。在病原体未明确时，需根据临床判断选择广谱杀菌抗生素进行经验性治疗，优先选用血脑屏障穿透性好的杀菌剂。为确保脑脊液达到有效药物浓度，应采用静脉给药方式快速提升血药浓度，从而保证脑脊液中达到较高浓度的抗菌药物。

六、抗菌药物的合理应用

细菌性脑膜炎是由病原菌侵袭脑膜引发的急性中枢神经系统感染，起病急骤，病情凶险，若未及时干预，病死率与后遗症风险显著升高。因此，尽早明确病原、精准选用易透过血脑屏障的抗菌药物，是减少神经损伤、改善远期预后的关键。

（一）经验性治疗

社区获得性细菌性脑膜炎的经验性治疗须覆盖社区常见的三大病原体——肺炎链球菌、脑膜炎奈瑟菌和流感嗜血杆菌。针对免疫功能正常的成人及儿童患者，可考虑选用万古霉素联合第三代/第四代头孢菌素。对于特殊人群（免疫抑制患者、新生儿、老年人或孕妇）需考虑单核细胞李斯特菌的感染，应加用氨苄西林。若对青霉素过敏，也可选用SMZ-TMP或美罗培南。怀疑为厌氧菌脑膜炎的患者需联合使用甲硝唑治疗。

医院获得性细菌性脑膜炎，特别是发生在颅脑外伤或神经外科手术后的感染，以葡萄球菌和革兰氏阴性杆菌较多见。经验性抗菌药物可选用万古霉素联合第三代、第四代头孢菌素或美罗培南。

（二）针对性抗菌治疗

① 明确病原菌和获得药敏结果后，可予以针对性抗菌治疗。

② 肺炎链球菌：青霉素或头孢曲松敏感菌株可单用头孢曲松，若耐药则联用万古霉素。

③ 脑膜炎奈瑟菌：首选头孢曲松，若对β-内酰胺类过敏，可改用美罗培南。

④ 流感嗜血杆菌：头孢曲松单用（罕见需要联合治疗）。

⑤ 李斯特菌：氨苄西林或青霉素联合庆大霉素（严重感染时）。

⑥ 针对耐头孢菌素肺炎链球菌：联合万古霉素或利福平，新型抗菌药物（如头孢吡肟）可作为备选方案。

第二节　病毒性脑膜炎

一、概述

病毒性脑膜炎（viral meningitis）是由病毒侵入中枢神经系统累及脑部的炎症性疾病，主要临床表现为发热、头痛、抽搐、意识障碍等。病毒性脑膜炎是常见的中枢神经系统感染性疾病，WHO统计数据显示，病毒性中枢神经系统感染全球每年的发病率约为3.5/10万～7.4/10万，以此估算我国的病毒性脑膜炎年均病例数为5万～10万例。

二、临床表现

病毒性脑膜炎患者通常会出现发热、寒战、腹痛、恶心、头痛、皮疹。

脑膜刺激征，包括颈项强直（颈部弯曲时感到疼痛或不适，颈部肌肉僵硬，不能自由活动），以及Kernig征和Brudzinski征阳性。

该疾病的其他表现包括呼吸短促、食欲不振、颈部僵硬和疼痛以及对强光敏感。此外，还可能出现难以集中注意力和复视。

三、诊断要点

（一）脑脊液检查

外观：清亮或微混，压力正常或轻度升高。

细胞计数：白细胞数轻度升高（80～100/μL），以淋巴细胞为主（＞80%）；但部分病例（尤其是婴儿或早期穿刺）可能无细胞增多（38%～39%）。

生化指标：葡萄糖水平正常，蛋白质正常或轻度升高（与细菌性脑膜炎相反，细菌性脑膜炎患者的葡萄糖降低，蛋白质显著升高）。

乳酸水平：在病毒性脑膜炎中通常正常（可帮助区分是否为细菌性脑膜炎，后者乳酸≥4.2mmol/L）。

（二）分子生物学检测

逆转录聚合酶链式反应（RT-PCR）。在脑脊液样本中检测病毒核酸（如肠道病毒、单纯疱疹病毒等）是金标准，其敏感性远超病毒培养。

四、治疗原则

病毒性脑膜炎的治疗原则主要侧重于及时的鉴别诊断以避免不必要的抗菌药物使用，并结合支持性治疗。由于病毒性脑膜炎的脑脊液特征（如白细胞计数通常＜300/μL、葡萄糖浓度正常或轻度变化、无细菌病原体检出）与细菌性脑膜炎不同，治疗无需抗菌药物。

治疗的关键步骤包括：通过脑脊液分析（革兰氏染色、培养、PCR等）排除细菌感染，确认病毒性病因后采取对症支持治疗（如补液、退热、处理癫痫、控制颅内压等）。

五、抗病毒药物的合理应用

对于确诊或高度怀疑为病毒性脑膜炎的患者，应尽早开始抗病毒治疗。目前常用的抗病毒药物有阿昔洛韦、更昔洛韦等。在治疗过程中，要注意观察药物的疗效和不良反应，如阿昔洛韦可能引起肾功能损害，更昔洛韦可能引起骨髓抑制等。

（一）疱疹病毒（HSV/VZV）

① 首选药物：静脉注射阿昔洛韦（10mg/kg，每8小时1次），可显著降低HSV脑炎死亡率（从70%降至20%）。

② 疗程：从确诊或高度疑似HSV/VZV脑炎时开始，持续治疗2～3周。

（二）巨细胞病毒（CMV）

① 首选药物：更昔洛韦（5mg/kg，每12小时1次，静脉注射）或口服缬更昔洛韦（与静脉注射更昔洛韦生物等效）。

② 疗程：一般为 3～6 周。

第三节　结核性脑膜炎

一、概述

结核性脑膜炎（tuberculous meningitis，TBM）是由结核分枝杆菌（*Mycobacterium tuberculosis*, Mtb）感染引起的脑脊膜非化脓性炎性疾病，属于肺外结核中病死率最高的严重类型。尽管接受了抗结核治疗，患者的平均病死率仍超过30%。

二、临床表现

结核性脑膜炎的临床表现通常以非特异性症状起病，包括发热、颈部强直、头痛和倦怠。但随着病情进展，可迅速出现神经系统损害，如意识状态改变、脑神经麻痹（尤其是动眼、滑车和外展神经）、局灶性神经功能缺损及颅内压增高（表现为呕吐、视乳头水肿）。血管并发症（如基底节区血管炎和卒中）、脑结核瘤（多见于大脑半球、小脑和脑干，伴随头痛和局灶性神经症状）以及癫痫发作（约37.2%的病例，包括全身强直阵挛性发作）是其典型特征。少数病例以精神症状（抑郁、幻觉）、Broca失语（左额叶语言中枢受累）或孤立性脊髓受累（如截瘫）为首发表现，偶见双侧核间性眼肌麻痹或视神经炎等罕见眼部症状。

三、诊断要点

（一）病史

患者既往存在结核病病史或接触史。

（二）典型临床表现及体征

包括头痛、低热、呕吐、脑膜刺激征等。

（三）脑脊液检查

蛋白质水平增高，白细胞计数增多，氯化物和葡萄糖水平降低等。

（四）微生物检测

脑脊液抗酸染色、Mtb培养及核酸检测等有助于诊断。

（五）影像学检查

胸部X线、胸部CT、头颅CT及头颅MRI等检查有助于诊断。

表 4-1　结核性脑膜炎的诊断评分标准

分类（最高评分）	评分标准	分值（分）
临床标准（6分）	症状持续时间≥5天	4
	结核感染全身症状（至少1项）：体重下降（儿童生长缓慢），夜间盗汗，咳嗽持续时间≥2周	2
	近期（1年内）接触肺结核患者或TST或IGRA阳性（10岁以下）	2
	局灶性神经功能损害（不包括脑神经麻痹）	1
	意识障碍	1
	脑神经麻痹	1
脑脊液标准（4分）	外观清亮	1
	白细胞计数：10～500个/μL	1
	淋巴细胞比率占优势（＞50%）	1
	蛋白浓度＞1g/L	1
	脑脊液与血浆葡萄糖比率＜50%或脑脊液葡萄糖＜2.2mmol/L	1
脑脊液影像学标准（6分）	脑积水	1
	基底脑膜强化	2
	结核瘤	2
	脑梗死	1
	增强前基底高信号/高密度	2
其他部位结核证据（4分）	胸部平片提示活动性肺结核：粟粒性肺结核/肺结核征	4/2
	CT/MRI/超声发现CNS外结核灶	2
	痰、淋巴结、尿液、胃冲洗液、血培养抗酸染色阳性或Mtb培养阳性	4
	其他临床标本（脑脊液除外）Mtb核酸检测阳性	4
其他诊断排除标准	依据患者的年龄、个体免疫状况和所处地区等基本情况依次完成病原学检测（培养、染色镜检及核酸检测）、病理检查或血清学检测等。根据实验室检测结果，需排除的诊断包括：化脓性脑膜炎、梅毒性脑膜炎、隐球菌性脑膜炎、病毒性脑（膜）炎、嗜酸性粒细胞性脑膜炎、脑型疟疾、寄生虫性脑膜炎及脑脓肿等	

注　TST：结核菌素试验；
IGRA：γ-干扰素释放试验；
CNS：中枢神经系统。

表 4-2　结核性脑膜炎的诊断分类标准

诊断分类	诊断标准
临床纳入标准	包含至少1个脑膜炎临床症状及体征 临床纳入标准：头痛、易激发热、颈项强直、惊厥、局灶性神经功能缺损、意识改变或昏睡
确诊TBM	满足A或B的条件： A. 符合临床标准，并具备以下1项或多项： ① 脑脊液中找到抗酸杆菌 ② 脑脊液中Mtb培养阳性，脑脊液核菌核酸检测阳性 B. 脑或脊髓中找到抗酸杆菌或结核性病理并且有临床征象及相应的脑脊液改变或尸检提示脑膜炎改变

续表

诊断分类	诊断标准
很可能TBM	满足临床入选标准并且诊断评分≥10分（无头颅影像结果） 诊断评分≥12分（有头颅影像结果）并且至少2分来自影像或脑脊液
可能的TBM	满足临床入选标准并且诊断评分6～10分（无头颅影像结果） 诊断总评分6～11分（有头颅影像结果），并且排除其他鉴别诊断
非TBM	明确诊断为其他疾病，并且未获得TBM诊断或双重感染证据

注　TBM：结核性脑膜炎；
　　Mtb：结核分枝杆菌。

四、治疗原则

结核性脑膜炎的治疗须遵循“早期、联合、足量、长程”原则。一经临床怀疑（即使病原学证据不足），立即启动联合抗结核治疗，强化期（2～3个月）采用异烟肼、利福平、吡嗪酰胺和乙胺丁醇四联方案以快速杀菌，维持期（7～9个月）继续异烟肼和利福平巩固治疗；重症患者可联用莫西沙星或利奈唑胺以增强疗效。

治疗全程需监测肝肾功能及药物毒性，辅以糖皮质激素（如地塞米松）控制炎症反应及颅内高压，及时处理脑积水、癫痫等并发症，鞘内注射适用于脑脊液蛋白极高或疗效不佳者。早期干预与规范化治疗可显著降低成人死亡率，疗程结束后需动态评估脑脊液及影像学指标以确认预后。

五、抗结核药物的合理应用

表 4-3　常用药物及使用要点

药物	作用机制	剂量/用法	注意事项
异烟肼	抑制Mtb细胞壁合成	成人：300～600mg/d（静滴或口服） 儿童：10～20mg/kg/d	监测肝功能及周围神经炎，可加维生素B6预防毒性
利福平	抑制RNA聚合酶	成人：600mg/d（≥50kg）或450mg/d 儿童：10～20mg/kg/d	严重肝毒性风险，强化期可视情况静脉给药以提高脑脊液浓度
吡嗪酰胺	酸性环境中杀菌活性强	成人：25～30mg/kg/d 儿童：30～40mg/kg/d	警惕高尿酸血症及肝损害，痛风患者禁用
乙胺丁醇	抑制RNA合成	成人：15～25mg/kg/d	监测视神经毒性（视敏度、色觉），儿童慎用
链霉素	氨基糖苷类（细胞外杀菌）	成人：15mg/kg/d（肌注）	耳肾毒性，现多被乙胺丁醇取代

续表

药物	作用机制	剂量/用法	注意事项
喹诺酮类（如莫西沙星）	抑制DNA解旋酶	成人：800mg/d（高剂量可增强穿透性）	耐药或难治病例的强化治疗选择
利奈唑胺	抑制蛋白质合成	重症或耐药患者：600mg/d	高脑脊液穿透率；长期使用需监测骨髓抑制

特殊情况处理：

① 耐药结核：根据药敏试验调整方案，联用二线药物（如利奈唑胺、贝达喹啉等）。

② 重症TBM：短期静脉注射大剂量利福平（如600mg/d）或莫西沙星强化治疗；重症儿童患者可考虑加用利奈唑胺。

③ 肝功能异常：慎用异烟肼、利福平、吡嗪酰胺；需定期监测肝功能，必要时调整药物。

④ 儿童与老年患者：儿童需根据体重调整剂量，老年患者应注意药物相互作用及不良反应。

第四节 真菌性脑膜炎

一、概述

真菌性脑膜炎（fungal meningitis）是由真菌侵入蛛网膜下腔引发的中枢神经系统（CNS）感染，属于脑膜炎的一种类型，常与免疫抑制状态相关，属于深部真菌感染。该病具有病情危重、诊断困难、治疗困难、病死率高等特点。HIV感染、器官移植、慢性疾病等是引起中枢神经系统真菌感染的危险因素，致病性真菌包括新型隐球菌、芽生菌、念珠菌、曲霉及毛霉菌等，其中以新型隐球菌感染最常见。

二、分类

真菌性脑膜炎根据感染的真菌种类不同可分为新型隐球菌性脑膜炎、念珠菌性脑膜炎、曲霉菌性脑膜炎等。

（一）新型隐球菌性脑膜炎

是最常见的真菌性脑膜炎，由新型隐球菌侵犯脑膜导致，多见于30～60岁成人。临床主要表现为发热、头痛、呕吐等亚急性或慢性脑膜炎、脑膜脑炎的症状，少数患者可表现为颅内占位性病变。

（二）念珠菌性脑膜炎

较少见，多见于儿童，或免疫功能低下者、长期应用抗菌药物治疗者、长期应用免疫抑制剂者。临床表现为低热、头痛、畏光、颈项强直、嗜睡或意识不清。

（三）曲霉菌性脑膜炎

较为罕见，通常发生在免疫功能严重受损的患者中，如重症烧伤、粒细胞缺乏症或器官移植患者。病情进展迅速，病死率极高。

三、临床表现

（一）全身症状

发热、头痛、恶心、呕吐、颈项强直。

（二）神经系统症状

1. 意识障碍

随着病情的加重，患者可能会出现嗜睡、昏迷等意识障碍。病情严重者可出现昏迷、惊厥等。

2. 颅神经受损症状

视神经、动眼神经、外展神经、面神经及听神经等都可能受累，出现视力低下甚至失明、眼球运动障碍、面瘫、听力下降等相应的神经受损症状和体征。

3. 脑受损症状

当病变波及脑实质或形成脑内肉芽肿时，可出现精神症状，如烦躁不安、谵妄等，以及瘫痪、抽搐、共济失调等局灶性体征，并可伴有智力障碍。

4. 癫痫发作

部分患者会出现癫痫发作，可表现为全身性发作或局灶性发作。

5. 其他症状

不同类型的真菌性脑膜炎还可能伴有其他特殊症状。

曲霉菌性脑膜炎患者可伴有反复咳嗽、咳痰或咯血、胸痛、角膜溃疡、眼结膜充血和睫状体充血等其他部位感染曲霉菌后的症状。

毛霉菌性脑膜炎患者可有鼻腔、鼻窦出现黑色坏死，鼻腔出现黑色血性黏稠分泌物，眼眶周围剧烈疼痛，眼球突出，眼睑下垂等鼻部、眼部感染毛霉菌后的症状。

四、诊断要点

（一）病史

了解患者是否存在免疫功能低下或抑制的情况，如患有恶性肿瘤、糖尿病、艾滋病等慢性消耗性疾病，或长期使用抗生素、免疫抑制剂、糖皮质激素等药物史，以及是否曾暴露于真菌流行地区（如球孢子菌病疫区）。

（二）实验室检查

1. 脑脊液检查

外观清，透明或微混；脑脊液压力显著升高；细胞数增多，以单核细胞为主，细胞数为（10～15）×10^6/L。蛋白含量轻度增高；糖含量降低。脑脊液培养是诊断中枢神经系统真菌感染的金标准。

2. 常规生化

白细胞（以淋巴细胞为主）轻-中度增多、蛋白显著增多、葡萄糖减少。

3. 真菌标志物

G/GM试验：检测可提高对侵袭性真菌病的诊断效率。

4. 培养与药敏

虽敏感性低，但可指导耐药菌的治疗。

5. 影像学检查

MRI可见脑膜强化、脑室炎、椎旁脓肿；血管成像（MRA/CTA）可发现动脉瘤或狭窄。

五、治疗原则

真菌性脑膜炎的治疗周期一般为3～4个月。治疗期间需每周进行1次脑脊液涂片及培养，连续4次阴性，脑脊液糖含量恢复正常，以及脑脊液中抗原转阴方可停药。如果持续阳性且糖含量偏低或颅内压仍高，宜相应延长疗程，直到脑脊液上述指标转为阴性。

六、抗真菌药物的合理应用

真菌性脑膜炎的治疗需要综合考虑多种因素，包括药物的选择、剂量、疗程以及患者的个体差异。以下是一些关于抗真菌药物合理使用的要点：

表 4-4　曲霉菌导致的颅内感染抗菌药物的选择

药物类型	用药阶段	用法与剂量	优势	注意事项
伏立康唑（首选）	强化期	静脉注射：首日6mg/kg（每12h1次），次日起4mg/kg（每12h1次）	血脑屏障穿透率高，疗效更优，降低病死率（一线药物）	1.监测肝功能、视觉障碍（闪光感）、皮疹 2.TDM监测血浆谷浓度目标：2～6mg/L 3.避免与CYP3A4/CYP2C19诱导剂联用（如利福平、激素）
	维持期	口服：200mg（每12h1次）		
艾沙康唑	强化期	静脉注射：首日及次日200mg（每8h1次），第3日起200mg/d	肝毒性低，安全性更佳 适用于CYP2C19快代谢型患者	TDM监测血浆谷浓度目标：2～3mg/L
	维持期	口服：200mg/d		
泊沙康唑	强化期	静脉注射：首日300mg（每12h1次），次日起300mg/d	潜在有效，血脑屏障穿透较好 文献证据基于个案报道	1.监测胃肠道反应及肝毒性 2.口服混悬液需与高脂食物同服
	维持期	口服（肠溶片）：300mg/d，或混悬液：200mg（每8h1次）		
两性霉素B脂质体	（仅备选方案）	静脉注射：3～5mg/kg/d	用于三唑类无法耐受或耐药者	1.穿透血脑屏障能力较差 2.肾毒性、输液反应需监测，补充钾、镁预防低血钾
联合用药	避免联用	棘白菌素（卡泊芬净、米卡芬净等）	不推荐使用，因穿透血脑屏障能力不足	
特别提示				1.疗程：强化期（静脉）8～12周+维持期（口服）9～12个月 2.禁忌联用药物：利福平、卡马西平、苯妥英（CYP诱导剂）

注　当伏立康唑不耐受或耐药时，优先选择艾沙康唑或泊沙康唑。

表 4-5　念珠菌导致的颅内感染抗菌药物的选择

药物类别/联合方案	用药阶段	用法与剂量	优势	注意事项
两性霉素B脂质体±氟胞嘧啶（首选方案）	初始治疗	LAmB：5mg/kg/d 静脉滴注 氟胞嘧啶：25mg/kg q6h 口服（每日4次）	广谱强效，协同作用；LAmB肾毒性低，CNS渗透较优	1.需监测肾功能、电解质、骨髓抑制（氟胞嘧啶） 2.氟胞嘧啶单用易耐药，需联用
两性霉素B脱氧胆酸盐±氟胞嘧啶	初始治疗（次选）	AmBD：0.5～0.7mg/ kg/d 静脉滴注 氟胞嘧啶：同上	抗菌活性强，成本较低	1.显著肾毒性，需密切监测肾功能及补钾 2.输注反应常见
氟康唑±氟胞嘧啶	维持治疗	氟康唑：6～12mg/kg/d（400～800mg/d）口服	血脑屏障通透性高（>60%），口服便利	不适用于耐药菌（如克柔念珠菌、耳念珠菌） 3.需药敏确认，注意药物相互作用（CYP酶影响）
伏立康唑	特定菌种维持治疗	静脉：6mg/kg q12h（首日），后4mg/kg q12h 口服：200mg q12h	对光滑念珠菌有效，CNS渗透良好	1.光敏性、肝毒性风险 2.需监测药物浓度（TDM目标：1～5.5mg/L）
棘白菌素类	不推荐用于CNS感染	卡泊芬净：70mg首剂，后50mg/d 米卡芬净：100mg/d 静脉滴注	安全性高，适用于耐药念珠菌	1.血脑屏障穿透率<1%，缺乏CNS疗效证据 2.仅用于补救治疗或联合用药（有限病例）
鞘内/脑室内给药	补救治疗（特殊病例）	AmBD：0.1 ～ 0.3 mg/次，2～3次/周（需临床评估）	局部高浓度，突破血脑屏障限制	1.需专科操作 2.可能引发炎症反应或神经损伤

表 4-6　隐球菌导致的颅内感染抗菌药物的选择

患者类型	治疗阶段	首选方案	备选方案	疗程	关键注意事项
非艾滋病患者	诱导期	两性霉素B（0.5～0.7mg/kg/d，静脉滴注）+氟胞嘧啶（100mg/kg/d，分4次口服）	1. 两性霉素B+氟康唑（400mg/d，口服/静脉） 2. 氟康唑（600～800mg/d）±氟胞嘧啶 3. 伊曲康唑或伏立康唑（替代方案）	≥4周	1.监测肾功能、电解质（低钾、肾毒性） 2.氟胞嘧啶需监测骨髓抑制（血常规）
	巩固期	氟康唑（600～800mg/d，口服）±氟胞嘧啶	伊曲康唑（200mg/次，2次/d口服）或伏立康唑（200mg/次，2次/d）±氟胞嘧啶	≥6周	1.调整氟康唑剂量至脑脊液转阴性 2.免疫正常患者疗程通常≥10周
艾滋病患者	诱导期	同非艾滋病患者方案	同非艾滋病患者方案	≥4周	1.尽早启动抗逆转录病毒治疗（ART） 2.注意免疫重建炎症综合征（IRIS）风险
	维持期	氟康唑（200mg/d，口服）	伊曲康唑（400mg/d 口服）	≥1年或至 $CD4^+$≥100/μL	1.$CD4^+$ >100/μL 且 HIV RNA <检测下限3个月以上可停药 2.复发或 $CD4^+$ 下降需重启治疗

续表

患者类型	治疗阶段	首选方案	备选方案	疗程	关键注意事项
难治/复发病例	再诱导期	两性霉素B+氟胞嘧啶或三唑类（氟康唑800～1200mg/d、伏立康唑、泊沙康唑）	鞘内/脑室内注射两性霉素B（0.1～0.3mg/次，每周2～3次）	4～10周	1.检测菌株药敏（MIC值） 2.高剂量氟康唑需TDM 3.鞘内给药需专科操作，警惕神经毒性

注　伏立康唑或泊沙康唑适用于耐药菌或无法耐受氟康唑的患者。

第五节　脑脓肿

一、概述

脑脓肿（brain abscess）是由细菌、真菌或寄生虫引起的，以包裹性脓液聚集为特征的中枢神经系统感染，常见病原体为口腔细菌、金黄色葡萄球菌和肠杆菌科细菌。牙科感染、耳鼻喉感染、神经外科手术史、头部创伤、先天性发绀型心脏病及免疫抑制状态等是导致脑脓肿的危险因素。

二、分类

按感染来源或诱因可分为社区获得性脑脓肿和医院获得性脑脓肿。

（一）社区获得性脑脓肿的感染途径

① 牙源性感染：口腔菌群（如咽峡炎链球菌群、厌氧菌）经血行播散。

② 耳源性或鼻窦源性感染：中耳炎、鼻窦炎的炎症直接蔓延（如链球菌、拟杆菌）。

③ 血行播散：远处感染灶（如心内膜炎、肺炎、皮肤感染）经血液扩散至脑，常见于先天性发绀型心脏病或肺动静脉畸形患者。

④ 头部创伤或术后感染：穿透性损伤或神经外科术后可能引发感染（如金黄色葡萄球菌、革兰氏阴性杆菌）。

（二）医院获得性脑脓肿的感染途径

多见于神经外科术后或侵入性操作后，病原体以耐药革兰氏阴性杆菌（如铜绿假单胞菌）和葡萄球菌为主。

三、临床表现

脑脓肿的临床表现通常隐匿且多样化，早期症状可能无特异性，但随着疾病进展，多表现为与颅内占位效应及感染相关的症状。

（一）常见症状

① 头痛：最为常见，常因颅内压增高或局部炎症刺激引发，可能呈持续性并逐渐加重。

② 发热：约半数患者出现发热，但在慢性或免疫抑制状态的患者中可能不显著。

③ 局灶性神经功能缺损：如偏瘫、失语、视野缺损或共济失调，具体取决于脓肿部位（如额叶、颞叶或小脑）。

④ 意识改变：包括嗜睡、意识模糊甚至昏迷，可能由广泛水肿或脑疝引起。

⑤ 癫痫发作：见于约30%的患者，可为局灶性或全面性发作。

⑥ 恶心与呕吐：常与颅内高压相关。

（二）严重并发症

① 脑脓肿破裂：突发剧烈头痛、意识水平急剧下降，可能伴随脑膜炎或脑室炎体征（如颈项强直、高热）。

② 颅内压危象：如瞳孔不等大、呼吸异常（Cushing反应），提示脑疝形成，需紧急干预。

③ 全身性感染征象：罕见，多见于免疫功能低下患者，可能伴有脓毒症样表现。

四、诊断要点

（一）影像学评估

首选MRI检查：强烈推荐患者接受包含弥散加权成像（DWI）、表观扩散系数（ADC）及钆增强T1加权序列的脑部MRI。其敏感性和特异性分别为92%和91%，对于鉴别脑脓肿与肿瘤（如淋巴瘤或转移癌）具有重要价值。若无法进行MRI，增强CT可作为替代，但其敏感性和特异性较低。

影像学特征：典型MRI表现为环形强化病灶伴中心弥散受限（DWI高信

号、ADC低信号），需结合临床背景与其他占位性病变（如感染性肉芽肿）相区分。

（二）微生物学诊断

① 手术标本获取：诊断的金标准为脓液抽吸或病灶切除后的微生物培养或分子检测。建议在病情稳定且神经外科干预可在24小时内实施的情况下，延迟抗菌药物使用以提高检出率。

② 分子诊断应用：对培养阴性病例，推荐使用核酸扩增（NAAT）或基因组测序技术，可显著提高病原体识别率（如厌氧菌、放线菌），尤其是经经验性抗生素治疗后的患者。

五、治疗原则

（一）手术治疗

① 神经外科干预：强烈推荐脓肿抽吸或切除以明确病原体、降低颅内压及缩短抗菌药物疗程。手术与保守治疗相比，显著降低死亡率。

② 保守治疗：仅适用于病灶细小（如＜2.5cm）、临床症状轻微且影像学特征明确（化脓性病变而非肿瘤）的患者，需密切监测并发症（如脓肿破裂风险达29%）。

（二）抗感染治疗

1. 经验性方案

① 社区获得性感染：第三代头孢菌素类（如头孢曲松或头孢噻肟）联合甲硝唑，覆盖链球菌、厌氧菌及巴斯德菌属。

② 院内或术后感染：选择覆盖耐药革兰氏阴性菌（如铜绿假单胞菌）的碳青霉烯类（美罗培南）或联用万古霉素（若MRSA风险高）。

③ 免疫抑制患者：经验性联用SMZ-TMP及伏立康唑，覆盖诺卡菌与真菌。

2. 疗程管理

推荐静脉用药6～8周，手术完全切除后可缩短至4周。早期转换为口服抗菌药物（如β-内酰胺类）的安全性证据不足，仅限于特定病例（如依从性差或静脉通路困难）。

（三）辅助治疗

① 糖皮质激素：推荐用于严重脑水肿或脑疝风险患者，以减轻占位效应，但需避免非特异性使用。

② 抗癫痫药物：不推荐常规预防性使用，仅限有癫痫发作史或皮质受累者。

六、抗菌药物的合理应用

脑脓肿的治疗需要综合考虑多种因素，包括药物的选择、剂量、疗程以及患者的个体差异。以下是一些关于脑脓肿抗菌药物合理使用的要点：

（一）经验性抗菌药物选择

① 社区获得性脑脓肿：强烈推荐使用第三代头孢菌素（如头孢曲松或头孢噻肟）联合甲硝唑作为初始方案，以覆盖口腔链球菌（如咽峡炎链球菌群）及厌氧菌。该方案针对口腔菌群为社区获得性感染的主要病原体。

② 医院获得性或术后/创伤后脑脓肿：需覆盖金黄色葡萄球菌（包括甲氧西林耐药株）和革兰氏阴性杆菌，推荐万古霉素联合第三代头孢菌素（如头孢他啶）及甲硝唑，或联合碳青霉烯类药物（如美罗培南）。

③ 免疫功能低下患者：需覆盖诺卡菌、真菌（如曲霉菌）及弓形虫，推荐联合SMZ-TMP及伏立康唑，或碳青霉烯类联合TMP-SMX及伏立康唑。

（二）针对性治疗调整

病原学确诊后应调整抗菌药物，如针对金黄色葡萄球菌选择万古霉素或利奈唑胺，诺卡菌选用SMZ-TMP，真菌感染选用伏立康唑等。

（三）抗菌药物疗程

① 抽吸或保守治疗：推荐疗程为6～8周的静脉注射抗菌药物。

② 脑脓肿切除术：对于接受脑脓肿切除术的患者，可考虑较短疗程的抗菌治疗（如4周）。

（四）不推荐早期过渡到口服抗菌药物

对于脑脓肿患者向口服抗菌药的早期过渡，需确保患者病情稳定、体温正常、颅内压控制良好，且影像学显示脓肿明显缩小或趋于稳定。需选择能有效透过血脑屏障、抗菌谱覆盖可能残留病原体的口服药物。例如，对于链球菌、葡萄球菌感染，可选用SMZ-TMP；厌氧菌感染可继续使用甲硝唑口服制剂。

第六节　案例评析

案例一、李斯特菌脑膜炎

患者，女，73岁，因“发热、头痛2天，加重伴神志不清1天”就诊。患者于入院前2天无明显诱因出现发热，体温最高达38.5℃。入院前1天出现神志不清，嗜睡懒言，伴有恶心、呕吐胃内容物数次，大小便失禁。急诊查头颅CT未见明显异常，拟以“颅内感染”收治入院。

查体

体温 39.8℃，脉搏 92 次 /min，呼吸 13 次 /min，血压 120/70mmHg。昏睡，双眼球活动自如，双瞳孔等大正圆，直径约 3.0mm，对光反射灵敏，口角无歪斜。四肢肌容积、肌张力正常，疼痛刺激下可见四肢自主活动，四肢腱反射（++），双侧病理征阴性。颈抵抗，颏胸距 4 指，Kernig 征（+），Brudzinski 征（+）。双肺听诊呼吸音粗，未闻及干、湿啰音。心脏及腹部查体未见异常。余查体不能配合。

辅助检查

血液检查：白细胞计数13.99×10^9/L，中性粒细胞绝对值12.12×10^9/L，淋巴细胞绝对值1.21×10^9/L，中性粒细胞比例86.6%，淋巴细胞比例 8.7%，C反应蛋白56.29mg/L，降钙素原10.38μg/L，红细胞沉降率46mm/h，D-二聚体1.79mg/L，血电解质钾3.04mmol/L。

脑脊液检查：脑脊液压力320mmH_2O，外观淡黄浑浊，总细胞数1804×10^6/L，白细胞计数1316×10^6/L，以中性粒细胞为主，葡萄糖2.43mmol/L（正常值2.2～3.9mmol/L，同期血糖7.5mmol/L），氯118mmol/L（正常值120～132mmol/L），蛋白定量7.66g/L（正常值0.12～0.6g/L，同期血总蛋白80g/L）。同时，送检血培养及脑脊液涂片革兰氏染色。

初步诊断

细菌性脑膜脑炎。

经验性治疗

患者颅内感染严重，随时可能危及生命，予重症护理、心电及血氧饱和度监测、鼻导管吸氧3L/min、物理降温。予美罗培南500mg，1次/6h，联合万古霉素500mg，1次/6h，静脉输液抗感染治疗；甘露醇125mL，1次/8h，联合甘油果糖氯化钠250mL，1次/12h，交替静脉输液脱水降颅内压；甲泼尼龙80mg，1次/d，静脉输液3d抗炎减轻脑组织水肿；同时辅以补钙、补钾、抑酸护胃、鼻饲营养、补液对症支持治疗。

入院第3天复查血白细胞计数8.10×10^9/L，中性粒细胞绝对值6.42×10^9/L，中性粒细胞比例79.2%，降钙素原3.49μg/L。头颅MRI提示脑干（特别是脑桥和延髓）在T2/FLAIR序列上的高信号，伴或不伴强化及弥散受限，同时可伴有脑膜强化。血培养及脑脊液涂片革兰氏染色结果回报阴性；完善脑脊液NGS检查。

入院第5天，患者体温逐渐降至37℃左右，意识逐渐恢复，血白细胞计数7.41×10^9/L，中性粒细胞绝对值6.61×10^9/L，中性粒细胞比例78.2%，降钙素原1.93μg/L。脑脊液宏基因组二代测序（mNGS）检测，明确病原体为单核细胞增生性李斯特菌感染。

最终诊断

单核细胞增生性李斯特菌脑膜炎。

调整治疗

针对单核细胞增生性李斯特菌，改用敏感抗生素氨苄西林钠4.0g，1次/8h，静脉输液，停用美罗培南和万古霉素。

入院第6天复查腰穿，脑脊液压力140mmH_2O，外观无色透明，总细胞数247×10^6/L，白细胞计数242×10^6/L，蛋白定量2.87g/L（正常值0.12～0.6g/L），葡萄糖及氯化物基本正常，细菌、结核、真菌等病原学常规涂片及培养阴性，病毒抗体阴性。

入院第10天复查血常规，白细胞计数6.41×10^9/L，中性粒细胞绝对值5.35×10^9/L，中性粒细胞比例79.9%。入院第15天复查，血常规、降钙素原指标恢复正常。

入院第17天复查腰穿，脑脊液压力140mmH_2O，外观无色透明，总细胞数203×10^6/L，白细胞计数77×10^6/L，蛋白定量1.40g/L，葡萄糖及氯化物基本正常。

治疗后患者神志恢复正常，体温、血常规及降钙素原正常，办理出院，院外继续予氨苄西林钠0.5g，4次/d，口服半个月。

随访5个月，病情稳定，无发热、头痛及意识障碍再发，无抽搐发作。

药师点评

李斯特菌脑膜炎（LMM）是由单核细胞增生性李斯特菌（LM）感染引起的细菌性脑膜炎，该病病情凶猛，进展迅速，病死率高，临床表现通常不具特异性。

患者入院时诊断为细菌性脑膜脑炎，但病原体未明确，经验性选择美罗培南（碳青霉烯类）联合万古霉素（糖肽类）覆盖常见革兰氏阴性菌（如肺炎克雷伯菌、大肠埃希菌）和革兰氏阳性菌（如耐药葡萄球菌）。然而抗感染效果不佳。

通过mNGS确诊单核细胞增生性李斯特菌感染后，及时调整为氨苄西林4.0g每8小时静脉给药（日剂量12g），符合推荐剂量范围（150～200mg/kg/d）。总疗程为静脉用药17天联合口服用药14天，达到李斯特菌脑膜炎的推荐疗程（3～4周），有效防止复发。

该案例中同时使用了甘露醇和甘油果糖，可有效降低颅内压，减轻脑水肿；短期使用甲泼尼龙抑制炎症反应，符合重症脑膜炎的治疗原则。但需注意，激素可能掩盖感染症状。

案例二、 水痘-带状疱疹病毒性脑膜炎

患者，女，38岁，因“发热、头痛7天 ”入院。患者入院前7天受凉后出现头痛，为头顶部持续性胀痛，伴发热，最高体温38.3℃，伴恶心、呕吐，于当地诊所治疗（具体药物不详），效果欠佳，患者仍反复头痛，遂来我院急诊，以“脑炎?”收入病房。

查体

血压153/82mmHg，体温37.0℃，心率64次/分，颈部抵抗，双侧Kernig征阳性，余查体未见异常。

辅助检查

血液检查：白细胞计数15.20×10^9/L，Na^+133.73mmol/L，Cl^-93.3mmol/L。

脑脊液检查：脑脊液（CSF）外观无色透明，压力为416mmH_2O，白细胞计

数为105 × 10^6/L，淋巴细胞比例为87%，潘氏试验（++），隐球菌荚膜抗原、改良抗酸染色、墨汁染色、阿利新蓝染色、革兰氏染色均为阴性，CSF蛋白2.424g/L，乳酸4.5mmol/L，葡萄糖1.84mmol/L，同时送检CSF mNGS。

颅脑增强MR：脑沟表面线状强化。

颅脑CT平扫、脑电图、心脏超声检查均未见明显异常。

治疗

入院后给予阿昔洛韦抗病毒，甘露醇、3%氯化钠脱水降颅内压，并给予头孢曲松抗感染、护胃、保肝等药物治疗后患者头痛稍减轻。3天后CSF mNGS结果提示人类α疱疹病毒3型，检出序列数3846，进行了聚合酶链反应（PCR）验证，证实为水痘-带状疱疹病毒，未检测到其他致病性细菌、真菌、寄生虫等病原体，脑脊液培养为阴性。

最终诊断

水痘-带状疱疹病毒性脑膜炎。

调整治疗

停用头孢曲松，继续给予阿昔洛韦（0.5g，q8h）、甘露醇等药物治疗。入院第5天，右侧胸背部出现散在水疱样皮疹，伴有疼痛，加用腺苷钴胺营养神经治疗。复查腰椎穿刺CSF无色透明，压力180mmH_2O，潘氏试验（+），白细胞计数35 × 10^6/L，多核细胞比例1%，单核细胞比例99%，蛋白0.916g/L，治疗5周后患者症状好转出院。出院后1个月随访，患者皮疹消退，未再出现发热、头痛、恶心、呕吐等不适。

药师点评

本病例患者为免疫功能正常的青壮年女性，以发热、头痛为首发症状入院，入院当天腰椎穿刺结果显示CSF压力、蛋白、乳酸及细胞数明显增高，以淋巴细胞升高为主，CSF葡萄糖含量明显降低，颅脑增强MR显示脑膜线状强化，且CNS症状出现在皮疹（入院后第5天）之前，此时患者结核感染及特殊细菌感染不能排除，遂给予广谱抗感染治疗。

该患者在住院72小时后，脑脊液宏基因组二代测序（mNGS）检出水痘-带状疱疹病毒，序列数为3846，排除其他病原微生物感染的可能。结合脑脊液培养阴性结果，确诊为水痘-带状疱疹病毒性脑膜炎。随即调整治疗方案，停用抗菌药物，继续阿昔洛韦（核苷类抗病毒药，对疱疹病毒具有特异性抑制作用）静脉抗病毒治疗，患者临床症状显著改善。

案例三、结核性脑膜炎

患者，女，54岁（BMI 19.53kg/m^2），因“发作性肢体抽搐伴发热2年”入院。2年前，无诱因出现左手指麻木、抽搐伴意识障碍，外院诊断为癫痫，奥卡西平治疗有效，期间发作4次。1个月前新发头痛、高热（40℃）伴恶心。

查体

高热（39.2℃），左侧霍夫曼征（+），双侧克氏征（+）。

辅助检查

腰穿提示颅内压增高（220mmH_2O），脑脊液白细胞计数196×10^6/L，蛋白升高（108mg/dL），葡萄糖降低（3.78mg/dL）。

初步诊断

中枢神经系统感染。

治疗

入院后初始予丙戊酸钠抗癫痫、头孢曲松抗感染无效，结合CSF改变考虑结核性脑膜炎，启动异烟肼+利福平+吡嗪酰胺+链霉素四联抗结核及甘露醇降颅内压。病程中持续高热（39～40℃），CSF高通量测序检出结核分枝杆菌序列而确诊。

最终诊断

结核性脑膜炎。

调整治疗

加用地塞米松、溴隐亭（调节中枢性高热），后因脑积水行脑室穿刺引流。抗癫痫方案调整为左乙拉西坦联合苯巴比妥（脑电图证实非惊厥性癫痫持续状态）。并发症处理包括阿米卡星替代链霉素抗结核、莫西沙星+乙胺丁醇强化治疗、纠正低钠血症（124mmol/L）及保肝治疗。为加强抗结核治疗，又给予异烟肼注射液100mg联合地塞米松5mg，隔日1次，鞘内注射。

经治疗，在入院第4周体温渐稳定，神志转清，无癫痫发作，拔除引流管。同时继续抗结核治疗，并将溴隐亭调整为2.5mg tid，鼻饲。回访，患者症状明显好转，肌力和视力恢复，体温正常。

药师点评

结核性脑膜炎的四联用药为异烟肼、利福平、吡嗪酰胺和乙胺丁醇。对于耐药的结核性脑膜炎，可以选择异烟肼、利福平、吡嗪酰胺联合乙胺丁醇或链霉素治疗。该患者亚急性起病，体温高，存在癫痫发作，克氏征阳性，颈抵抗，结合脑脊液检查结果，不排除结核性脑膜炎的可能，所以给予四联抗结核治疗。因患者用药后病情加重，结合基因检测结果，结核性脑膜炎诊断明确。考虑患者抗结核效果欠佳，后联用阿米卡星。之后由于患者病情无明显好转，考虑给予鞘内注射。遂给予地塞米松联合异烟肼注射液隔日鞘内注射的治疗方案，患者的病情得到了有效的控制。

中枢神经系统感染，尤其是结核杆菌感染，因病原体刺激脑膜引起脑室脉络丛的异常分泌，脑脊液中蛋白增多并沉积，阻碍蛛网膜颗粒的吸收。在结核性脑膜炎急性期，尽早使用激素，可以降低细胞膜和毛细血管壁的通透性，减轻炎症反应，降低颅内压，减轻脑膜刺激征。该患者入院时首次腰穿压力升高，提示有结核性脑膜炎的可能，故予四联抗结核治疗。确诊结核性脑膜炎后，脑脊液压力却正常，提示有颅底粘连的可能。经激素治疗后，患者的病情得到控制。

案例四、隐球菌性脑膜炎

患者，男，因“头颈部疼痛伴间断喷射性呕吐15天”于急诊入院。

辅助检查

胸部CT：右肺上叶尖段结节影，炎性结节可能。

头部CT：颅内未见明确出血及梗死灶。

血液检查：白细胞计数11.60×10^9/L，中性粒细胞百分比 85.9%，淋巴细胞比例9.2%，红细胞5.24×10^{12}/L，血红蛋白165g/L，血小板265×10^9/L。

脑脊液生化：微量蛋白0.89g/L，氯120.2mmol/L。脑脊液常规：有核细胞315×10^6/L，墨汁染色，检出极少量隐球菌。

凝血功能检查：纤维蛋白原4.59g/L。

诊断

隐球菌性脑膜炎。

治疗

患者入院后，给予氟胞嘧啶、两性霉素B、泮托拉唑、甘露醇、硫普罗宁、还原型谷胱甘肽等药物治疗。治疗期间，患者一般情况可，间歇性发热，体温最高38.7℃。

入院第1天，两性霉素B剂量为40mg，qd，维持该剂量继续联合氟胞嘧啶抗真菌治疗。

入院第3天，患者脑脊液培养结果示：新型隐球菌生长，对两性霉素B、伊曲康唑、氟康唑、5-氟胞嘧啶、伏立康唑均敏感。

入院第4天，加用地塞米松以减少两性霉素B的不良反应，用后患者无发热、烦躁、畏寒等不适。

入院第10天，患者血钾2.93mmol/L，予以静脉、口服给药联合补钾。

入院第15天，两性霉素B已加量至50mg，qd，嘱患者继续口服补钾。

入院第30天，患者血钾2.8mmol/L，患者自诉腹胀、乏力，继续补钾治疗。

入院第35天，患者反复出现低钾，考虑将两性霉素B减量至25mg qd，同时加用伏立康唑200mg q12h（首日加量）。调整用药后患者血钾正常，但存在间歇性发热，体温最高38.6℃。

入院第45天，将伏立康唑换为氟康唑400mg，qd（首剂加倍）。

入院第56天，患者未再发热，临床症状明显好转。住院期间，连续3次脑脊液涂片墨汁染色阴性。

入院第60天，停用两性霉素B。

出院后口服抗真菌药继续治疗。

药师点评

本案例展示了典型的隐球菌性脑膜炎治疗过程，充分体现了抗真菌治疗的规范性和个体化用药的重要性。初始治疗方案采用两性霉素B联合氟胞嘧啶，两者协同作用可提高杀菌效果并减少耐药性。治疗过程中出现的主要问题是两性霉素B导致的低钾血症，这与其肾小管毒性直接相关。当血钾持续低于3.0mmol/L且补钾效果不佳时，及时将两性霉素B减量并加用伏立康唑是合理的决策，既控制了药物不良反应，又通过联合用药保证了抗真菌效果。

在药物选择方面，后续换用氟康唑是基于其良好的脑脊液渗透性和长期治疗的安全性。地塞米松的适时加用有效地预防了两性霉素B的输液反应，体现了对药物不良反应的预防性管理。治疗成功的标志包括临床症状改善和体温恢复正常，特别是连续3次脑脊液墨汁染色转阴，这是评估疗效的重要微生物学指标。

该案例提醒临床工作者：

使用两性霉素B期间需密切监测电解质和肾功能；

对于出现明显不良反应的患者，应及时调整方案，通过药物替换或剂量调整达到疗效与安全性的平衡；

隐球菌性脑膜炎需要长期治疗，出院后的口服药物维持治疗和定期随访同样重要。

案例五、脑脓肿

患者，男，25岁，身高180cm，体重70kg。因“发热、头痛6天”就诊。

患者主诉6天前突发左侧头部阵发性胀痛，间歇性出现针刺样疼痛，晨间症状加重。伴随症状包括发热、咳嗽伴咳痰、头晕、恶心、呕吐（餐后多发，呕吐物为胃内容物）、持续性脑鸣、视物模糊、肢体无力伴右手感觉异常。外院就诊期间接受对症治疗（具体方案不详）。既往有慢性鼻窦炎病史，无明确药物过敏史。

辅助检查

影像学检查：双侧额叶及左侧顶叶可见低密度病灶，合并左侧纵裂池及额顶部硬膜下少量积液，伴轻度颅内积气。

初步诊断

病毒性脑膜炎。

治疗与检查

第1天治疗：阿昔洛韦（抗病毒）、甘露醇（降颅内压）、乙酰谷酰胺（改善脑代谢）。

第2天辅助检查：血白细胞计数14.65 × 10^9/L），C反应蛋白102.22mg/L，脑脊液核细胞计数480×10^6/L，MRI提示左侧鼻窦炎症与颅内脓肿同侧。

第3天治疗调整，加用头孢曲松（推测细菌感染可能）。

第8天，脑脊液宏基因组二代测序（mNGS）检测结果显示存在口腔普雷沃菌及牙髓卟啉单胞菌，两者均为革兰氏阴性厌氧菌。治疗调整，停用头孢曲松，调整为美罗培南（覆盖厌氧菌）。

第13天，病情进展，CT显示脑疝，行开颅脓肿清除术+鼻窦开放术。术后经验性加用万古霉素（覆盖革兰氏阳性菌），预防性应用丙戊酸钠（后换为左乙拉西坦）。

第16天，术中脓液检出星座链球菌（链球菌属）。

第19天，万古霉素血药浓度4.25mg/L（低于目标值10～20mg/L）。调整万古霉素给药频次至q8h。治疗调整，加用奥硝唑（覆盖厌氧菌）。

后续治疗至第27天，感染控制后调整抗菌药物为头孢曲松+替硝唑，最终好转出院。

药师点评

该25岁男性患者因“发热、头痛6天”入院，既往有慢性鼻窦炎病史，影像学提示颅内脓肿与鼻窦炎同侧，初步诊断为病毒性脑膜炎并经验性使用阿昔洛韦抗病毒治疗。入院第3天，因症状未缓解，加用头孢曲松覆盖细菌感染，但随后脑脊液宏基因组二代测序（mNGS）检出牙髓卟啉单胞菌和口腔普雷沃菌，调整抗菌药物为美罗培南以覆盖厌氧菌。入院第13天，因脑疝风险行开颅脓肿清除术，术后因脓液检出星座链球菌，加用万古霉素并开展治疗药物监测，通过调整给药频次优化疗效（从初始低于治疗窗的4.25mg/L调整至目标范围），同时联用奥硝唑加强抗厌氧菌治疗，最终感染指标逐步改善。

在合并症管理方面，患者术后需预防癫痫发作，但丙戊酸钠与美罗培南存在药动学相互作用（降低丙戊酸浓度），故更换为左乙拉西坦。治疗过程中，影像学动态变化（如脓肿包裹性进展）提示有外科干预指征，协助决策分阶段手术引流，解决了抗菌药物穿透性不足的问题。经过抗菌治疗方案调整，患者感染控制良好后出院。

整个治疗过程凸显了多学科协作的重要性，特别是微生物检测技术（mNGS和传统培养）对治疗方案调整的决定性指导作用，以及外科干预对严重中枢神经系统感染的必要性。此外，抗癫痫药物的合理选用和调整也体现了对并发症的全面管理。

参考文献

[1] Hasbun R. Progress and Challenges in Bacterial Meningitis: A Review[J]. JAMA, 2022, 328 (21): 2147-2154.

[2] van de Beek D, Brouwer MC, Koedel U, et al. Community-acquired bacterial meningitis[J]. Lancet, 2021, 398 (10306): 1171-1183.

[3] 中华医学会儿科学分会神经学组. 儿童社区获得性细菌性脑膜炎诊断与治疗专家共识[J]. 中华儿科杂志, 2019, 57 (8): 584-591.

[4] 中国医师协会神经外科医师分会神经重症专家委员会, 北京医学会神经外科学分会神经外科危重症学组. 神经外科中枢神经系统感染诊治中国专家共识 (2021版)[J]. 中华神经外科杂志, 2021, 37 (1): 2-15.

[5] 中国初级卫生保健基金会病原检测专业委员会, 中国医疗保健国际交流促进会分子诊断学分会, 中国研究型医院学会神经科学专委会脑炎协作组. 病毒性脑 (膜)炎病原体诊断技术应用专家共识[J]. 中华医学杂志, 2023, 103 (9): 648-657.

[6] Kohil A, Jemmieh S, Smatti MK, et al. Viral meningitis: an overview[J]. Arch Virol, 2021, 166 (2): 335-345.

[7] Oo N, Agrawal DK. Epidemiology, Pathogenesis, Clinical Manifestations, and Management Strategies of Tuberculous Meningitis[J]. Arch Intern Med Res, 2025, 8 (1): 48-58.

[8] 李一澄, 王婷, 黄温勉, 等. 结核性脑膜炎诊断新技术的现状与进展[J]. 中华神经科杂志, 2024, 57 (3): 302-308.

[9] 赵钢, 周林甫, 张红鸭. 结核性脑膜炎的诊治[J]. 中华神经科杂志, 2022, 55 (10): 1154-1160.

[10] Giuliano S, Flammini S, Zanus-Fortes A, et al. Pragmatic overview on acute bacterial and fungal infections of the central nervous system: a holistic update from diagnosis to treatment[J]. New Microbiol, 2023, 46 (2): 95-119.

[11] Beltran-Reyes P, Ostrosky-Zeichner L, Gonzalez-Lara MF. Update on diagnosis and treatment of fungal meningitis: lessons from recent outbreaks[J]. Curr Opin Infect Dis, 2024, 37 (6): 437-442.

[12] 中华医学会神经病学分会感染性疾病与脑脊液细胞学学组, 中国医师协会神经内科医师分会神经感染性疾病专业委员会. 颅内曲霉菌病诊治中国专家共识[J]. 中华神经科杂志, 2023, 56 (7): 729-737.

[13] 徐溯, 黄海辉. 中枢神经系统念珠菌病的抗真菌治疗[J]. 中华传染病杂志, 2024, 42 (2): 116-120.

[14] 中华医学会感染病学分会. 隐球菌性脑膜炎诊治专家共识[J]. 中华传染病杂志, 2018, 36 (4): 193-199.

[15] Bodilsen J, Duerlund LS, Mariager T, et al. Clinical features and prognostic factors in adults with brain abscess[J]. Brain, 2023, 146 (4): 1637-1647.

第五章
抗感染药物在下呼吸道感染中的合理应用

第一节　肺炎

一、概述

肺炎（pneumonia）是由致病微生物、理化因子、免疫系统异常、过敏反应及药物等因素引发的肺部炎性疾病，主要累及终末气道、肺泡及肺间质。其中，细菌性肺炎作为感染性疾病的主要类型之一，在肺炎分类中占据重要地位。在抗菌药物尚未广泛应用前，此类肺炎对儿童及老年人群的健康构成严重危害。随着抗菌药物的研发与临床推广，肺炎相关死亡率曾显著下降。然而，近年来的临床数据显示，尽管强效抗菌药物及疫苗已普及应用，肺炎的总体致死率并未进一步下降，部分区域甚至呈现升高趋势。

二、分类

根据患病场所不同可分为社区获得性肺炎（community-acquired pneumonia, CAP）和医院获得性肺炎（hospital-acquired pneumonia, HAP）。

（一）社区获得性肺炎

CAP是指原本健康的人群在非医疗机构环境中罹患的感染性肺实质（含肺泡壁，即广义的肺间质）炎症，涵盖入院时已感染特定潜伏期病原体并在住院期间发病的病例。其核心特征为发病前未处于医疗环境，病原体暴露源于社区环境。

（二）医院获得性肺炎

HAP是指患者入院时未显现感染症状且无潜伏期病原体携带，在住院48小时后于医疗机构（含老年照护机构及康复中心）发生的肺炎，同时涵盖在医院内感染而于出院48h内发生的肺炎。HAP还包括呼吸机相关肺炎（ventilator-associated pneumonia, VAP）。

三、临床表现

细菌性肺炎的临床表现存在显著差异，其严重程度与病原体类型及个体免疫状况密切相关。典型症状包括持续性咳嗽、痰液分泌增多，或在原有呼吸道症状基础上出现病情加重，表现为脓痰或痰中带血，部分病例伴胸痛。若肺部炎症范围大，可引发气促、呼吸困难，甚至低氧血症。多数患者存在体温升高的现象。疾病初期肺部听诊常无显著异常，但重症病例可见呼吸频率加快、鼻翼扇动及口唇发绀等缺氧征象。当肺组织发生实变时，典型临床特征包括叩诊呈浊音、语音震颤增强及异常支气管呼吸音，部分患者可闻及细湿啰音。若合并胸腔积液，病变侧胸廓叩诊呈浊音，语音震颤减弱，呼吸音强度明显下降。

四、诊断要点

（一）呼吸道症状

新发或咳嗽、咳痰加重等呼吸系统症状，可伴随脓痰、胸痛、呼吸急促、呼吸困难或咯血等并发症。

（二）实验室检查

血常规白细胞计数＞10×10^9/L或＜4×10^9/L，伴或不伴细胞核左移及体温升高等全身炎症反应。

（三）体格检查

查体可见肺部实变征象（如叩诊浊音、语颤增强）和（或）听诊闻及湿啰音。

（四）影像学证据

胸部影像学评估显示新发斑片状浸润灶、肺叶/肺段实变影、磨玻璃样改变或间质性病变，部分患者合并胸腔积液。

临床诊断通常基于影像学证据，并结合至少一项相关临床表现，同时需排除其他可能导致类似表现的疾病，如结核性病变、肺占位性病变、非感染性间质病变、肺水肿、肺不张、肺栓塞等。

五、治疗原则

（一）抗感染治疗策略

治疗方案需综合评估病情严重程度、治疗环境、年龄及合并症等因素，制订个体化抗感染药物使用方案。

1. CAP

① 根据临床严重程度分层管理（门诊/住院/ICU），早期启动经验性抗菌治疗。

② 结合区域病原谱特征及耐药监测数据选择敏感的抗菌药物。

③ 住院患者在入院时采集痰标本，进行革兰氏染色镜检与培养；伴高热及全身毒性反应者同步进行血培养。

④ 胃肠功能正常的轻症患者优先选择高生物利用度的口服制剂；重症患者初始采用静脉输注，病情稳定后序贯口服治疗。

2. HAP

① 应重视病原检查，给予抗菌治疗前先采集痰标本进行涂片革兰氏染色检查及培养，伴全身炎症反应者需联合血培养及药敏试验。

② 首先进行覆盖常见病原体的经验性治疗，待明确病原后，依据体外药敏试验数据实施目标性治疗。

③ 综合病原类型、病情进展及基础疾病确定疗程，初始阶段采用静脉制剂，临床改善后转为口服序贯治疗。

（二）氧疗与呼吸支持

针对存在高碳酸血症风险的病例，在获取动脉血气分析结果前，维持血氧饱和度在88%～92%。

（三）咳嗽、咳痰处理

如果以干咳为主，可酌情应用中枢镇咳剂（如右美沙芬）。痰量过多或有脓痰时，患者可能会发生咳痰不畅，需要促进痰液咳出，可使用黏液溶解剂（如氨溴索）降低痰液黏稠度，促进气道廓清。

（四）发热处理

高热阶段（≥38.5℃）实施物理降温或使用解热镇痛药物（如对乙酰氨基酚）进行体温管理。

六、抗感染药物的合理应用

肺炎治疗的核心环节在于抗感染措施的实施。细菌性肺炎的临床治疗策略主要分为经验性用药与目标性治疗。

经验性治疗方案需参照本地区或本单位近期肺炎病原体流行病学监测数据，选取具备潜在覆盖范围的抗菌药物；而目标性治疗则需依据呼吸道分泌物等标本的微生物培养结果，结合药敏试验报告筛选有效抗菌药物。

在具体用药决策过程中，还需系统评估多项个体化因素，包括但不限于患者年龄阶段、基础疾病状态、误吸风险、所处医疗单元类型（普通病房/ICU）、住院周期以及肺炎病情严重程度等指标，从而确定适宜的抗菌药物种类及给药途径。

表 5-1　不同人群 CAP 初始经验性治疗

不同人群	常见病原体	初始抗菌药物选择
无基础疾病、青壮年患者	肺炎链球菌、流感嗜血杆菌、肺炎支原体、肺炎衣原体等	青霉素类（阿莫西林），第一代、第二代头孢菌素，呼吸喹诺酮类，四环素类（多西环素、米诺环素）
有基础疾病或老年患者	肺炎链球菌、卡他莫拉菌、流感嗜血杆菌、需氧革兰氏阴性杆菌、金黄色葡萄球菌等	呼吸喹诺酮类，阿莫西林/克拉维酸或第二代头孢菌素单用或联合大环内酯类
需入院治疗、但不需要入住ICU的患者	肺炎链球菌、肺炎支原体、肺炎衣原体、流感嗜血杆菌、混合感染（包括厌氧菌）、需氧革兰氏阴性杆菌、金黄色葡萄球菌等	呼吸喹诺酮类，阿莫西林/克拉维酸或第二代、第三代头孢菌素单用或联合四环素类、大环内酯类静脉给药
需要入住ICU的患者 A组：无铜绿假单胞菌感染危险因素	肺炎链球菌、肺炎支原体、流感嗜血杆菌、需氧革兰氏阴性杆菌、嗜肺军团菌等	阿莫西林/克拉维酸或第三代头孢（头孢曲松）联合大环内酯类或喹诺酮类静脉给药，呼吸喹诺酮类联合氨基糖苷类
B组：有铜绿假单胞菌感染危险因素	A 组常见病原体+铜绿假单胞菌	具有抗假单胞菌活性的β-内酰胺类抗菌药物（如哌拉西林/他唑巴坦、头孢他啶、头孢吡肟、美罗培南、亚胺培南等）联合大环内酯类或喹诺酮类，必要时联用氨基糖苷类

注　呼吸喹诺酮类主要包括莫西沙星、左氧氟沙星和吉米沙星。

表 5-2 HAP 经验性治疗

非危重患者		危重患者
MDR菌感染低风险	MDR感染高风险	
单药治疗	单药或联合治疗	联合治疗
抗铜绿假单胞菌青霉素类	抗铜绿假单胞菌头孢菌素类（头孢他啶、头孢吡肟）	抗铜绿假单胞菌β-内酰胺酶抑制剂合剂（哌拉西林/他唑巴坦等）
或第三代头孢菌素（头孢曲松、头孢他啶等）	或抗铜绿假单胞菌β-内酰胺酶抑制剂合剂（哌拉西林/他唑巴坦、头孢哌酮/舒巴坦钠等）	或抗铜绿假单胞菌碳青霉烯类（亚胺培南、美罗培南等）
或第四代头孢菌素（头孢吡肟）	或抗铜绿假单胞菌碳青霉烯类（亚胺培南、美罗培南等）	**以上药物联合下列一种**
或β-内酰胺酶抑制剂合剂（阿莫西林克拉维酸钾）	**以上药物单独或联合以下一种**	± 氨基糖苷类
或喹诺酮类（环丙沙星、左氧氟沙星）	± 氨基糖苷类	± 喹诺酮类
或氧头孢烯类（拉氧头孢、氟氧头孢）	± 喹诺酮类	有XDR感染风险可联合下列药物
	有MRSA感染风险时可联合糖肽类或利奈唑胺	替加环素或多黏菌素
		有MRSA感染风险时可联合糖肽类或利奈唑胺

注 MDR：多重耐药；

XDR：广泛耐药；

重症患者包括需要机械通气和感染性休克患者；联合治疗通常不采用2种β-内酰胺类药物联合治疗；氨基糖苷类药物仅用于联合治疗。

表 5-3 常见病原菌的对症治疗

病 原	宜选药物	可选药物	备 注
金黄色葡萄球菌甲氧西林敏感	青霉素类（如苯唑西林、氯唑西林）	第一代、第二代头孢菌素	
金黄色葡萄球菌甲氧西林耐药	糖肽类、利奈唑胺	利福平、SMZ/TMP、磷霉素与糖肽类联合，不宜单用	
不动杆菌属	头孢哌酮/舒巴坦、氨苄西林/舒巴坦	替加环素、多黏菌素，不宜单用	
铜绿假单胞菌	头孢他啶，头孢吡肟或喹诺酮类（环丙沙星、左氧氟沙星）± 氨基糖苷类	具有抗铜绿假单胞菌作用的β-内酰胺类/β-内酰胺酶抑制剂或碳青霉烯类 ± 氨基糖苷类	通常需联合用药
肠杆菌科细菌	第二代、第三代头孢菌素 ± 氨基糖苷类	β-内酰胺类/β-内酰胺酶抑制剂、氟喹诺酮类、碳青霉烯类	
厌氧菌	阿莫西林/克拉维酸、氨苄西林/舒巴坦	甲硝唑、克林霉素	

第二节　肺结核

一、概述

肺结核（pulmonarg tuberculosis, PTB）是指发生于肺组织、气管、支气管及胸膜部位的结核性病变，涵盖肺实质结核、支气管结核与结核性胸膜炎等类型，在全身各部位结核病中占比为80%～90%。该病最主要的传播方式为飞沫传播，临床典型症状包括持续性咳嗽伴咳痰，可能伴血痰或咯血现象，同时可伴有低热、体能下降、夜间盗汗、食欲不振及渐进性消瘦等全身性症状。

二、分类

（一）原发性肺结核

主要包含原发综合征及胸内淋巴结结核。该病好发于儿童及青少年群体，常呈无症状或轻微临床表现，多存在家庭结核病接触史，结核菌素试验结果多呈强阳性。X线影像学特征呈现典型哑铃状阴影，由原发性感染灶、淋巴管炎及肿大肺门淋巴结共同构成特征性三联征。

（二）血行播散性肺结核

分为急性粟粒型和亚急性/慢性血行播散性肺结核。急性粟粒性肺结核常见于婴幼儿及青少年患者，影像学早期表现为肺纹理增粗，在症状显现约两周后，可见从肺尖至肺底均匀分布的直径约2mm的粟粒样结节，其大小、密度及空间分布具有高度一致性。亚急性及慢性类型起病相对隐匿，临床症状较轻，影像学特征显示双肺上、中野区域存在大小差异显著、密度不均且散在分布的粟粒状或结节状阴影，呈现新旧病灶共存现象。

（三）继发性肺结核

主要包含浸润性肺结核、空洞性肺结核、纤维空洞性肺结核、干酪样肺炎、结核球。成人群体高发，病程长且易反复发作。

病理特征：早期以渗出性病变为主，病灶内结核分枝杆菌载量较高，常快速进展为干酪样坏死、液化及空洞形成，并易引发支气管播散；同时伴随病灶周围纤维组织增生，形成局部纤维包裹及瘢痕。

影像学呈现多样性特征，好发于上叶尖后段与下叶背段。痰结核分枝杆菌检测结果呈阳性。

三、临床表现

（一）症状

1. 呼吸系统症状

① 咳嗽咳痰：肺结核以轻咳为主要表现形式，多呈干咳或伴少量黏液痰排出；当病灶形成空洞时，则出现痰量显著增加，若继发细菌混合感染可转变为脓性痰；合并支气管内膜结核时，特征性表现为阵发性刺激性呛咳。

② 咯血：30%～50%的患者出现咯血症状，出血程度存在显著的个体差异，多数表现为痰中带血或少量咯血，仅少数病例出现大咯血。

③ 胸痛：胸膜受累时可引发典型胸膜痛，疼痛强度随呼吸运动及咳嗽而加剧。

④ 呼吸困难：主要见于重症干酪性肺炎及大量胸腔积液病例，与肺通气功能严重受损相关。

2. 全身症状

发热是最常见的全身性症状，典型表现为午后至傍晚时段体温升高，次日清晨恢复至基线水平。伴随症状包括持续性倦怠感、乏力、夜间盗汗、食欲下降及进行性体重下降等全身症状。育龄期女性患者可能出现月经周期紊乱等内分泌失调现象。

（二）体征

1. 轻症或病变局限

可能无明显体征，或仅在病变部位（如肺尖、锁骨下区）闻及轻微湿啰音。

2. 病变范围较大

叩诊：肺部实变区域可呈浊音或实音。

听诊：可闻及支气管呼吸音、细湿啰音（提示肺泡炎症或空洞形成）；若合并支气管结核，可能闻及局限性哮鸣音。

3. 存在较大范围纤维条索

患侧胸廓塌陷，气管向患侧移位，叩诊呈浊音，听诊呼吸音减弱，可闻及湿啰音。

四、诊断要点

（一）疑似病例

满足以下条件之一者：

① 具有咳嗽、咳痰2周以上，或痰中带血等肺结核可疑症状。

② 5岁以下儿童，存在肺结核患者密切接触史，或结核菌素皮肤试验强阳性，或γ-干扰素释放试验阳性。

（二）临床诊断病例

经鉴别诊断排除其他肺部疾病，满足以下条件之一者：

① 痰涂片3次阴性，影像学检查结果显示有活动性肺结核病变特征，并伴有结核中毒症状。

② 痰涂片3次阴性，影像学检查结果有活动性肺结核病变特征，以及结核菌素皮肤试验阳性、γ-干扰素释放试验阳性或结核分枝杆菌抗体阳性。

③ 痰涂片3次阴性，胸部影像学显示活动性肺结核病变，且结核抗体检查阳性或肺外组织病理证实结核病变。

（三）确诊病例

① 痰涂片阳性肺结核

符合以下任意一项即可确诊：

a. 肺部影像学显示符合活动性肺结核的影像学表现+1份痰标本涂片抗酸杆菌阳性。

b. 1份痰标本涂片抗酸杆菌阳性+1份痰标本结核菌培养阳性。

c. 2份痰标本涂片抗酸杆菌阳性。

② 仅培养阳性肺结核

痰涂片阴性，肺部影像学符合活动性肺结核表现，且1份痰培养结核分枝杆菌阳性。

③ 肺部影像学符合活动性肺结核表现，且结核分枝杆菌核酸检测（如PCR、基因芯片）阳性。

④ 肺或胸膜病变标本经病理学检查证实为结核病变（如干酪样坏死、结核性肉芽肿）。

五、治疗原则

肺结核化学治疗的原则是早期、规律、全程、适量、联合。整个治疗方案分为强化和巩固两个阶段。

（一）早期

一旦确诊或高度疑似肺结核，应尽早启动抗结核治疗，以抑制结核杆菌繁殖，减少传播风险并保护肺功能。

（二）规律

严格按照既定方案按时、定量用药，避免漏服或随意停药，防止因用药不规律导致耐药性产生。

（三）全程

确保完成规定疗程（初治6～9个月，复治9～12个月），即使症状缓解也需坚持用药，以彻底清除病灶内残留的结核菌，降低复发风险。

（四）适量

根据患者年龄、体重、肝肾功能等调整药物剂量，既保证疗效又避免因用药过量导致的肝损伤、神经毒性等不良反应。

（五）联合

采用多种抗结核药物联合治疗（如异烟肼、利福平、吡嗪酰胺等），通过不同作用机制协同杀菌，延缓耐药性发展并提高治愈率。

六、抗感染药物的合理应用

（一）抗结核治疗

常用抗结核药物见表5-4。

表 5-4　抗结核药物分组

组　别	药物（缩写）
第一组：一线口服抗结核药物	利福平（R）、异烟肼（H）、乙胺丁醇（E）、吡嗪酰胺（Z）
第二组：注射用抗结核药物	阿米卡星（Am）、卡那霉素（Km）、链霉素（S）、卷曲霉素（Cm）、紫霉素（Vi）
第三组：氟喹诺酮类药物	左氧氟沙星（Lfx）、莫西沙星（Mfx）、环丙沙星（Cfx）、氧氟沙星（Ofx）、加替沙星（Gfx）
第四组：口服抑菌二线抗结核药物	对氨基水杨酸（PAS）、乙硫异烟肼（Eto）、丙硫异烟肼（Pto）、特立齐酮（Trd）、氨硫脲（Th）、环丝氨酸（Cs）
第五组：疗效不确切的抗结核药物	阿莫西林／克拉维酸（Amx/Clv）、氯法齐明（Cfz）、克拉霉素（Clr）、利奈唑胺（Lzd）

（二）标准化学治疗方案

表 5-5　肺结核治疗方案

方案分类	适用情况	药物组成	疗程	剂量	注意事项
初治方案	新诊断的药物敏感肺结核（无HIV感染、无严重并发症）	强化期：H+ R+ Z+ E 巩固期：H+ R	强化期2个月，巩固期4个月，总疗程6个月	H：5mg/kg（成人通常300mg/d） R：10mg/kg（成人通常600 mg/d） Z：15～30mg/kg/d E：15mg/kg/d	1. 强化期需每日给药，巩固期可采用每日或每周3次给药 2. 基线及治疗中监测肝肾功能、视力（乙胺丁醇） 3. 吡嗪酰胺可能导致高尿酸血症，监测尿酸水平
复治方案	复治活动性肺结核（含痰涂片阳性和阴性）	常用方案：2HRZSE/6HRE、3HRZE/6HR、2HRZSE/ 1HRZE/ 5HRE	根据方案不同，总疗程 8 ～ 12 个月	强化期：H、R、Z、S、E 巩固期：H、R、E	1. 需进行药敏试验，根据结果调整方案 2. 链霉素需肌内注射，监测听力及肾功能 3. 治疗无效者转诊至专科医院
耐药结核方案	耐药结核和耐多药结核	采用二线药物如左氧氟沙星、莫西沙星、阿米卡星等	根据药敏结果制订个体化方案	二线药物剂量需根据体重、肝肾功能调整	1. 需多药联合（至少4种有效药物） 2. 疗程通常18～24个月 3. 密切监测药物不良反应（如肾毒性、耳毒性）
HIV 合并感染方案	HIV 感染合并药物敏感肺结核	标准6个月方案：强化期2个月（H、R、Z、E）+ 巩固期4个月（H、R） 若未接受ART，延长巩固期至7个月（总疗程9个月）	强化期2个月，巩固期4～7个月	剂量同初治方案 抗逆转录病毒治疗（ART）需在抗结核治疗 2～12 周内启动	1.避免使用间歇疗法（会增加耐药风险） 2.监测药物相互作用（如利福平与抗逆转录病毒药物） 3.预防机会性感染（如SMZ-TMP）

续表

方案分类	适用情况	药物组成	疗程	剂量	注意事项
儿童方案	儿童肺结核（包括肺实质、气管支气管结核）	强化期 2 个月：H、R、Z、E（或链霉素 S） 巩固期 4 个月：H、R	总疗程 6~9 个月（根据病情严重程度调整）	H：10～15mg/kg/d R：10～20mg/kg/d Z：30～40mg/kg/d E：15～25mg/kg/d	1. 乙胺丁醇用于≥13 岁儿童，<13 岁慎用 2. 吡嗪酰胺剂量不超过 2g/d 3. 优先选择儿童剂型（如糖浆、分散片） 4. 监测生长发育及视力（乙胺丁醇）
肝 / 肾功能不全	肝肾功能不全患者	根据肝肾功能调整剂量，优先选择肝毒性低的药物（如减少 Z、E 剂量）	同初治方案，需延长监测周期	肝功能不全：避免使用吡嗪酰胺，监测肝功能 肾功能不全：乙胺丁醇、链霉素减量，透析后给药	1. 肝功能 ALT>5×ULN 时停药 2. 肌酐清除率 < 30mL/min时乙胺丁醇改为每周3次

第三节　侵袭性肺部真菌感染

一、概述

侵袭性肺部真菌感染（invasive pulmonary fungal infection, IPFI）是由致病真菌侵入肺部组织或支气管引发的急性或慢性组织病理损伤疾病，常见病原真菌包括曲霉菌、念珠菌、毛霉菌、隐球菌等，免疫力低下人群（如长期使用广谱抗生素、免疫抑制剂，患有恶性肿瘤的患者）是易感人群。

其发病机制主要是真菌通过吸入途径进入肺部后，在适宜环境下生长繁殖并侵入肺组织，人体免疫系统会产生免疫反应，但在免疫力低下时，真菌过度繁殖，炎症反应加剧。临床表现上，患者常有发热、咳嗽、咳痰等呼吸道症状及胸痛、呼吸困难等，严重者可出现全身不适。

二、临床表现

临床表现主要为发热（常见中高热）、咳嗽、咳痰（痰液性质多样，严重时可带血丝）、胸痛、呼吸困难等症状，部分患者会伴有乏力、食欲减退等全身不适表现，肺部听诊可闻及湿啰音或哮鸣音，严重者可能出现肺实变体征。

不同病原体感染，临床表现有所不同。如毛霉菌或曲霉菌感染可表现为咯血、胸痛等，肺孢子菌肺炎可表现为呼吸困难或进行性低氧血症，念珠菌感染有胶冻样痰等症状。

三、诊断要点

（一）发病危险因素

① 中性粒细胞绝对值≤0.5×10^9/L，且持续时间超过10天。

② 体温＜36℃或＞38℃，并存在以下任意一种情况：

a. 连续使用糖皮质激素3周以上；

b. 免疫抑制剂治疗史；

c. 患有慢性基础疾病；

d. 免疫力低下或患有AIDS；

e. 创伤、长期住院及使用广谱抗菌药物等；

f. 2个月内出现连续 10 天以上的中性粒细胞减少；

g. 有侵袭性真菌感染史。

（二）临床特征

1. 主要临床特征

① 侵袭性肺曲霉病：感染早期影像学可见胸膜下的高密度结节影，结节周围可能出现晕轮征；病情进一步发展，可见胸膜下高密度结节影，结节周围可能出现晕轮征。

② 肺孢子菌肺炎：低氧血症，且影像学可见毛玻璃样肺间质浸润。

2. 次要临床特征

① 出现咳嗽、咳痰、胸痛和呼吸困难等肺部感染相关症状及体征。

② 抗菌药物治疗效果不佳，持续发热。

③ 影像学检查可见新的非特异性肺部浸润影。

（三）微生物学检查

① 肺泡灌洗液（BALF）真菌培养阳性。

② 痰标本或气管内吸引物镜检发现菌丝，且真菌培养阳性。

③ G试验或GM试验2次阳性，乳胶凝集试验阳性。

确诊：符合宿主发病危险因素≥1项，具有IPFI的临床特征并具有肺组织病理学和（或）任何一项微生物学证据。

表 5-6　IPFI 各诊断级别判断标准

诊断级别	高危因素	临床表现	影像学特征	支气管镜检	微生物学检查	G、GM试验
未确定	有	有	有或无	有或无	无	有或无
拟诊（1）	无[①]	有	有	有或无	无	无
拟诊（2）	有	有	有	有或无	无	无
临床诊断	有	有	有	有或无	无	无
确诊	有或无	有	有	有或无	有	有或无

注　①指原发免疫缺陷病患者。

四、治疗原则

① 早期经验性治疗：对于具有危险因素且临床怀疑IPFI的患者，应尽早开始经验性抗真菌治疗。初始抗真菌药物的选择需根据患者的危险因素、基础疾病及可能的病原菌进行判断。

② 目标性治疗：一旦明确病原菌，应根据药敏试验结果及患者的临床反应及时调整抗真菌治疗方案，选择针对性更强的抗真菌药物。

③ 综合治疗：积极控制患者的原发病和危险因素，如控制血糖水平、合理使用免疫抑制剂和糖皮质激素等，以减少真菌感染的机会。

④ 治疗监测与评估：密切观察患者的临床症状、体征及实验室检查结果，定期进行影像学检查，评估抗真菌治疗的疗效。

五、抗感染药物的合理应用

目标治疗针对确诊者和临床诊断者，常见药物选择见表5-7。疗程用至体温正常、影像学病变基本消失。若高危因素仍存在，可以继续预防性治疗。

表 5-7　常见肺真菌感染的药物选择

真菌种类	药物选择
念珠菌	原发免疫缺陷病或重症患者：首选棘白菌素类或两性霉素B（含脂质体）或伏立康唑 轻症：白色念珠菌首选氟康唑，季也蒙和近平滑念珠菌首选两性霉素B（含脂质体）或伏立康唑，克柔和光滑念珠菌首选棘白菌素类 备选：伊曲康唑
曲霉菌	首选：伏立康唑或两性霉素B（含脂质体）（土曲霉耐药） 备选：泊沙康唑、伊曲康唑、卡泊芬净或米卡芬净
孢子菌	首选：SMZ-TMP 重症或耐药者：联用卡泊芬净
毛霉菌	首选：两性霉素B（含脂质体） 重症：联合泊沙康唑或维持期应用泊沙康唑
隐球菌	轻症：首选氟康唑 原发免疫缺陷病或重症患者：强化期首选两性霉素B（含脂质体），合并脑膜炎等并发症可联合氟康唑或5-氟胞嘧啶；维持和巩固期首选氟康唑，或换用伏立康唑

第四节　肺脓肿

一、概述

肺脓肿（lung abscess）是由多种原因引起的肺部化脓性炎症，最终形成脓腔。常继发于其他疾病，如吸入性肺炎、支气管阻塞等。临床表现为高热、咳嗽、咳大量脓痰等，严重者可出现咯血、胸痛等症状，病情迁延不愈还会导致全身中毒症状，影响患者生活质量，若未及时治疗，可能引发呼吸衰竭等严重并发症，威及生命。

治疗以抗菌药物控制感染、痰液引流为主，多数患者经规范治疗可治愈，少数病情严重或脓肿较大者可能需手术干预，早期诊断和治疗对改善预后至关重要。

二、分类

根据感染途径，肺脓肿可分为以下三种类型：

（一）吸入性肺脓肿

此类型最常见。多因误吸口腔或上呼吸道分泌物（含厌氧菌、需氧菌等）进入肺部，常见于意识障碍（如酗酒、镇静剂使用）、吞咽功能障碍或口腔卫生不良者，约占所有肺脓肿的60%。

（二）继发性肺脓肿

继发于其他肺部疾病或邻近组织感染，如结构性肺病（慢性阻塞性肺疾病、支气管扩张、肺癌）、肺部空腔病变（肺结核空洞、肺囊肿）感染，或邻近器官感染直接蔓延（如膈下脓肿），病原菌多样，可合并需氧菌与厌氧菌感染。

（三）血源性肺脓肿

因身体其他部位存在化脓性感染灶，如皮肤脓肿、疖肿等，细菌通过血液循环进入肺部，进而引发肺部感染形成脓肿。脓肿常为多发性，且多分布在肺的外周区域。

根据起病时间还可分为急性和慢性肺脓肿，急性肺脓肿起病急骤，高热、畏寒等症状。慢性肺脓肿表现为反复咳嗽、咳脓痰、持续不规律发热，病程超过3个月。

三、临床表现

（一）典型症状

1. 全身感染表现

发热、乏力、体重下降等全身中毒症状，部分患者可出现高热或长期低热。

2. 呼吸道症状

咳嗽、咳痰（多为脓性痰，合并厌氧菌感染时可具有臭味），部分患者出现咯血，少数因肺动脉瘤破裂导致大咯血。

（二）体征

病变部位可闻及湿啰音、支气管呼吸音，叩诊呈浊音；若脓肿较大或合并胸腔积液，可见患侧呼吸运动减弱。

（三）影像学特征

CT ：典型表现为单发或多发空洞性病变，直径多≥3cm，内见液平，周围伴炎性浸润；右肺下叶或上叶多见。

胸片：可见圆形或椭圆形透亮区，但敏感性低于CT，较小脓肿或位于隐蔽部位时易漏诊。吸入性肺脓肿多位于上叶后段或下叶背段，与误吸体位相关。血源性肺脓肿表现为双肺多发结节或空洞，常见于金黄色葡萄球菌感染。

四、诊断要点

① 典型表现为发热、咳嗽、咳脓痰（厌氧菌感染时伴臭味）、乏力，部分患者出现咯血或胸痛；慢性病例可见杵状指。

② 高危因素：存在误吸风险（如酗酒、镇静剂使用、意识障碍）、结构性肺病（COPD、肺癌、支气管扩张）、免疫抑制状态（HIV、化疗、糖皮质激素使用）或不良口腔卫生。

③ 血常规：白细胞计数显著升高，可达（20～30）$\times 10^9$/L，中性粒细胞比例增加，并有核左移，提示有细菌感染。

④ 胸部 CT：显示单发或多发空洞性病变，直径多≥3cm，内见液平，周围伴炎性浸润。

⑤ 胸部X线：早期肺部可见片状浓密浸润阴影，边缘模糊，分布在一个或多

个肺段。脓肿形成期出现空洞，内含气液平面，空洞壁较厚，周围有炎性浸润阴影，空洞形态多样，可见液平面是肺脓肿的特征性表现之一。慢性期空洞纤维化，肺组织破坏，形成纤维条索状阴影，肺门被牵拉呈“泪滴状”，纵隔及心脏向患侧移位。

五、治疗原则

（一）确保脓腔有效引流

维持脓液引流通畅是治疗的核心环节，可通过体位引流结合祛痰药物、雾化吸入促进排痰，必要时借助纤维支气管镜进行脓液吸引或灌洗。

（二）分阶段抗感染策略

病原菌未明确时，需经验性选择广谱抗菌药物覆盖常见致病菌。明确病原菌后，需依据药敏结果及患者耐受性调整用药方案，优先选用敏感且组织穿透性强的药物。

（三）疗程个体化调整

总疗程建议为6～10周，或持续至胸部影像学提示炎症吸收、脓腔消散，同时患者发热、咳脓痰等临床症状完全消失。

六、抗感染药物的合理应用

对于肺脓肿的抗感染治疗，初始未明确病原菌时，首选覆盖厌氧菌+需氧菌方案（如阿莫西林/克拉维酸联合甲硝唑；或第二代、第三代头孢菌素联合甲硝唑或克林霉素；或选用广谱单药，如哌拉西林/他唑巴坦、头孢哌酮/舒巴坦）。一旦通过痰液培养及药敏试验明确病原菌，需及时根据药敏结果调整抗菌药物。对于常见病原菌的药物治疗见表5-8。

表 5-8　肺脓肿患者的病原治疗

病原菌	首选治疗	备选治疗	注意事项
厌氧菌	β-内酰胺类 /β-内酰胺酶抑制剂或克林霉素	氨苄西林/舒巴坦；阿莫西林/克拉维酸+甲硝唑	需覆盖口腔厌氧菌，联合用药提高覆盖率；注意甲硝唑胃肠道反应

续表

病原菌	首选治疗	备选治疗	注意事项
需氧菌（如肺炎链球菌、金黄色葡萄球菌）	肺炎链球菌：青霉素类（青霉素G、氨苄西林） MSSA：苯唑西林、氯唑西林 MRSA：万古霉素、利奈唑胺	头孢曲松（肺炎链球菌）、达托霉素（MRSA）	MRSA需监测万古霉素谷浓度（15～20μg/mL），利奈唑胺注意骨髓抑制
革兰氏阴性杆菌（如铜绿假单胞菌、肺炎克雷伯菌）	哌拉西林/他唑巴坦 头孢他啶/头孢吡肟 ± 氨基糖苷类（如阿米卡星）	碳青霉烯类（亚胺培南、美罗培南）	铜绿假单胞菌感染需联合治疗，监测肾功能（氨基糖苷类肾毒性）
真菌（如曲霉、念珠菌）	曲霉：伏立康唑、伊曲康唑 念珠菌：棘白菌素类（卡泊芬净、米卡芬净）或氟康唑	两性霉素B脂质体（严重感染）、泊沙康唑（曲霉耐药）	伏立康唑需监测肝酶及视觉毒性，氟康唑对光滑念珠菌可能耐药
特殊病原体（诺卡菌、放线菌）	诺卡菌：SMZ-TMP+阿米卡星（重症） 放线菌：青霉素G（大剂量）	米诺环素、利奈唑胺（诺卡菌）	诺卡菌需长疗程，注意SMZ-TMP骨髓抑制；放线菌需排除合并厌氧菌感染

第五节　慢性阻塞性肺疾病

一、概述

慢性阻塞性肺疾病（chronic obstructive pulmonary disease，COPD），简称慢阻肺，是一种由遗传、吸烟、空气污染、职业暴露等多因素驱动的慢性气道疾病，以持续性气流受限为核心特征，临床表现为呼吸困难、咳嗽、咳痰及急性加重，严重影响患者生活质量并增加死亡风险。

随着全球老龄化进程的加速，庞大的吸烟和二手烟暴露人群、室内外空气污染等因素的持续存在，预计COPD发病率将持续上升，成为未来数十年影响人类健康的重要慢性呼吸系统疾病之一。早期识别高危人群（如长期吸烟者、职业暴露者）并开展肺功能筛查，是降低发病率及疾病负担的关键策略。

二、临床表现

（一）症状

① 呼吸困难：呈进行性加重，早期在体力活动（如爬坡、快走）时出现，后期静息时亦可发生，严重影响日常生活能力。

② 慢性咳嗽：早期多为晨起刺激性干咳，后期可全天咳嗽，部分患者伴有

咳嗽反射亢进，显著影响生活质量。

③ 咳痰：以白色黏液痰或浆液性痰为主，合并感染时痰量增多，呈脓性，提示急性加重风险。

④ 喘息与胸闷：部分患者在急性加重或活动后出现喘息，与气道痉挛、气流受限加剧相关。

（二）体征

早期体征无明显异常，随疾病进展出现以下体征：

① 胸部体征：桶状胸（胸廓前后径增大）、呼吸运动减弱、语颤减弱。

② 肺部听诊：双肺呼吸音减弱，呼气延长，部分患者可闻及干湿啰音（合并感染或黏液潴留时）。

三、诊断要点

（一）典型症状

存在慢性咳嗽、咳痰、进行性呼吸困难（活动后加重，随病情发展可于静息时发作）。

（二）危险因素暴露史

长期吸烟（主动/被动）、职业性粉尘/化学物质暴露、空气污染（如生物燃料燃烧、PM2.5）、呼吸道感染史等。

（三）肺功能检查

吸入支气管扩张剂后，$FEV_1/FVC<70\%$，可确诊为持续性气流受限。

根据FEV1%预计值和症状对肺功能分级，见表5-9。

表 5-9　COPD 的严重程度分级

分　级	分级标准
Ⅰ级：轻度	有或无咳嗽、咳痰症状，$FEV_1 \geq 80$预计值
Ⅱ级：中度	有或无咳嗽、咳痰症状，$50\% \leq FEV_1 < 80\%$预计值
Ⅲ级：重度	有或无咳嗽、咳痰症状，$30\% \leq FEV_1 < 50\%$预计值
Ⅳ级：极重度	$FEV_1 < 30\%$预计值

四、治疗原则

（一）严格把握适应证

用于细菌感染导致的慢性阻塞性肺疾病急性加重（AECOPD），典型症状表现为痰量增加、脓性痰、呼吸困难加重等。

（二）分层选择抗菌药物

评估有无耐药风险因素（如近期反复使用抗菌药物、合并症多、有住院史），根据耐药风险选择抗菌药物。怀疑铜绿假单胞菌感染（如结构性肺病、长期使用激素），需覆盖抗假单胞菌药物。

（三）实施目标治疗

经验性治疗前尽量留取痰培养或血培养，根据结果调整为目标治疗。

（四）预防性使用限制

不推荐常规长期预防性使用抗菌药物，仅对频繁急性加重（≥3次/年）且无其他替代方案者，可考虑长期小剂量大环内酯类（如阿奇霉素），但需监测耐药性及副作用。

（五）综合治疗优先

抗菌药物需与支气管扩张剂、糖皮质激素、氧疗、排痰治疗等联合应用，确保整体病情得到控制。

五、抗感染药物的合理应用

初始COPD急性加重期的经验性治疗见表5-10。明确病原体后，可按药敏试验结果调整用药，见表5-11。

表 5-10　COPD 急性加重期的经验性治疗

病情分级	推荐药物	备　注
轻度 AECOPD（门诊，无铜绿风险）	阿莫西林、阿莫西林/克拉维酸、多西环素、大环内酯类（如阿奇霉素）、呼吸喹诺酮类	疗程 5～7 天，避免过度使用广谱抗菌药物

续表

病情分级	推荐药物	备　注
中度 AECOPD（门诊或短期住院，无铜绿风险）	β-内酰胺类 / 酶抑制剂（如阿莫西林/克拉维酸）、呼吸喹诺酮类（如左氧氟沙星、莫西沙星，适用于合并肺炎或耐药菌高危患者）	若近期使用过抗菌药物，优先选择呼吸喹诺酮类或 β-内酰胺酶抑制剂复方制剂
重度 AECOPD（需住院或 ICU，需覆盖铜绿假单胞菌）	抗铜绿假单胞菌β-内酰胺类（如哌拉西林/他唑巴坦、头孢他啶、头孢吡肟）、碳青霉烯类等 ± 呼吸喹诺酮类（如环丙沙星）或联合氨基糖苷类（肾功能正常者）	需根据当地耐药数据调整，必要时参考痰培养+药敏

表 5-11　COPD 急性加重期的病原体治疗

病　原	宜选药物	可选药物	备　注
流感嗜血杆菌	阿莫西林/克拉维酸，氨苄西林/舒巴坦	第一代、第二代头孢菌素，氟喹诺酮类	10%～40%菌株产β-内酰胺酶
肺炎支原体	大环内酯类（阿奇霉素、克拉霉素），氟喹诺酮类	米诺环素，多西环素	
肺炎衣原体	大环内酯类，氟喹诺酮类	多西环素	
青霉素敏感肺炎链球菌	青霉素，阿莫西林	氨苄西林，第二代头孢菌素	
青霉素不敏感肺炎链球菌	第三代头孢菌素，呼吸喹诺酮类	β-内酰胺酶抑制剂复方制剂	
卡他莫拉菌	阿莫西林/克拉维酸、氨苄西林/舒巴坦	氟喹诺酮类	约90%菌株产β-内酰胺酶
肺炎克雷伯菌等肠杆菌科细菌	第二代、第三代头孢菌素，β-内酰胺酶抑制剂复方制剂	氟喹诺酮类，碳青霉烯类，氨基糖苷类	氨基糖苷类需与β-内酰胺类联用，肾功能不全者慎用

第六节　案例评析

案例一、社区获得性肺炎

患者，男，6 岁，身高 130cm，体重 17.9kg。5 天前受凉后发热（最高 38.2℃），伴干咳，2 天前咳嗽加重，于门诊就诊。

查体

体温38.6℃，脉搏 116 次/分，呼吸35 次/分，咽充血，扁桃体红肿。

辅助检查

血液检查：白细胞计数6.6×10^9L，中性粒细胞百分比 45.1%，C反应蛋白2mg/L，降钙素原0.14ng/mL。

呼吸道病毒7项：阴性。

肺炎支原体抗体：＞1∶160。

胸部X线：双肺纹理增多，斑片状渗出影。

诊断

社区获得性肺炎。

治疗

抗感染：阿奇霉素静滴 200mg qd（d1），100mg qd（d2～d5）；阿莫西林克拉维酸钾静滴 470mg q8h（d1～d5）。

对症：布地奈德+异丙托溴铵平喘，氨溴索化痰。

转归：治疗5天后咳嗽缓解、热退，出院带阿莫西林克拉维酸钾分散片228.5mg 口服，每日2次。

药师点评

患儿以干咳、发热、喘息为主要表现，血常规、降钙素原、C反应蛋白均无细菌感染证据，结合支原体抗体滴度升高，支原体肺炎诊断明确。临床给予阿奇霉素静滴 200mg qd（d1），100mg qd（d2～d5）抗支原体感染治疗。

从血常规及降钙素原、C反应蛋白等感染相关指标分析，不符合混合性细菌性感染的诊断，联合阿莫西林/克拉维酸钾用于覆盖肺炎链球菌等细菌不合理。此外，对于轻症支原体肺炎，阿奇霉素用药疗程主要有三日疗法：10mg/kg/d×3天（总剂量30mg/kg）；五日疗法：第1天10mg/kg/d，第2～5天5mg/kg/d（总剂量30mg/kg）。对于重症支原体肺炎可考虑 10mg/kg/d 持续使用，疗程7～10天，必要时延长至14天。该患儿为轻症支原体肺炎，符合五日疗法的诊疗规范。考虑其心血管不良反应风险（如 Q-T 间期延长），非重症支原体肺炎应尽量缩短静脉用药时间，口服制剂组织分布良好，可优先选择。症状改善（3天退热）后，建议及时将静脉抗菌药物转为口服剂型。

药师监护要点

1. 监测感染指标（体温、白细胞计数、中性粒细胞百分比、降钙素原、C反应蛋白）及症状变化。

2. 关注病原学检查（痰培养、药敏），及时调整方案。

3. 监测肝肾功能，调整药物剂量。

4. 警惕长时间联合用药引发的不良反应（如二重感染、伪膜性肠炎）。

案例二、重症肺炎

患者，男，17岁，身高176cm，体重112.5kg。因“头晕、伴恶心呕吐3天，气短1天”就诊。患者于3天前进食午餐后出现恶心呕吐，呕吐物为胃内容物，头晕、乏力，饮食差，便次增多，为稀水样便；1天前出现头晕、乏力较前明显加重，伴气短、喘息，并间断发热，最高体温38.0℃，自服复方氨酚烷胺胶囊、阿莫西林胶囊、枇杷润肺口服液后症状无明显改善；5小时前发现指甲青紫，口唇发绀，乏力、喘息症状较前明显加重伴呼吸困难，遂就诊于我院；2小时前于就诊过程中突发意识丧失、口唇发绀，立即予气管插管、心肺复苏等抢救治疗。患者意识转清，住院治疗。患者既往体健，平素因肥胖而活动耐力减退，对青霉素过敏。

查体

体温38.9℃，脉搏120次/分，呼吸44次/分，血压117/50mmHg。

辅助检查

血液检查：白细胞计数31.43 × 10^9L，中性粒细胞百分比83.2%，血清淀粉样蛋白A 211.92mg/L，C 反应蛋白151.80mg/L，降钙素原12.149ng/mL，白细胞介素-6 3393.00pg/mL。血肌酐99.8μmol/L。

纤维支气管镜检查：气道内大量血性泡沫痰液。

胸部CT：1.双肺炎症；2.双肺水肿；3.双侧胸腔积液；4.脂肪肝。

诊断

1. 重症肺炎；2. 急性呼吸窘迫综合征；3. 急性呼吸衰竭；4. 肥胖症；5. 脂肪肝。

治疗

入院初始立即给予液体复苏和血管活性药物抗休克治疗，气管插管接呼吸机辅助通气、V-V ECMO、俯卧位治疗改善氧合。同时留取痰、肺泡灌洗液和血液标本后经验性予注射用美罗培南1g q8h持续微量泵泵入+万古霉素0.5g ivgtt q6h抗感染治疗。因患者肥胖且行V-V ECMO治疗，临床药师建议将万古霉素剂量调整为1g q8h。

第4天，患者肺泡灌洗液mNGS回报为惠普尔养障体（tropheryma whipplei, TW），序列条数20585条。炎性指标较前下降，白细胞计数20.54 × 10^9/L，中性粒细胞百分比84.3%，降钙素原 1.780ng/mL，血肌酐139.2μmol/L，停用万古霉素，给予复方磺胺甲噁唑片2片po q12h，同时继续予美罗培南抗感染治疗。

第7天，拔除ECMO管路；

第8天，拔除气管插管，给予持续鼻导管低流量吸氧3L/分。

第14天，患者肺CTPA提示右肺下叶少许肺炎，生命体征及各项检验检查结果提示病情明显好转，将美罗培南调整为头孢曲松3g ivgtt qd，同时继续予复方磺胺甲噁唑片口服。

第21天，患者无特殊不适，饮食、睡眠可，大、小便正常，准予出院，嘱院外继续口服复方磺胺甲噁唑片巩固治疗，使其服用复方磺胺甲噁唑的总疗程够3个月，定期复查。

药师点评

患者重症肺炎诊断明确。《抗菌药物临床应用管理指导原则（2015年版）》指出，对于无基础疾病的需入住ICU的青壮年CAP患者，常见病原菌为肺炎链球菌、金黄色葡萄球菌、流感病毒、腺病毒、军团菌，推荐治疗药物为①青霉素类／酶抑制剂复合物、三代头孢菌素、头霉素类、氧头孢烯类、厄他培南联合大环内酯类；②呼吸喹诺酮类。对于无MRSA或铜绿假单胞菌风险因素的重症成人CAP住院患者，推荐选用β-内酰胺类+大环内酯，或呼吸氟喹诺酮类。此外，患者发病初期因进食后出现恶心呕吐、腹泻、头晕、乏力，不能排除肠道感染。肠道常见病原菌为大肠埃希菌、脆弱拟杆菌、克雷伯菌属及肠球菌等。结合患者血常规、感染三项等检验检查及症状，给予美罗培南联合万古霉素覆盖常见革兰氏阴性菌、革兰氏阳性菌等治疗。

美罗培南为低蛋白结合率的亲水性、时间依赖性抗菌药物，主要经肾脏清除。研究表明，在ECMO下接受美罗培南治疗的患者，Vd增大、CL降低，但浓度未受影响，即标准剂量（1g，q8h）便能够达到常规的靶血药浓度；如肌酐清除率增加或需要更高治疗目标时应适度增加给药剂量。万古霉素是中度蛋白结合率的亲水性药物，在ECMO下接受万古霉素治疗的患者，Vd增加、CL降低，治疗初期药物浓度不足的情况较多，故建议成人初始剂量为 30mg/kg，后续治疗可根据TDM进行剂量调整；肾功能不全者应调整剂量，避免药物蓄积。综合患者自身因素（肥胖、肝肾功能等）、药物的理化性质（亲水性、PB、PK/PD特性）、目前感染严重程度以及ECMO等因素，建议美罗培南给药剂量为1g q8h，万古霉素剂量由0.5g q6h调整为1g q8h。

患者肺泡灌洗液mNGS回报为TW。根据《桑福德抗微生物指南（第53版）》推荐，TW感染首选多西环素+羟氯喹，次选方案为头孢曲松或美罗培南序贯SMZ-TMP。结合指南推荐意见和患者目前治疗情况，临床药师建议医师停用万古霉素，改为美罗培南联合复方磺胺甲噁唑片口服。经治疗14天后患者生命体征平稳，炎症指标明显下降，呼吸机及ECMO均撤离。但TW感染有复发的可能，且患者肺部CT提示双肺仍有炎症，因此第14天将美罗培南调整为头孢曲松，继续联合复方磺胺甲噁唑片治疗7天后患者出院。根据相关文献研究，序贯3个月与12个月复方磺胺甲噁唑片无明显统计学差异，因此建议患者出院后继续口服复方磺胺甲噁唑片，使其复方磺胺甲噁唑用药总疗程足够3个月，定期来院复查。

药师监护要点

① 监测感染指标（体温、白细胞计数、中性粒细胞百分比、降钙素原、白细胞介素-6）及症状变化。

② 关注病原学检查（痰培养、血培养、肺泡灌洗液培养、药敏试验），及时调整方案。

③ 监测肝肾功能，调整药物剂量。

④ 警惕长时间联合用药引发的不良反应（如二重感染、伪膜性肠炎）。

⑤ 监测尿常规、尿沉渣定量结果。

⑥ 行ECMO治疗阶段，需监测患者血小板、凝血功能。

案例三、慢性阻塞性肺疾病急性加重

患者，男，55岁，因“反复咳嗽、咳痰5年多，加重3天”入院。既往有慢性支气管炎病史，近2个月咳黄白黏痰增多，活动后气促，3天前症状加重，外院CT示慢支、肺气肿合并双肺感染。

查体

体温37.2℃，脉搏106次/分，呼吸23次/分，血压115/65mmHg，呼吸稍促，口唇微发绀，双肺呼吸音低，未闻及干湿啰音及胸膜摩擦音。

辅助检查

血液检查：白细胞计数17.62×10^9L，中性粒细胞百分比90.8%，C反应蛋白35.6mg/L，降钙素原0.25ng/mL。

血气分析：pH 7.45，PaO_2 58.4mmHg，$PaCO_2$36.1mm Hg，HCO_3^- 24.3mmol/L，BE 1.3mmol/L。

肾功能：血肌酐76μmol/L。

诊断

1. COPD 急性加重期（AECOPD）；2. Ⅰ型呼吸衰竭。

治疗

患者入院后初始给予头孢他啶1g ivgtt q8h抗感染治疗，并给予氨溴索、多索茶碱以及布地奈德吸入用混悬液等对症治疗。

入院第5天，患者仍持续发热，感染指标升高（白细胞计数20.67×10^9L，中性粒细胞比例 93.4%），复查胸部 CT 显示：双肺纹理增粗。停用头孢他啶，调整为头孢哌酮/舒巴坦 2g ivgtt q8h抗菌治疗。

入院第8天，患者感染症状加重，感染仍未得到有效控制，停用头孢哌酮/舒巴坦，升级抗菌药物，调整为亚胺培南/西司他丁 500mg ivgtt q6h+万古霉素1g ivgtt q12h。

入院12天，患者体温恢复正常，胸部 CT显示患者双肺病灶较前减少，停用万古霉素。

入院16天，病情相对稳定，降阶梯治疗，调整为头孢哌酮/舒巴坦 2g ivgtt q12h，维持治疗2天后，患者无发热、呼吸平稳，予以出院。

药师点评

该患者因“反复咳嗽、咳痰5年多，加重3天”入院，结合辅助检查，其

COPD 急性加重期、Ⅰ型呼吸衰竭诊断明确。且既往有慢性支气管炎病史，符合COPD伴铜绿假单胞菌感染的高危因素。根据《抗菌药物临床应用指导原则（2015版）》，对于COPD伴铜绿假单胞菌感染高危因素患者，推荐选用抗铜绿假单胞菌β-内酰胺类（如哌拉西林/他唑巴坦、头孢他啶、头孢吡肟）、碳青霉烯类等±呼吸喹诺酮类或联合氨基糖苷类。结合患者病情，初始给予头孢他啶能够覆盖AECOPD感染的常见病原菌，药物选用合理。

入院第8天，患者病情无明显好转，提示可能存在未覆盖的病原菌（如产ESBL的肠杆菌科细菌、厌氧菌），或头孢他啶对目标菌敏感性不足，需及时调整方案。研究表明，相比于头孢他啶，头孢哌酮/舒巴坦对产 ESBL 的肠杆菌科细菌、厌氧菌覆盖更佳，适用于AECOPD的抗感染治疗，但治疗 3 天仍效果不佳。

对于 AECOPD 经验性治疗失败且怀疑多药耐药（multidrug resistance, MDR）或合并革兰氏阳性菌感染时，指南推荐升级为碳青霉烯类，存在 MRSA 感染风险可联合糖肽类抗感染治疗。该患者选用亚胺培南 / 西司他丁联合万古霉素抗感染治疗 4 天后，患者体温正常、病灶吸收，证实病原菌被有效覆盖，调整有效。此外，抗感染治疗有效后需及时降阶梯，避免广谱抗菌药物长期使用导致耐药及不良反应。

药师监护要点

① 疗效监护：评估患者体温、血白细胞、中性粒细胞百分比、呼吸功能等相关指标。

② 不良反应监护：密切关注药物不良反应，如胃肠功能、凝血功能等。

③ 给药剂量监护：密切关注患者肾功能，及时调整和优化给药方案。

案例四、肺脓肿

患者，男，体重58kg，因“咳嗽、咳痰、发热1 周，加重2天”入院。患者既往有脑白质病变，长期卧床。1周前出现发热（最高38.2℃，夜间为主）、干咳，社区卫生所予抗感染治疗治疗，效果不佳；近2天咳黄脓痰，偶带血。为求进一步诊治，来院就诊。

辅助检查

血常规：白细胞计数14.12 × 10^9/L，中性粒细胞百分比83.5%。

胸部 CT：右肺肺脓肿。

诊断

肺脓肿。

检查与治疗

入院后初始予以头孢呋辛 1.5g ivgtt q8h联合左氧氟沙星0.5g qd抗感染。入院第6天，患者仍持续发热伴咳嗽。血常规白细胞计数$18.66 \times 10^9/L$，中性粒细胞百分比91.2%，痰培养显示表皮葡萄球菌。方案调整为头孢哌酮舒巴坦（2：1）3g ivgtt q12h联合克林霉素0.6g ivgtt q8h抗感染。

入院第10天，患者体温恢复正常。血常规白细胞计数$7.33 \times 10^9/L$，中性粒细胞百分比74.3%，C反应蛋白5.22mg/L。

入院第30天，患者胸部X线显示病灶较前缩小。

入院第60天，患者胸部X线显示病灶完全吸收。

药师点评

患者长期卧床、饮食呛咳，结合病史和胸部CT结果，该患者符合吸入性肺脓肿的诊断。根据《抗菌药物临床应用指导原则（2015年版》，肺脓肿常见病原菌为厌氧菌、需氧菌（肺炎链球菌、金黄色葡萄球菌、肠杆菌科等）。病原菌未明确前选择能覆盖上述细菌的抗需氧菌和抗厌氧菌药物，待明确病原菌后，根据药敏试验结果及临床情况调整用药。该患者初始方案选用头孢呋辛联合左氧氟沙星对厌氧菌覆盖不足，导致疗效不佳；调整方案后选择头孢哌酮/舒巴坦联合克林霉素抗感染治疗，该方案能够覆盖肺脓肿常见需氧/厌氧菌，符合“覆盖混合感染”原则。此外，肺脓肿抗感染治疗疗程一般建议6～10周或持续至胸部影像学提示炎症吸收、脓腔消散，同时患者发热、咳脓痰等临床症状完全消失。入院第30天，患者胸片示病灶较前缩小，入院第60天，患者胸片示病灶完全吸收。这表明，该患者足剂量、足疗程治疗后完全康复，印证了规范疗程对老年肺脓肿患者的重要性。

药师监护要点

① 密切关注患者的血常规、C反应蛋白，评估体温及呼吸道症状的改善情况。

② 动态分析痰培养及药敏结果，指导精准抗感染治疗，降低耐药风险。

③ 长期使用头孢哌酮/舒巴坦，必要时可予以维生素K1注射液，预防凝血功

能异常（尤其是老年患者）。

案例五、脓毒症继发肺曲霉菌感染

患者，男，88岁，体重65kg，既往有肺气肿、慢性支气管炎、前列腺癌病史。入院前无明显诱因出现腹胀伴停止排气排便，于当地医院初步诊断为肠梗阻、感染性休克、骨转移性恶性肿瘤。院外痰培养检出多重耐药（multi-drug resistance，MDR）肺炎克雷伯菌。肺部CT显示肺气肿伴肺大泡形成，双肺炎症。给予抗感染、升压等对症治疗，患者症状无好转，院外治疗11天后转至我院急诊ICU。

辅助检查

血液检查：白细胞计数17.91×10^9/L，中性粒细胞百分比93.8%，C反应蛋白41.76mg/L，降钙素原0.42ng/mL，肌酐379.6μmol/L。

胸部CT：双肺炎症较前进展，双侧胸腔少许积液。

诊断

脓毒症，肺炎克雷伯菌感染，肾功能不全。

治疗

经验性给予注射用美罗培南0.5g，静脉滴注，q12h抗感染。

入院第2天，患者夜间仍有畏寒伴发热情况。当日血培养结果为屎肠球菌。痰中培养出烟曲霉。药师建议加用万古霉素0.5g，q12h。医师采纳联合抗感染方案后，血象有所下降，但夜间仍间断低热。

入院第8天，药师建议加用伏立康唑片。加药第1天0.4g，q12h，第2天开始0.2g，q12h。同时建议进行治疗药物浓度监测，并监测患者肝功能。

入院第19天，患者病情好转，转科治疗。当日伏立康唑监测报告为1.083μg/mL。

后患者病情加重，药师建议增加美罗培南剂量至1.0g，q12h联合阿米卡星0.3g，qd；伏立康唑片建议调整为0.3g，q12h。方案调整后，患者病情较前好转，感染指标较前下降。

药师点评

患者入院时最高体温37.8℃，肺部感染诊断明确。根据Sepsis3.0诊断标准，序贯器官衰竭评分（SOFA）≥2分，肌酐379μmol/L，符合脓毒症诊断。根据《碳青霉烯类抗菌药物临床应用专家共识》，该患者入院前检出MDR肺炎克雷伯菌，符合碳青霉烯类应用指征，因此建议初始抗感染使用美罗培南。患者肌酐清除率10.9mL/min，根据《热病》推荐Ccr 10～25mL/min 用量为0.5g，q12h，现剂量可行，初始抗感染方案合理。

入院2天后患者抗感染疗效不佳，10月31日痰中检出烟曲霉，同日单侧血培养为屎肠球菌。屎肠球菌为条件致病菌，其易感因素以广谱抗菌药物暴露、入住ICU、中心静脉置管为主，原因主要与肝胆胰疾病、肠道疾病和肿瘤性疾病相关。患者存在以上高危因素，结合病原学检查，考虑可能存在屎肠球菌血流感染。药师建议加用万古霉素。该患者Ccr 13.5mL/min，Ccr 10～50mL/min时，万古霉素推荐剂量为15mg/kg·d，q24～96h。重症感染万古霉素日剂量可用至975mg，因其为时间依赖性抗菌药物，建议一天多次给药，因此建议0.5g，q12h。

药师建议明确有无深部真菌感染，再行抗真菌治疗。11月6日患者最高体温38.4℃，同日痰再次培养出烟曲霉，11月8日G试验（1,3-β-D-葡聚糖试验）：179.68pg·mL^{-1}，肺部CT存在空洞的特征性表现。依据侵袭性真菌病（invasive fungal disease，IFD）的诊断分层，患者符合1项宿主因素，临床及影像学上有特征性表现，微生物学标准G试验阳性，IFD临床标准符合，因此药师建议可行抗真菌治疗。

伏立康唑的血药浓度受血浆白蛋白水平、细胞色素P450同工酶 CYP2C19 基因多态性等因素制约，导致个体间血药浓度存在显著差异，药师建议对该药物进行血药浓度监测。11月29日，患者症状加重，伏立康唑血药浓度监测结果为0.817μg/mL，较此前降低。药师认为可能与患者此前的白蛋白水平较低有关。有研究显示，肺曲霉病患者的白蛋白水平显著影响伏立康唑的血药浓度，这可能与血浆蛋白结合率有关。低白蛋白水平会造成游离药物浓度增加，反之，白蛋白水平升高的患者，其血药浓度会降低。患者11月17日白蛋白为31.5g/L，而11月28日为37.3g/L，这可能为患者血药浓度较此前低的原因。目前临床疗效不佳与伏立康唑血药浓度较低有关。各国指南均推荐Cmin为1.0mg/L，因此药师建议对伏立康唑按维持剂量加量50%，调整为0.3g，q12h。同时建议医师监测患者的肝肾功能，并在此次剂量调整后的第4～7天再次监测伏立康唑血药浓度。

药师监护要点

① 密切关注患者肝肾功能，及时调整给药剂量。

② 密切关注药物不良反应，警惕长期联合用药引发的不良反应（如二重感染、伪膜性肠炎）。

参考文献

[1] 中华医学会, 中华医学会临床药学分会, 中华医学会杂志社, 等. 成人社区获得性肺炎基层合理用药指南[J]. 中华全科医师杂志, 2020, 19 (9): 783-791.

[2] Wunderink RG. Guidelines to Manage Community-Acquired Pneumonia[J]. Clin Chest Med, 2018, 39 (4): 723-731.

[3] Nair GB, Niederman MS. Updates on community acquired pneumonia management in the ICU[J]. Pharmacol Ther, 2021, 217: 107663.

[4] 中华医学会呼吸病学分会感染学组. 中国成人医院获得性肺炎与呼吸机相关性肺炎诊断和治疗指南 (2018年版) [J]. 中华结核和呼吸杂志, 2018, 41 (4): 255-280.

[5] Torres A, Niederman MS, Chastre J, et al. International ERS/ESICM/ESCMID/ALAT guidelines for the management of hospital-acquired pneumonia and ventilator-associated pneumonia[J]. Eur Respir J, 2017, 50 (3): 1700582.

[6] Martin-Loeches I, Rodriguez AH, Torres A. New guidelines for hospital-acquired pneumonia/ventilator-associated pneumonia: USA vs. Europe[J]. Curr Opin Crit Care, 2018, 24 (5): 347-352.

[7] 中华医学会, 中华医学会临床药学分会, 中华医学会杂志社, 等. 肺结核基层合理用药指南[J]. 中华全科医师杂志, 2020, 19 (10): 891-899.

[8] Nahid P, Mase SR, Migliori GB, et al. Treatment of Drug-Resistant Tuberculosis. An Official ATS/CDC/ERS/IDSA Clinical Practice Guideline[J]. Am J Respir Crit Care Med, 2019, 200 (10): e93-e142.

[9] 中华医学会呼吸病学分会慢性阻塞性肺疾病学组, 中国医师协会呼吸医师分会慢性阻塞性肺疾病工作委员会. 慢性阻塞性肺疾病诊治指南 (2021年修订版) [J]. 中华结核和呼吸杂志, 2021, 44 (3): 170-205.

[10] 国家卫生计生委办公厅. 抗菌药物临床应用指导原则: 2015年版[M]. 北京: 人民卫生出版社, 2015.

[11] 中国医疗保健国际交流促进会临床微生物学分会, 中华医学会检验医学分会临床微生物学组, 中华医学会微生物学和免疫学分会微生物学组. 侵袭性真菌病真菌学检查指南[J]. 中华检验医学杂志, 2023, 46 (6): 541-557.

[12] 史文秀, 叶晓芬, 蔡映云, 等. 肺曲霉病患者抗真菌治疗中伏立康唑给药间隔和给药剂量分析[J]. 中国临床药学杂志, 2020, 29 (3): 223-226.

[13] 黄小鹰, 王敏, 宋小玲, 等. 血液科伏立康唑血药浓度监测60例结果分析[J]. 药品评价, 2022, 19 (10): 595-598.

[14] Japanese Antimicrobial Therapeutic Drug Monitoring Guideline Committee. Clinical Practice

Guideline for the Therapeutic Drug Monitoring of Voriconazole in Non-Asian and Asian Adult Patients: Consensus Review by the Japanese Society of Chemotherapy and the Japanese Society of Therapeutic Drug Monitoring[J]. Clin Ther, 2022, 44 (12): 1604-1623.

[15] (美) 戴卫・吉尔伯特等主编; 范洪伟译. 热病: 桑福德抗微生物治疗指南 (新译第53版) [M]. 北京: 中国协和医科大学出版社, 2024.

[16] Park SJ, Yang JH, Park HJ, et al. Trough Concentrations of Vancomycin in Patients Undergoing Extracorporeal Membrane Oxygenation[J]. PLoS One, 2015, 10 (11): e0141016.

[17] Donadello K, Roberts JA, Cristallini S, et al. Vancomycin population pharmacokinetics during extracorporeal membrane oxygenation therapy: a matched cohort study[J]. Crit Care, 2014, 18 (6): 632.

第六章
抗感染药物在感染性心内膜炎中的合理应用

第一节　感染性心内膜炎

一、概述

感染性心内膜炎（infective endocarditis, IE）是由病原微生物（细菌、真菌、病毒等）侵袭心脏瓣膜或心内膜引发的炎症。近年来，随着人口老龄化、退行性心瓣膜病高发，以及人工瓣膜置换术和血管内操作等技术的开展，IE发病率显著上升。

根据病程可分为急性和亚急性，急性IE以金黄色葡萄球菌感染为主要病原体，主要表现为高热、寒战等症状突出，病程进展迅猛，易引发瓣膜损毁及迁移性感染。亚急性IE以草绿色链球菌感染为主，其次为肠球菌。主要表现为临床症状相对较轻，病程进展缓慢，迁移性感染少见。

二、分类

（一）自体瓣膜心内膜炎（native valve endocarditis, NVE）

NVE是一种发生在心脏自体瓣膜上的感染性疾病，通常由微生物引起，累及心内膜表面。这种感染可以导致瓣膜损伤、心脏功能障碍以及全身性并发症。

常见病原菌：草绿色链球菌、金黄色葡萄球菌、肠球菌等。

临床特点：左心（主动脉瓣、二尖瓣）受累为主。

典型症状：发热、心脏杂音、栓塞（脑、脾、肾等）。

并发症：心力衰竭、瓣膜穿孔、心肌脓肿。

（二）人工瓣膜心内膜炎（prosthetic valve endocarditis, PVE）

PVE是人工瓣膜置换术后发生感染的一种疾病。根据发病时间，PVE可分为早期和晚期。早期PVE通常在术后1年内发生，晚期PVE则发生在术后1年以后。早期PVE致病菌主要有凝固酶阴性葡萄球菌（如表皮葡萄球菌）、金黄色葡萄球菌、革兰氏阴性菌（如肠杆菌）。晚期PVE致病菌与NVE类似（如草绿色链球菌、肠球菌）。

临床特点：发热、瓣周漏、人工瓣膜功能异常等。

（三）静脉药瘾者的心内膜炎（endocarditis in intravenous drug addicts, EIDA）

EIDA是指静脉注射毒品时由于注射部位、注射用具消毒不严格或使用未严格消毒的溶液溶解药物，导致细菌进入血管内，引发菌血症/脓毒症，进而感染心脏内膜的一种疾病。其中三尖瓣受累占50%以上，其次为主动脉瓣和二尖瓣。

主要致病菌为金黄色葡萄球菌，其次为链球菌、革兰氏阴性杆菌和真菌。

三、临床表现

（一）发热

发热是IE最常见的症状，多为持续性或弛张热。

急性IE：高热（39～40℃），伴寒战、大汗。

亚急性IE：低至中度发热（37.5～39℃），呈间歇性。

（二）心脏杂音

新出现杂音（尤以收缩期杂音为主）或原有杂音性质改变。

急性IE比亚急性IE更容易出现杂音性质和强度的改变。

瓣膜损害所致的杂音主要为关闭不全的杂音，尤以主动脉瓣关闭不全多见。

（三）周围体征

瘀点：常见于锁骨以上皮肤、睑结膜和口腔黏膜，尤其在病程较长的患者中较为多见。

Osler结节：在亚急性患者中较为常见，表现为手指和脚趾垫上出现类似豌豆大小的紫色或红色的痛性结节。

Janeway损害：主要在急性患者中出现，表现为手掌或足底无痛性出血性红斑。

指和趾甲下可能出现线状出血。

Roth斑：主要在亚急性患者中出现，表现为视网膜上的卵圆形出血斑，其中心区域呈白色，多在亚急性感染中出现。

（四）动脉栓塞

IE可引起脑、脾、肺、肾等多器官栓塞，其中以脑栓塞最为常见，表现为头痛、呕吐、意识障碍、偏瘫、失语等。肺栓塞在右心IE中多见，可表现为胸痛、呼吸困难、咯血、低氧血症，严重时可致急性肺源性心脏病。

（五）非特异性症状

可伴有乏力、食欲减退、体重下降、肌肉关节疼痛、夜间盗汗、贫血等表现。

四、诊断要点

推荐使用改良的Duke诊断标准。

（一）主要标准

1. 微生物学证据

血培养符合以下任一项：

① 2次独立血培养检出IE典型致病微生物：

· 草绿色链球菌、牛链球菌；

· HACEK族（嗜血杆菌属、凝聚杆菌属、人心杆菌属、侵蚀艾肯菌、金氏杆菌属）；

· 金黄色葡萄球菌；

· 社区获得性肠球菌（无明确原发感染灶）。

② 持续性菌血症：

· 间隔≥12小时的血培养≥2次阳性；

· 首末次采血间隔≥1小时的≥4次血培养中，≥3次阳性。

③ 单次血培养伯纳特立克次体阳性，或逆相IgG抗体滴度≥1∶800。

2. 心内膜受累证据

超声心动图符合以下任一项：

① 活动性病变：赘生物、脓肿、人工瓣膜开裂；

② 新出现的瓣膜反流（排除生理性或基础病变加重）。

（二）次要标准

① 发热：体温＞38℃。

② 易感因素：存在心脏基础疾病（如瓣膜病、先天性心脏病等）或静脉药物成瘾史。

③ 血管因素：主要动脉栓塞、Janeway损害、脓毒性肺梗死、颅内出血、结膜出血等。

④ 免疫学因素：Osler结节、类风湿因子阳性、肾小球肾炎、Roth斑。

⑤ 微生物学证据：血培养阳性，但不符合上述主要标准要求。

（三）诊断分级

明确诊断需符合以下任一项：

① 满足2项主要标准；

② 1项主要标准+ 3项次要标准；

③ 5项次要标准。

疑似诊断需符合以下任一项：

① 1项主要标准+1项次要标准；

② 3项次要标准。

五、治疗原则

治疗本病的核心在于彻底清除赘生物内的病原菌，主要有以下治疗原则：

① 早期经验性治疗前需完成血培养的病原学检测。

② 根据药敏结果调整方案，优先选择具有协同效应的抗菌药物联合治疗。

③ 静脉足量给药，遵循PK/PD原则。

④ 疗程：一般瓣膜感染4～6周，人工瓣膜或真菌感染延长至6～8周。

⑤ 部分患者需外科手术治疗。

六、抗感染药物的合理应用

对于病情危重且疑似IE的患者，建议在血培养结果回报前即启动经验性治疗。治疗方案需根据感染的严重程度、耐药菌感染的高危因素及受累瓣膜类型分层制订。

经验性治疗见表6-1，病原体针对性治疗见表6-2。

表 6-1　感染性心内膜炎的经验性治疗

病种及抗菌药物	剂量及给药途径	备　注
NVE，轻症患者		
青霉素	1200万～1800万U/d，静滴，分4～6次	青霉素过敏患者，可用头孢曲松替代
或氨苄西林	3g，静滴，1次/6h	对HACEK病原菌和肠球菌属的抗菌活性优于青霉素
或阿莫西林	2g，静滴，1次/4h	
联合庆大霉素	1mg/kg，静滴，1次/12h	在明确病原菌证据前，联用庆大霉素尚存在争论
NVE，重症患者		
万古霉素	15～20mg/kg，静滴，1次/8～12h	万古霉素过敏患者，可调整为达托霉素6mg/kg，静滴，1次/12h
联合庆大霉素	1mg/kg，静滴，1次/12h	肾功能损害患者可选用环丙沙星
NVE，重症患者（存在铜绿假单胞菌属、肠杆菌科细菌感染危险因素）		
万古霉素	15～20mg/kg，静滴，1次/ 8～12h	
联合美罗培南	1g，静滴，1次/8h	
PVE，等待血培养结果或血培养阴性		
万古霉素	1g，静滴，1次/12h	
联合利福平和庆大霉素	利福平300～600mg，口服或静滴，1次/12h；庆大霉素1mg/kg，静滴，1次/12h	

表 6-2　感染性心内膜炎的病原治疗

病　原	宜选药物	可选药物	备　注
甲氧西林敏感葡萄球菌属	苯唑西林或氯唑西林	头孢唑林或万古霉素	青霉素类药物过敏患者避免选用头孢菌素类
甲氧西林耐药葡萄球菌属	糖肽类+磷霉素	糖肽类+利福平或达托霉素	
草绿色链球菌	青霉素+庆大霉素	头孢曲松或头孢噻肟+庆大霉素	
肠球菌属	青霉素或氨苄西林+庆大霉素	糖肽类+庆大霉素或磷霉素	选用糖肽类+氨基糖苷类联合用药需权衡获益与风险，密切监测耳、肾毒性，联合用药疗程不宜超过2周
肠杆菌科或铜绿假单胞菌	哌拉西林+氨基糖苷类	第三代头孢菌素或β-内酰胺类/β-内酰胺酶抑制剂+氨基糖苷类	
念珠菌属	两性霉素 B+氟胞嘧啶	棘白菌素类	

第二节　案例评析

案例一、感染性心内膜炎

患者，女，58岁，体重60kg，因“主动脉瓣置换术后半年余，发热1周”入院。患者1周前出现间断发热（最高38.1℃），伴寒战，院外予左氧氟沙星治疗效果不佳。

辅助检查

炎症指标：白细胞计数12.35×10^9/L，中性粒细胞百分比81.02%，C反应蛋白79mg/L。

肾功能指标：肌酐71μmol/L，肌酐清除率82.8mL/min。

心脏B超：主动脉瓣置换术后，主动脉瓣位瓣周漏可疑。

入院诊断

1. 主动脉瓣关闭不全（生物瓣置换术后）；2.发热原因待查（感染性心内膜炎？）；3.高血压3级（很高危）。

检查与治疗

患者入院后初步考虑IE，给予美罗培南0.5g，ivgtt，q8h。

入院第3天，血培养提示革兰氏阳性菌阳性，调整为万古霉素1g，ivgtt，q12h+哌拉西林/舒巴坦4.5g，ivgtt，q12h。

入院第4天，血培养显示为耐甲氧西林凝固酶阴性葡萄球菌（Methicilli-Resistant Coagulase-Negative *Staphylococcus*, MRCoNS），明确IE诊断，改为万古霉素1g，ivgtt，q12h+利福平0.45g，ivgtt，q12h，但患者仍反复发热。

入院第18天，患者持续发热，方案调整为达托霉素750mg，ivgtt，qd 抗感染治疗，随后患者感染指标下降，体温恢复正常。

入院第60天，心脏超声显示植入瓣周团块消失。患者完成达托霉素8周治疗后，停用抗菌药物，随访半年，未见复发。

药师点评

该患者主动脉瓣置换术后6个月，入院时高度怀疑PVE。根据《成人感染性心内膜炎预防、诊断和治疗专家共识》，早期PVE致病菌主要有凝固酶阴性葡萄球菌、金黄色葡萄球菌以及革兰氏阴性菌等。对于早期 PVE（术后<12 个月），经验性治疗推荐采用“万古霉素+利福平+ 庆大霉素”的静脉联合治疗方案。该患者入院时经验性给予美罗培南治疗PVE，非首选治疗方案。

患者入院后血培养确诊为MRCoNS心内膜炎，根据《成人感染性心内膜炎预防、诊断和治疗专家共识》，对于甲氧西林耐药、万古霉素敏感（MIC ≤ 2mg/L）的MRCoNS，推荐选用万古霉素1g，ivgtt，q12h+利福平300mg～600mg，po，q12h+庆大霉素1mg/kg，ivgtt,q12h。但因庆大霉素肾毒性较大，临床最终选择万古霉素联合利福平抗感染治疗。然而，治疗效果不佳，患者仍反复发热。

根据《热病：桑福德抗微生物治疗指南（第53版）》，万古霉素治疗失败的右心IE患者可选择达托霉素，且多项研究证实达托霉素对左心IE（尤其是人工瓣膜感染）也有确切疗效，疗效随剂量增加而提高。本例患者为万古霉素治疗失败的PVE，改用达托霉素 $10mg\cdot kg^{-1}\cdot d^{-1}$ 治疗后效果良好，进一步支持达托霉素在左心 IE 中的应用。

IE 的抗感染疗程通常为 4～6 周，人工瓣膜感染需 6～8周或更长。该患者达托霉素治疗满8周后停药，随访未见复发，这表明足量、足疗程的抗感染治疗方案是患者康复的重要保障。

药师监护要点

① 使用万古霉素需要注意用法用量，监测患者肾功能以及是否出现“红人综合征”等不良反应。

② 达托霉素需监测肝酶和肌酸激酶水平，关注患者是否出现肌痛、肌无力等症状。

案例二、重症肺炎合并感染性心内膜炎

患者，女，56岁，身高166cm，体重65kg。因“间断发热、寒战9天”入院。病程中，患者最高体温39.3℃，伴胸闷气短、恶心呕吐，呕吐物为胃内容物，为非喷射性呕吐，感乏力、头晕、全身不适，无头痛、咳嗽咳痰、腹痛腹泻等。当地医院考虑“支原体肺炎”，给予阿奇霉素治疗2天后，患者出现意识淡漠，呼之可应，口唇内有暗红色液体，鼻腔出血，伴发热，无腹痛、黑便等，遂前来医院就诊。

既往病史

5年前因二尖瓣狭窄行二尖瓣置换术、三尖瓣修补术。

查体

体温39.9℃，脉搏106 次/分，呼吸36 次/分，血压 98/67mmHg。

辅助检查

血液检查：白细胞计数18.62 × 10^9L，中性粒细胞百分比90.6%，降钙素原13.456ng/mL，C反应蛋白232.52mg/L，白细胞介素- 6 721.0pg/mL，肌红蛋白113.918ng/mL，B型脑钠肽13843.789pg/mL，心肌肌钙蛋白I 4644.0pg/mL。

心脏彩色多普勒超声+左心功能测定：二尖瓣置换术后，经瓣口血流速度略加快，升主动脉及主肺动脉增宽，左房、右房增大，三尖瓣反流（中度），肺动脉高压（轻度），左室收缩功能正常。

胸部CT：双肺间质增生，双肺气肿；右肺炎症；双肺多发结节；胸骨术后改变，心脏瓣膜置换术后，心影增大，肺动脉高压；双侧胸膜轻度增厚。

诊断

1. 脓毒症；2. 感染性休克；3. 重症肺炎；4. 急性呼吸衰竭。

检查与治疗

给予液体复苏和血管活性药物抗休克治疗，同时留取痰和血液标本后经验性予注射用盐酸多西环素（首日0.2g qd，0.1g q12h 维持剂量，静脉滴注）抗感染治疗。

入院第3天，患者血培养回报金黄色葡萄球菌（甲氧西林耐药，万古霉素MIC≤0.5mg/L），复查支原体为阴性。血常规较前升高，PCT较前略有下降，肾功能损伤。血常规白细胞计数20.69 × 10^9/L，中性粒细胞百分比94.4%，降钙素原12.539ng/mL，白细胞介素-6 228.0pg/mL，肌酐121.8μmol/L。停用多西环素，根据肌酐清除率（47.4mL/min），调整万古霉素（1.5g 一次负荷剂量，0.5g qd维持剂量，静脉滴注）抗感染治疗。

入院第6天，患者体温、炎症指标较前下降，肌酐较前升高，患者循环仍不稳定，白细胞计数12.24 × 10^9/L，中性粒细胞百分比92.2%，降钙素原1.682ng/

mL，肌酐183.8μmol/L，经食管超声提示二尖瓣赘生物形成，血培养结果为金黄色葡萄球菌，万古霉素血药谷浓度为15.90mg/L，感染性心内膜炎诊断明确。继续万古霉素抗感染治疗，加用利福平（600mg qd，静脉滴注）抗感染治疗。

入院第9天，患者体温、肌酐较前升高，降钙素原较前下降，白细胞计数 19.43×10^9/L，中性粒细胞百分比 95.8%，降钙素原1.498ng/mL。肌酐223.2μmol/L。患者循环仍不稳定，故停用万古霉素，调整为达托霉素（0.5g qd，静脉滴注）联合利福平抗感染治疗。

入院第16天，患者体温恢复正常，炎症指标恢复正常，连续两次血培养阴性，胸部CT渗出影较前吸收，转入胸心外科行手术治疗。

药师点评

患者此次无明显诱因出现发热寒战就诊，入院后检验提示血象、炎症指标明显偏高，脓毒症诊断明确，结合患者胸部CT，肺部感染明确，根据CUB-65评分，可诊断为重症社区获得性肺炎。

患者外院诊断为支原体肺炎，且有阿奇霉素用药史，故经验性给予多西环素抗感染治疗。四环素类、大环内酯类和氟喹诺酮类抗菌药物均可用于肺炎支原体肺炎的治疗。目前，我国患者对大环内酯类药物耐药率较高，故选择四环素类（多西环素、米诺环素）或氟喹诺酮类（左氧氟沙星、莫西沙星）抗感染治疗。因患者有二尖瓣置换、三尖瓣修补手术史，为避免氟喹诺酮类药物的心脏不良反应，选择多西环素抗感染治疗。

多西环素对一些非典型病原体（特别是支原体、衣原体）作用强，为肺炎支原体感染的一线治疗药物。同时对MSSA、MRSA、军团菌也有活性。

患者血培养结果为金黄色葡萄球菌，故调整为万古霉素抗感染治疗。同时患者有二尖瓣置换术、三尖瓣修补术史，考虑感染性心内膜炎不能除外。万古霉素是治疗MRSA和MRCoNS感染的一线用药，耐药菌株少，全球耐药监测球菌敏感率高达98%（也有文献报道为99%）,对绝大多数革兰氏阳性菌有很好的体外抗菌活性，适用于MRSA及其他细菌所致的感染。

患者BMI为23.59kg/m^2，肌酐清除率为47.4mL/min，根据其肌酐清除率，万古霉素给药剂量应为0.7mg qd，但考虑药品规格，故给予0.5g qd维持剂量。根据《中国万古霉素治疗药物监测指南（2020更新版）》，对于严重MRSA感染患者，建议首剂给予25～30mg/kg。故建议先给予1.5g负荷剂量后再按肌酐清除率调整维持剂量。同时建议监测万古霉素的血药浓度，目标谷浓度维持在

10～15mg/L。

患者IE诊断明确，致病菌为耐甲氧西林金黄色葡萄球菌，根据相关指南推荐意见，可在万古霉素的基础上增加利福平和庆大霉素抗感染治疗。利福平按指南推荐意见，应给予900～1200mg/d，但患者肾功能不全（肌酐清除率30.89mL/min），故调整为600mg qd抗感染治疗。因患者肾功能不全，故未联合庆大霉素。

达托霉素属环脂肽类抗菌药物，对MSSA、MRAS、耐药表皮葡萄球菌有很好的抗菌活性。主要用于治疗皮肤和皮肤软组织感染、肌肉感染、右侧感染性心内膜炎。用于治疗金黄色葡萄球菌导致的伴发右侧感染性心内膜炎的血流感染时，指南推荐的剂量为10mg/kg qd。

肾功能不全需根据肌酐清除率调整剂量：

肌酐清除率≥30mL/min时，4～6mg/kg qd；

肌酐清除率＜30mL/min（包括接受血液透析或CAPD的患者），4～6mg/kg q48h。

药师监护要点

① 监测感染指标（体温、白细胞计数、中性粒细胞百分比、降钙素原）及症状变化。

② 密切关注患者肝肾功能，及时调整给药剂量。

③ 密切关注药物不良反应，如万古霉素输注过快易引起“红人综合征”，利福平和达托霉素引起的胃肠道反应等。

参考文献

[1] 中华医学会胸心血管外科分会瓣膜病外科学组. 感染性心内膜炎外科治疗中国专家共识[J]. 中华胸心血管外科杂志，2022，38 (3): 146-155.

[2] The Task Force for the Management of Infective Endocarditis of the European Society of Cardiology (ESC). 2015ESC Guidelines for the management of infective endocarditis[J]. Eur Heart J, 2015, 36 (44): 3075-3128.

[3] Nakatani S, Ohara T, Ashihara K, et al. JCS 2017Guideline on Prevention and Treatment of Infective Endocarditis[J]. Circ J, 2019, 83 (8): 1767-1809.

[4] Keller K, Hobohm L, Munzel T, et al. Incidence of infective endocarditis before and after the guideline modification regarding a more restrictive use of prophylactic antibiotics therapy in the USA and Europe[J]. Minerva Cardioangiol, 2019, 67 (3): 200-206.

[5] Murphy DJ, Din M, Hage FG, et al. Guidelines in review: Comparison of ESC and AHA guidance for the diagnosis and management of infective endocarditis in adults[J]. J Nucl Cardiol, 2019, 26 (1): 303-308.

[6] 江雪艳，袁源，杨琦，等. 血培养阴性感染性心内膜炎的临床特点[J]. 中国感染控制杂志，2022，21 (11): 1090-1095.

[7] 袁祖亮，王文静，蔡仁田，等. 2015—2020年南京地区感染性心内膜炎病原菌流行病学特征及耐药性[J]. 公共卫生与预防医学，2022，33 (4): 45-48.

[8] 贾一琼，朱光发. 自体主动脉瓣单独受累感染性心内膜炎患者行机械瓣膜与生物瓣膜主动脉瓣置换术后的预后比较[J]. 中国医药，2022，17 (6): 827-831.

[9] 何娜，苏珊，翟所迪，等. 中国万古霉素治疗药物监测指南 (2020更新版)解读[J]. 临床药物治疗杂志，2021，19 (1): 12-16.

[10] 国家卫生健康委合理用药专家委员会. 国家抗微生物治疗指南 (第3版)[M]. 北京：人民卫生出版社，2023.

[11] (美)戴卫・吉尔伯特等主编；范洪伟译. 热病：桑福德抗微生物治疗指南 (新译第53版)[M]. 北京：中国协和医科大学出版社，2024.

[12] Delgado V, Ajmone Marsan N, de Waha S, et al. 2023ESC guidelines for the management of endocarditis[J]. Eur Heart J, 2023, 44 (39): 3948-4042.

第七章
抗感染药物在血流感染中的合理应用

第一节　脓毒症

一、概述

脓毒症（sepsis）是由宿主对感染的反应失调引起的危及生命的器官功能障碍，全球每年影响超过3000万人，是重症患者死亡的主要原因之一。其发病率占住院患者的1%～2%，治疗成本高昂。脓毒症的病理机制复杂，涉及多器官功能紊乱，核心机制包括炎症失衡、免疫功能障碍、凝血功能异常等。早期识别和处理可显著改善脓毒症患者的预后。

二、临床表现

1. 全身感染与炎症反应

① 发热或低体温：体温异常（＞38.3℃或＜36℃），可能伴寒战或出汗。

② 全身炎症反应综合征：心率增快（＞90次/分）、呼吸急促（＞20次/分）。

③ 白细胞计数、C反应蛋白、降钙素原等感染指标异常升高。

2. 器官功能障碍表现

① 循环系统：收缩压≤100mmHg，需升压药维持平均动脉压≥65mmHg，血清乳酸＞2mmol/L（严重时＞4mmol/L）。

② 呼吸系统：呼吸急促，低氧血症。

③ 神经系统：意识模糊、嗜睡、谵妄或昏迷。

④ 肾脏：尿量减少（＜0.5mL/kg/h，持续2小时以上），血肌酐升高或肾小

球滤过率下降。

⑤ 凝血系统：血小板减少（＜100×10^9/L），凝血功能障碍。

⑥ 肝脏：黄疸、转氨酶升高（ALT/AST＞2倍正常值）；胆红素＞2mg/dL。

三、诊断要点

对于疑似感染或感染的患者，可使用床旁快速脓毒症相关序贯器官衰竭评分（quick sequential organ failure assessment, qSOFA，见表7-1）标准评估患者，符合两项或以上qSOFA标准，可初步考虑为脓毒症，并进一步对脏器功能进行评估。当SOFA评分（见表7-2）较基线上升≥2分可诊断为脓毒症。

脓毒性休克是脓毒症的特殊类型，表现为严重循环障碍和细胞代谢紊乱，需升压药维持平均动脉压（MAP）≥65mm Hg且乳酸＞2mmol/L。

表 7-1　qSOFA 标准

项　目	标　准
呼吸频率	≥ 22 次 / min
意识	改变
收缩压	≤ 100mm Hg

表 7-2　SOFA 评分标准

系统	项目	评分（分）				
		0	1	2	3	4
呼吸系统	Pa O_2/FiO_2（mmHg）	≥400（53.3）	＜400（53.3）	＜300（40）	＜200（26.7）+机械通气	＜200（26.7）+机械通气
凝血系统	血小板（$\times 10^3$/μL）	≥150	＜150	＜100	＜50	＜20
肝脏	血清胆红素（μmol/L）	＜1.2（20）	1.2～1.9（20~32）	2.0～5.9（33~101）	＜6.0～11.9（102～204）	≥12.0（204）
心血管系统	心血管功能	MAP≥70 mmHg	MAP＜70 mmHg	多巴胺≤5或多巴酚丁胺（任何剂量）	多巴胺5.1～15或肾上腺素0.1或去甲肾上腺素0.1①	多巴胺＞15或肾上腺素＞0.1或去甲肾上腺素＞0.1
中枢神经系统	Glasgow昏迷量表评分②	15	13～14	10～12	6～9	＜6
肾脏	肌酐（μmol/L）	＜1.2（110）	1.2～1.9（110～170）	2.0～3.4（171～299）	3.5～4.9（300～440）	＞4.9（440）
	24h尿量（mL）				＜500	＜200

注　① 给药剂量单位为μg・kg^{-1}/min，给药至少1h。

② Glasgow昏迷量表评分为3～15分，分数越高代表神经功能越好。

四、治疗原则

（一）早期紧急处理

1. 液体复苏与血流动力学支持

首选晶体液（如生理盐水、平衡盐溶液），初始 30mL/kg（成人 1500 ～ 2000mL），根据反应调整。启动血管活性药物：去甲肾上腺素为首选，维持平均动脉压（MAP）≥ 65mmHg。顽固性休克可联用血管加压素或肾上腺素等药物。

2. 感染源控制

紧急手术、引流，如坏死性筋膜炎、腹腔脓肿、胆道梗阻等需6小时内干预。

（二）抗感染治疗

1. 经验性抗菌治疗（1小时内启动）

在病原菌未明确前，根据患者的具体情况（如感染部位、可能的病原菌等），选择广谱抗菌药物进行经验性治疗，覆盖可能的病原体。

2. 目标性治疗

一旦明确病原菌种类，根据药敏试验结果调整抗菌药物，选择针对性强、有效的抗菌药物进行治疗。

（三）器官功能支持

1. 呼吸支持

机械通气（如 ARDS 时采用低潮气量策略）。

2. 肾脏支持

连续性肾脏替代治疗（CRRT）用于严重 AKI。

3. 循环支持

维持氧供需平衡，监测乳酸水平。

4. 代谢管理

强化胰岛素治疗，控制血糖。

（四）免疫调节与辅助治疗

1. 糖皮质激素

用于液体复苏和血管活性药物治疗无效的脓毒性休克（如氢化可的松 200～

300mg/d）。

2. 抗凝治疗

预防静脉血栓栓塞（如低分子肝素）。

3. 早期营养支持

在患者血流动力学稳定后，尽早开始营养支持，首选肠内营养，以维持肠道黏膜完整性，防止细菌移位和器官功能障碍。

五、抗感染药物的合理应用

脓毒症患者初始经验性抗感染治疗应在1小时内启动，治疗方案应尽量覆盖所有可能的致病菌，采用单药或联合治疗。48～72小时后根据微生物培养结果调整方案，降阶梯治疗。疗程通常7～10天，复杂感染延长至14～21天。见表7-3。

表 7-3 脓毒症抗感染治疗

分类	病原体	推荐方案	疗程	备注
经验性治疗	社区获得性	β-内酰胺类（如头孢曲松）联合氟喹诺酮类（如左氧氟沙星）或大环内酯类（如阿奇霉素）	7～10 天	覆盖常见病原菌
	院内感染/耐药风险	碳青霉烯类（如亚胺培南 / 西司他丁），β- 内酰胺类/β-内酰胺酶抑制剂剂（如哌拉西林 / 他唑巴坦）± 糖肽类（如万古霉素）	7～10 天	覆盖常见病原菌
目标性治疗	MRSA	糖肽类（万古霉素AUC0-24h目标范围400～650mg.h.L-1，谷浓度 15～20mg/L，谷浓度15～20mg/L）或利奈唑胺	10～14 天	监测肾功能和药物浓度
	肠杆菌科细菌	氟喹诺酮类，β-内酰胺类/β-内酰胺酶抑制剂，碳青霉烯类	7～10 天	—
	铜绿假单胞菌	具有抗铜绿假单胞菌作用的β-内酰胺类/β-内酰胺酶抑制剂或碳青霉烯类+氨基糖苷类	10～14 天	肾功能不全者调整剂量
	不动杆菌属	氨苄西林/舒巴坦，头孢哌酮/舒巴坦	10～14 天	—
特殊病原体治疗	念珠菌	棘白菌素类（如卡泊芬净）或氟康唑	14～21 天	血培养阳性或深部组织感染时使用
	耐碳青霉烯肠杆菌科	多黏菌素+替加环素，头孢他啶/阿维巴坦等	14～21 天	须监测神经毒性和肾毒性
	军团菌 / 非典型病原体	氟喹诺酮类（如左氧氟沙星）或大环内酯类（如阿奇霉素）	10～14 天	社区获得性肺炎合并脓毒症时使用
注意事项	降阶梯治疗	48～72 小时内根据药敏结果调整方案，减少广谱抗菌药物使用	—	避免耐药性和二重感染
	药物相互作用	万古霉素避免与肾毒性药物联用；利奈唑胺需注意血小板减少	—	监测凝血功能和肝肾功能
	疗程调整	复杂性感染（如心内膜炎、骨髓炎）延长至 21 天以上	—	根据感染灶控制情况决定

第二节　导管相关血流感染

一、概述

导管相关血流感染（catheter related blood stream infection, CRBSI）是指患者在留置血管内导管期间或拔除导管48小时内发生的菌血症或真菌血症，且除导管外无其他明确感染源。微生物学检查显示导管尖端或导管内血液培养出与外周血相同的病原体。

二、临床表现

发热（＞38℃）或低体温、寒战、心动过速、低血压；导管入口处组织红肿、疼痛或脓性分泌物，去除导管后患者症状好转。

三、诊断要点

（一）临床表现

发热（＞38℃）、寒战、低血压等全身感染症状。

（二）微生物学证据

① 至少1个血培养阳性（排除皮肤污染）。

② 导管尖端培养阳性（半定量≥15cfu/导管段，或定量≥10^3 cfu/mL），并且与外周血培养病原菌一致。

（三）感染前48h内使用过中心静脉导管，且排除其他感染灶

四、治疗原则

① 在获得病原菌鉴定和药敏试验结果之前，应根据患者的临床表现和可能的病原菌选择广谱抗菌药物进行经验性治疗。

② 根据病原菌的鉴定和药敏试验结果，调整抗菌药物，选择针对性强的药物进行治疗。

③ 确认CRBSI后，通常建议移除导管，尤其是在以下情况下：

a. 感染由金黄色葡萄球菌、铜绿假单胞菌或真菌引起；

b. 患者出现持续性菌血症或败血性休克。

④ 治疗持续时间应根据病原菌、感染的复杂性和患者的临床反应进行调整：

a. 无并发症的CRBSI通常需要7至14天的抗菌治疗；

b. 合并心内膜炎或迁徙性感染需4～6 周。

⑤ 在治疗CRBSI后，应评估患者是否需要重新置入导管，并延迟至少48小时，直到血培养结果为阴性。

五、抗感染药物的合理应用

在病原尚未明确前，估计其最可能的病原菌，按表7-4中的抗菌方案予以经验性治疗；在明确病原后，如果原治疗用药疗效不满意，应根据细菌药敏试验结果调整用药。

表 7-4 CRBSI 的病原治疗

病　原	宜选药物	可选药物	备　注
肺炎链球菌	青霉素 G	阿莫西林、头孢唑林、头孢呋辛	青霉素类过敏性休克史患者不宜选用头孢菌素类
肠球菌属	氨苄西林或青霉素+氨基糖苷类	糖肽类+氨基糖苷类，利奈唑胺	一般均需联合用药
金黄色葡萄球菌、凝固酶阴性葡萄球菌			
甲氧西林敏感株	苯唑西林或氯唑西林	第一代头孢菌素（头孢唑林等）、第二代头孢菌素（头孢呋辛等）	青霉素类过敏性休克史患者不宜选用头孢菌素类
甲氧西林耐药株	糖肽类 ± 磷霉素或利福平	达托霉素	—
大肠埃希菌	第三代头孢菌素或β-内酰胺类/β-内酰胺酶抑制剂	无产ESBLs菌感染高危因素：第三代头孢菌素（头孢曲松等）、氟喹诺酮类、氨基糖苷类。 有产ESBLs菌感染高危因素：β-内酰胺类/β-内酰胺酶抑制剂、碳青霉烯类	氟喹诺酮类耐药者多见
克雷伯菌属	第三代头孢菌素	无产ESBLs菌感染高危因素：第三代头孢菌素、氟喹诺酮类、氨基糖苷类。 有产ESBLs菌感染高危因素：β-内酰胺类/β-内酰胺酶抑制剂、碳青霉烯类	—
铜绿假单胞菌	头孢他啶、头孢吡肟、哌拉西林等抗假单胞菌β-内酰胺类+氨基糖苷类	氨基糖苷类、环丙沙星或左氧氟沙星、抗假单胞菌β-内酰胺类/β-内酰胺酶抑制剂、碳青霉烯类（厄他培南除外）	一般需联合用药
不动杆菌属	头孢哌酮/舒巴坦、氨苄西林/舒巴坦	氟喹诺酮类、氨基糖苷类、碳青霉烯类（厄他培南除外）、多黏菌素类	—
脆弱拟杆菌等厌氧菌	甲硝唑	头霉素类、克林霉素、β-内酰胺类/β-内酰胺酶抑制剂合剂、碳青霉烯类	—
念珠菌属	氟康唑、棘白菌素类	两性霉素 B	—

第三节　案例评析

案例一、脓毒症

患者，女，77岁，身高167cm，体重 65kg，因“突发嗜睡伴意识障碍”急诊入院。

既往病史

2型糖尿病19年，长期口服降糖药联合甘精胰岛素治疗。

查体

体温39.2℃，脉搏113次/分，呼吸29次/分，血压 90/51mmHg。

辅助检查

血液检查：白细胞计数18.6×10^9/L，中性粒细胞百分比94.7%，降钙素原＞100ng/mL，C反应蛋白 45.2mg/L，血小板96×10^9/L，血糖18.75mmol/L，肌酐90μmol/L。

血气分析：pH 7.41，PO_2 56mmHg，PCO_2 27.7mmHg，氧饱和度90%。

胸部CT：双肺炎性改变。

诊断

1. 脓毒性休克；2.混合性酸碱平衡失调；3.代谢性酸中毒；4.肺部感染；5. 2型糖尿病。

检查和治疗

患者入院后考虑脓毒性休克，立即给予液体复苏和血管活性药物抗休克治疗，同时留取痰和血液标本后经验性予亚胺培南/西司他丁注射液1g，ivgtt，q8h抗感染治疗。

入院第2天，患者休克症状纠正，但炎症指标持续升高，白细胞计数30.1×10^9/L，降钙素原＞100ng/mL。

入院第3天，患者炎性指标下降，白细胞计数20.1×10^9/L，降钙素原35ng/mL。

入院第7天，患者体温恢复正常，炎症指标趋于正常，拔除鼻胃管及导尿管。痰培养结果为睾丸酮丛毛单胞菌，药敏结果提示左氧氟沙星敏感，抗感染治疗方案降阶梯为左氧氟沙星注射液 0.5g，ivgtt，qd。

入院第10天，患者病情稳定，准予出院。

药师点评

患者因脓毒性休克入院，病情危重且感染源未明，经验性选用亚胺培南/西司他丁（碳青霉烯类）覆盖革兰氏阴性菌（包括产ESBL肠杆菌）、厌氧菌及部分革兰氏阳性菌，符合《国家抗微生物治疗指南》对脓毒性休克的首选推荐。剂量与给药方式选择1g q8h静脉滴注，符合该药的PK/PD特性。

病原学导向调整：痰培养检出睾丸酮丛毛单胞菌，该菌属条件致病菌，常见于呼吸道或泌尿系统感染。药敏提示左氧氟沙星敏感，且患者病情稳定，故降阶梯为左氧氟沙星。在抗感染治疗上，建议脓毒症及脓毒性休克患者的抗菌药物疗程为 7～10d，入院第10天，患者病情稳定，完成抗感染疗程。

药师监护要点

重点监测患者血流动力学、呼吸、意识等指标的变化，评估患者病情。

患者入院时血糖18.75mmol/L，提示严重高血糖，需强化胰岛素治疗，关注患者血糖变化。

密切关注患者炎症指标变化，评估患者的感染症状，及时调整抗菌药物。

案例二、隧道式血液透析导管相关血流感染

患者，女，36岁，体重37kg。规律血透2年，今透析时发热至40℃。

辅助检查

血液检查：白细胞计数13.5 × 10^9/L，中性粒细胞百分比90.2%，降钙素原3.44ng/mL，C-反应蛋白83.19mg/L。

诊断

1. 尿毒症；2. 血流感染。

治疗

入院经验性予以万古霉素0.5g+头孢他啶1g，治疗4天后C反应蛋白从

183.19mg/L降至96.40mg/L，但降钙素原反升（4.86ng/mL）。万古霉素+头孢他啶为指南推荐的经验性方案，覆盖革兰氏阳性菌（金葡菌）及革兰氏阴性菌。但患者体重37kg，万古霉素推荐剂量为20mg/kg（约0.74g），实际使用0.5g可能因剂量不足导致血药浓度偏低。

血培养结果为金黄色葡萄球菌（苯唑西林敏感）。换用头孢唑林2g（透析后给药），同时需联合头孢唑林封管液，治疗2天后，患者感染症状无显著改善，拔除感染导管，置换非隧道式临时导管。患者感染指标下降，延长抗菌药物疗程至4周，随访血培养、C反应蛋白及降钙素原正常，未再复发。

药师点评

隧道式血液透析导管（tunneled hemodialysis catheter）相关血流感染病原体主要通过导管接口污染（60%～70%）、皮下隧道迁移（20%～30%）入侵，常见致病菌为金黄色葡萄球菌（35%～45%）、凝固酶阴性葡萄球菌（20%～25%）、铜绿假单胞菌（10%～15%）及真菌（5%～8%）。临床典型症状包括突发高热（≥39℃）、寒战，伴透析中低血压（收缩压下降＞20mmHg）。

确诊CRBSI的金标准是双份血培养阳性：经导管血与外周血培养为同一病原菌，且导管血报阳时间早于外周血＞2小时；导管尖端培养：拔除导管后，尖端5cm半定量培养＞15cfu或定量培养＞1000cfu。目标治疗方案为MSSA：头孢唑林2g q12h（透析后给药），疗程28天；MRSA：维持万古霉素谷浓度在15～20mg/L；经验性治疗为万古霉素20mg/kg（基于理想体重）+头孢他啶1g。

该患者血培养结果为MSSA，初始选择万古霉素+头孢他啶覆盖革兰氏阳性菌（金黄色葡萄球菌）及革兰氏阴性菌。但患者体重37kg，万古霉素推荐剂量为20mg/kg（约0.74g），实际使用0.5g，可能因剂量不足导致血药浓度偏低。建议剂量调整至1g/次，并监测万古霉素谷浓度，维持谷浓度在15～20mg/L。药敏结果为MSSA。头孢唑林对MSSA的杀菌效率比万古霉素高30%，且可降低万古霉素耐药肠球菌的发生风险。患者病情感染指标下降后，换用头孢唑林，符合指南对MSSA感染的降阶梯策略，同时建议联合头孢唑林封管液。

药师监护要点

① 监测体温、炎症指标，评估抗感染治疗效果。

② 给药时机把握：避开透析时段给药，确保有效血药浓度。

③ 不良反应监护：万古霉素可能引发 “红人综合征”，需控制滴速（滴注

时间≥1小时）；头孢类药物需警惕胃肠道反应、凝血功能异常等。

参考文献

[1] 中国医师协会急诊医师分会, 中国研究型医院学会休克与脓毒症专业委员会. 中国脓毒症/脓毒性休克急诊治疗指南 (2018)[J]. 感染、炎症、修复, 2019, 20 (1): 3-22.

[2] 齐文旗, 张斌, 郑忠骏, 等. 拯救脓毒症运动: 2021年国际脓毒症和脓毒性休克管理指南[J]. 中华急诊医学杂志, 2021, 30 (11): 1300-1304.

[3] 中国医疗保健国际交流促进会急诊医学分会, 中华医学会急诊医学分会, 中国医师协会急诊医师分会, 等. 中国脓毒症早期预防与阻断急诊专家共识[J]. 中国急救医学, 2020, 40 (7): 577-588.

[4] Dugar S, Choudhary C, Duggal A. Sepsis and septic shock: Guideline-based management[J]. Cleve Clin J Med, 2020, 87 (1): 53-64.

[5] Evans L, Rhodes A, Alhazzani W, et al. Surviving sepsis campaign: international guidelines for management of sepsis and septic shock 2021[J]. Intensive Care Med, 2021, 47 (11): 1181-1247.

[6] 赖贻旺, 张竹华, 陈贵辽, 等. TGF-β1/Smads信号通路激活与血液透析导管相关性血流感染的关联[J]. 中华医院感染学杂志, 2022, 32 (16): 2420-2424.

[7] Golestaneh L, Mokrzycki MH. Prevention of hemodialysis catheter infections: Ointments, dressings, locks, and catheter hub devices[J]. Hemodial Int, 2018, 22 (S2): S75-S82.

[8] Pandit P, Sahni AK, Grover N, et al. Catheter-related blood stream infections: prevalence, risk factors and antimicrobial resistance pattern[J]. Med J Armed Forces India, 2021, 77 (1): 38-45.

[9] Ruiz-Giardin JM, Ochoa Chamorro I, Velázquez Ríos L, et al. Blood stream infections associated with central and peripheral venous catheters[J]. BMC Infect Dis, 2019, 19 (1): 841.

第八章
抗感染药物在腹腔和消化道感染中的合理应用

第一节　腹腔感染

一、概述

腹腔感染（intra-abdominal infection, IAI）是指一系列腹腔感染性疾病，包括腹内器官感染（如急性胆囊炎、急性阑尾炎等）、腹膜炎以及腹腔脓肿，可能伴随局部或全身性并发症。主要致病菌为肠杆菌科细菌、肠球菌属和拟杆菌属等厌氧菌的混合感染。IAI患者的病死率可达20%，严重威胁公共卫生安全。

二、临床表现

（一）腹痛

最主要的症状通常为持续性剧烈疼痛，可伴有恶心、呕吐。疼痛的部位一般与原发病灶有关，如阑尾炎引起的腹腔感染，疼痛最初可能在脐周或上腹部，逐渐转移至右下腹。

（二）发热

体温可升高至38℃以上，严重时可出现寒战、高热。

（三）腹膜刺激征

包括腹部压痛、反跳痛和腹肌紧张，是腹膜炎的重要体征。

（四）全身症状

随着病情的发展，可出现乏力、食欲不振、呼吸急促、心率加快等全身性感染中毒症状。严重者可出现感染性休克，表现为血压下降、面色苍白、四肢厥冷等。

三、诊断要点

（一）病史采集

患者有无腹部外伤史、手术史、慢性疾病史以及腹痛、发热等症状。

（二）体格检查

腹部有无压痛、反跳痛、腹肌紧张等腹膜刺激征及肠鸣音的变化。

（三）实验室检查

血常规白细胞计数、中性粒细胞百分比升高；C反应蛋白、降钙素原等炎症指标明显升高。

（四）影像学检查

腹部超声可发现腹腔内的积液、脓肿等；腹部CT是IAI影像学诊断的金标准，能更清晰地显示腹腔内的病变情况，如脏器损伤、炎症范围、有无脓肿形成等。

四、治疗原则

（一）控制感染源

评估手术指征，及时手术或在影像引导下引流脓肿、切除坏死组织、修复穿孔等，以阻断感染扩散。

（二）合理选择抗菌药物治疗

根据感染的严重程度和可能的病原菌选择合适的抗菌药物进行经验性治疗，优先选择能覆盖革兰氏阴性肠杆菌和脆弱拟杆菌等厌氧菌的药物，待病原菌明确后调整为针对性治疗。

（三）加强全身支持治疗

纠正低血容量、电解质紊乱及休克等症状，早期肠内营养（EN）保护肠道屏障，减少细菌移位。

五、抗感染药物的合理应用

IAI致病菌多源于肠道常驻菌群。腹水或腹腔组织标本的病原学分析显示，大肠埃希菌检出率最高，其次为克雷伯菌属等肠杆菌科细菌，非发酵革兰氏阴性菌（如铜绿假单胞菌）及链球菌亦占一定比例。选择抗菌药物需覆盖IAI常见病原菌。

腹腔感染的经验治疗见表8-1，腹腔感染的病原菌治疗见表8-2。

表 8-1　腹腔感染的经验治疗

轻中度感染	重度感染
氨苄西林/舒巴坦、阿莫西林/克拉维酸	头孢哌酮/舒巴坦、哌拉西林/他唑巴坦、替卡西林/克拉维酸
厄他培南	亚胺培南/西司他丁、美罗培南、帕尼培南
头孢唑林或头孢呋辛+甲硝唑	第三代或第四代头孢菌素（头孢噻肟、头孢曲松、头孢他啶、头孢吡肟）+甲硝唑
环丙沙星或左氧氟沙星+甲硝唑，莫西沙星	环丙沙星+甲硝唑、氨曲南+甲硝唑、替加环素（可用于中重度有耐药危险因素的腹腔感染）

表 8-2　腹腔感染的病原菌治疗

病　　原	宜选药物	可选药物
大肠埃希菌、变形杆菌属	氨苄西林/舒巴坦，阿莫西林/克拉维酸，第二代、第三代头孢菌素	氨苄西林/舒巴坦，阿莫西林/克拉维酸，第二代、第三代头孢菌素
克雷伯菌属	第二代、第三代头孢菌素	β-内酰胺类/β-内酰胺酶抑制剂、氟喹诺酮类、氨基糖苷类、碳青霉烯类
肠杆菌属	头孢吡肟或氟喹诺酮类	碳青霉烯类
肠球菌属	氨苄西林或阿莫西林或青霉素+庆大霉素	糖肽类
拟杆菌属等厌氧菌	甲硝唑	克林霉、β-内酰胺类/β-内酰胺酶抑制剂、头霉素类、碳青霉烯类

第二节　胆道系统感染

一、概述

胆道系统感染（biliary tract infection, BTI）是肝胆外科的常见急症，主要包括急性胆囊炎和急性胆管炎。其发生多与胆道梗阻（如胆石症、胆管狭窄）相关。流行病学调查显示，10%～15%的普通人群存在胆道结石，其中1%～3%的胆石症患者每年会因结石嵌顿、细菌逆行感染等因素进展为急性胆囊炎或胆管炎。若未及时解除梗阻并控制感染，病情可迅速恶化，甚至发展为脓毒症和多器官功能衰竭等，严重威胁患者生命。

根据中国细菌耐药网2005—2017年监测数据，67.5%的致病菌为革兰氏阴性菌，其中大肠埃希菌（占35%～45%）、克雷伯菌和铜绿假单胞菌位列前三；革兰氏阳性菌占32.5%，以肠球菌属（如粪肠球菌、屎肠球菌）为主。此外，胆道感染通常合并厌氧菌（如脆弱拟杆菌）感染，形成混合性感染模式。

二、分类

（一）急性胆囊炎

是指胆囊的急性炎症反应，其发病率占所有急腹症的3%～10%。其主要由胆囊管梗阻（如结石嵌顿）引发，导致胆汁淤积、细菌感染及胆囊壁炎症。非结石性胆囊炎则多与胆囊缺血或代谢异常相关。

（二）急性胆管炎

是指胆道系统的急性细菌性感染，常因胆道梗阻（如结石、肿瘤）导致胆汁淤积和细菌逆行感染，严重时可引发脓毒症或多器官功能障碍。

三、临床表现

① 急性胆囊炎的典型症状：右上腹持续性疼痛（可放射至右肩背部），Murphy征阳性（深吸气时按压右上腹引发疼痛）。伴随症状：发热、恶心呕吐、白细胞升高；严重者出现黄疸（合并胆总管结石时）。

② 急性胆管炎的经典表现为 Charcot三联征（腹痛、寒战高热、黄疸），约见于50%～70%的患者。当感染进展至脓毒症时，可出现 Reynolds五联征

（Charcot三联征+休克+神经系统异常）。

四、诊断要点

表 8-3 急性胆囊炎的诊断标准

诊断标准	内容
A.局部炎症表现	1.Murphy征阳性；2.右上腹包块、疼痛和（或）压痛
B.全身炎症表现	1.发热；2.白细胞计数升高；3.C反应蛋白升高
C.影像学检查	急性胆囊炎的影像学表现

注 疑似诊断：A 1项+B 1项；
确切诊断：A、B、C各1项。

表 8-4 急性胆囊炎的严重程度分级

严重程度	内容
Grade Ⅰ（轻度）	急性胆囊炎不伴随中度和重度的局部或全身改变
Grade Ⅱ（中度）	符合以下至少2项：
	1.白细胞计数＞8×10^9/L
	2.右上腹触及压痛的肿块
	3.明显局部炎症（如坏疽性胆囊炎、气肿性胆囊炎、胆汁性腹膜炎、肝脓肿）
Grade Ⅲ（重度）	急性胆囊炎合并至少1项器官功能不全：
	1.心血管功能障碍：需要多巴胺≥5μg·kg^{-1}/min，或使用去甲肾上腺素维持血压
	2.呼吸功能障碍：氧合指数（PaO_2/FiO_2）＜300mmHg
	3.神经系统功能障碍：意识模糊、谵妄或昏迷
	4.肝功能不全：凝血酶原时间-国际标准化比值（PT-INR）＞1.5
	5.肾功能障碍：少尿，SCr＞176.8μmol/L
	6.凝血功能障碍：血小板计数＜100×10^9/L

注 1mmHg=0.133kPa。

表 8-5 急性胆管炎的诊断标准

诊断标准	内容
A.全身炎症表现	1.发热（体温＞38℃）和（或）寒战
	2.实验室检查：C反应蛋白≥1g/L，白细胞计数＞10×10^9/L或＜4×10^9/L
B.胆汁淤积证据	1.黄疸（总胆红素≥34.2μmol/L）
	2.实验室检查：ALP、γ-GT、AST、ALT＞1.5×正常值上限
C.影像学表现	1.胆道扩张（如肝外胆管直径＞7mm）
	2.影像学检查病因（结石、肿瘤、狭窄、支架等）

注 怀疑诊断：A 1项+B或C 1项；
确切诊断：A、B、C各1项。

表 8-6　急性胆管炎严重程度分级

严重程度	内　容
Grade Ⅰ（轻度）	急性胆管炎不符合 Grade Ⅱ和 Grade Ⅲ诊断标准
Grade Ⅱ（中度）	符合以下≥2项： 1.高热（≥39℃） 2.白细胞计数（＞12×10^9/L或＜4×10^9/L） 3.年龄（≥75岁） 4.低蛋白（＜0.7×正常值上限） 5.黄疸（总胆红素≥85.5μmol/L）
Grade Ⅲ（重度）	合并 ≥1项器官功能障碍： 1.心血管功能障碍：需要多巴胺≥5$\mu g\cdot kg^{-1}$/min，或使用去甲肾上腺素维持血压 2.呼吸功能障碍：氧合指数（PaO_2/FiO_2）＜300mmHg 3.神经系统功能障碍：意识模糊、谵妄或昏迷 4.肝功能不全：PT-INR＞1.5 5.肾功能障碍：少尿，SCr＞176.8μmol/L 6.凝血功能障碍：血小板计数＜100×10^9/L

五、治疗原则

（一）分级评估与精准干预

首诊立即进行严重程度分级（Ⅰ～Ⅲ级），同步评估胆道梗阻风险。Ⅰ/Ⅱ级优先药物保守治疗，合并胆道梗阻或Ⅲ级感染（伴器官衰竭/感染性休克）需在24小时内行ERCP/PTCD等引流。

（二）分级时效性抗感染治疗

① Ⅰ/Ⅱ级：诊断明确后≤6小时启用抗菌药物。

② Ⅲ级：确诊1小时内静脉给药，覆盖革兰氏阴性菌及厌氧菌。

③ 药物选择：优选胆汁穿透率高的药物（如头孢哌酮胆汁浓度＞血药浓度的8倍），保证药物在胆汁中达到足够的浓度。

（三）停药指征

① Ⅰ/Ⅱ级：抗菌药物限于术前或术中应用，术后≤24小时停用。

② Ⅲ级：感染灶控制（手术/引流）后维持4～7天。

③ 停药标准：体温正常超过48小时、血象恢复、引流胆汁清亮，且需确保有效胆汁引流持续。

六、抗感染药物的合理应用

（一）轻中度（Ⅰ～Ⅱ级）胆道感染

建议选用第二代或三代头孢菌素制剂（如头孢呋辛、头孢曲松等）并配伍硝基咪唑类药物覆盖厌氧菌。替代方案可考虑直接应用含β-内酰胺酶抑制剂的复方制剂，如头孢哌酮/舒巴坦或哌拉西林/他唑巴坦。

（二）重度（Ⅲ级）胆道感染

推荐升级使用三代或四代头孢菌素（如头孢他啶、头孢吡肟）联合硝基咪唑类药物治疗。备选方案包括应用β-内酰胺酶抑制剂复方制剂或碳青霉烯类抗生素（如亚胺培南、美罗培南），必要时可选用替加环素等抗菌药物。

（三）梗阻性黄疸合并感染指征（腹痛、发热、白细胞计数＞10×10^9/L）

应在保证胆道引流的前提下启动抗感染治疗。初始经验治疗推荐三代头孢菌素（头孢曲松、头孢他啶）与硝基咪唑类联用，或单用碳青霉烯类药物（亚胺培南、美罗培南）及替加环素。当疑似革兰氏阳性菌混合感染时，可加用万古霉素、替考拉宁或利奈唑胺。强调尽早获取胆汁标本进行微生物培养，及时转为针对性抗感染治疗。

第三节　急性胰腺炎

一、概述

急性胰腺炎（acute pancreatitis, AP）是一种以胰腺外分泌部急性炎症为特征的疾病，临床表现为剧烈上腹痛及多器官功能障碍，严重时可进展为胰腺坏死和持续性器官衰竭而成为重症急性胰腺炎（severe acute pancreatitis，SAP），死亡率1%～5%。全球年发病率约为30～40例/10万人，部分区域发病率更高，儿童及老年人群发病率亦呈上升趋势。其病因多样，胆石症（占全球病例的20%～70%）和酒精滥用为主要诱因；高甘油三酯血症（占9%～33%）和药物亦为重要致病因素，其中高甘油三酯血症相关胰腺炎病情更易重症化。因此，及时诊断或及早预测AP的发生和发展，对改善患者的预后和降低并发症发生率至关重要。

二、分类

（一）轻症 AP（mild acute pancreatitis, MAP）

该类型占AP的60%～80%，死亡率极低，一般不伴有局部或全身并发症或器官功能衰竭。

（二）中度重症 AP（moderately severe acute pancreatitis, MSAP）

该类型占AP的10%～30%，死亡率＜5%。伴有局部或全身并发症或短暂器官功能衰竭（48h内）。

（三）SAP

该类型占AP的5%～10%，死亡率高达 30%～50%。伴有持续性器官功能衰竭（48h以上），可累及多个脏器。

三、临床表现

急性胰腺炎的典型临床表现为突发上腹部或弥漫性剧烈疼痛（80%～95%），常向背部放射，并伴随恶心、呕吐（40%～80%）、腹胀及发热。部分患者出现呼吸困难、烦躁或意识障碍，提示病情进展或全身炎症反应。体格检查可见发热、心动过速（＞120次/分）、呼吸急促、低氧饱和度（SpO_2＜94%）、低血压及腹部压痛（伴肌卫或反跳痛），部分病例因肠麻痹出现肠鸣音减弱或消失，严重者可见少尿（尿量＜0.5mL/kg/h）。实验室检查常显示白细胞计数升高（＞10×10^9/L）、血清淀粉酶或脂肪酶显著升高（≥正常值上限的3倍）。

病情进展至中重度时，系统性炎症反应综合征（systemic inflammatory response syndrome, SIRS）和多器官功能障碍综合征（multiple organ dysfunction syndrome, MODS）成为突出特征，表现为持续性呼吸衰竭（需机械通气）、急性肾损伤（肌酐升高、少尿）及循环不稳定（需血管活性药物支持）。局部并发症如胰腺坏死或感染可导致腹痛加剧、持续高热及C反应蛋白显著升高（≥150mg/L）。此外，高甘油三酯血症相关胰腺炎易发展为重症，而酒精性胰腺炎患者多伴有长期酗酒史或戒断症状。儿童及老年患者临床表现可能不典型，儿童以烦躁、呕吐为主，老年人则因合并症较多而易掩盖典型症状，需结合影像学及实验室指标综合判断。

四、诊断要点

（一）典型临床表现

上腹痛（80%～95%），可伴恶心、呕吐（40%～80%）、腹胀、发热、呼吸急促、意识障碍等；体征包括发热、低氧血症、呼吸急促、心动过速、低血压、腹部压痛、肠梗阻或少尿。

（二）实验室检查

血清淀粉酶或脂肪酶≥正常上限的3倍。

（三）影像学特征

腹部 CT/MRI 显示胰腺肿大、炎性脂肪条索、胰周积液或坏死。

上述3项标准中符合2项即可诊断为AP。

五、治疗原则

（一）液体复苏

发病24小时内启动，首选乳酸林格液（优于生理盐水，可减少全身炎症反应）。维持血流动力学稳定（心率＜120 次/分，尿量＞ 0.5mL/(kg·h)，平均动脉压 65～85mmHg）。

（二）镇痛管理

入院后24小时内接受止痛治疗。一线药物：阿片类药物（如吗啡、芬太尼），按需使用，可静脉给药或患者自控镇痛（PCA）。替代方案：非甾体抗炎药（NSAIDs，如双氯芬酸直肠给药）用于轻度疼痛，避免用于肾损伤高危患者。

（三）营养支持

MAP患者腹痛缓解后应尽早恢复口服饮食（低脂、易消化），无须常规禁食。MSAP/SAP患者发病48小时内启动肠内营养，首选鼻胃管，不耐受者改用鼻空肠管，目标热量为20～25kcal/kg/d。肠外营养仅用于肠内营养禁忌症（如肠梗阻、消化道出血）或补充不足的情况，避免长期使用（增加感染风险）。

高脂血症相关胰腺炎AP患者急性期可短暂禁食，联合使用胰岛素控制血糖及甘油三酯（目标＜500mg/dL）。

（四）感染防控

不推荐常规预防性使用抗菌药物，CT见坏死区气体影或血培养阳性或持续发热+C反应蛋白升高时，选择可穿透坏死胰腺的抗菌药物，抗菌谱应覆盖需氧和厌氧的革兰氏阴性菌和革兰氏阳性菌。

六、抗感染药物的合理应用

（一）预防性用药

无感染指征的轻度AP，不推荐预防性使用抗菌药物。对于疑似胰腺或胰外感染的患者，可经验性使用抗菌药物，并尽早进行病原学培养，根据病原学证据调整用药。

（二）治疗性用药

对于存在感染指征的患者，需选用可穿透胰腺，且抗菌谱应覆盖需氧革兰氏阴性菌、需氧革兰氏阳性菌、厌氧革兰氏阴性菌、厌氧革兰氏阳性菌的抗菌药物。如第三代头孢菌素 ± 硝基咪唑类或哌拉西林/他唑巴坦或喹诺酮类药物（环丙沙星和莫西沙星）。危重患者可选用碳青霉烯类药物。对于阳性菌和耐药菌株引发的感染，临床治疗可考虑使用万古霉素、利奈唑胺、替加环素等。推荐治疗周期为1～2周，根据患者具体病情可适当延长用药时间。

第四节　抗生素相关性腹泻

一、概述

抗生素相关性腹泻（antibiotic-associated diarrhea, AAD）是一类因抗生素使用引发的肠道功能紊乱性疾病，表现为用药期间或停药后出现的腹泻，且排除其他明确病因。其核心机制为抗生素破坏肠道微生态平衡，引发菌群失调，进而导致渗透性或分泌性腹泻，或由条件致病菌如艰难梭菌、真菌等过度增殖引发感染。接受肠道手术、侵入性操作、长期住院、合并严重基础疾病或慢性消化系统疾病，以及长期使用质子泵抑制剂等，均会增加AAD的发生风险。AAD的潜伏期多为2～6天，少数可延迟至停药后2个月。

二、分型及临床表现

（一）轻型（单纯性腹泻）

1. 临床表现

最为常见，以轻度肠道功能紊乱为主要表现，每日稀便2～3次，持续时间短（多为一过性），无发热、腹痛、脱水等全身症状。

2. 菌群状态

Ⅰ度菌群失调，肠道细菌总数轻度减少（101～500个/高倍油浸镜视野），尚未形成优势致病菌群。

3. 临床特点

症状轻微，易被忽视，粪便常规检查多无白细胞或红细胞，通常无须特殊治疗，停用抗生素后可自行缓解。

（二）中型

1. 临床表现

腹泻频率增加（每日数次至10次以内），粪便可呈稀水样或黏液便，部分患儿伴轻度腹痛或腹部不适。

2. 菌群状态

Ⅱ 度菌群失调，细菌总数显著减少（11～100个/高倍油浸镜视野）。

3. 临床特点

常继发条件致病菌（如产酸克雷伯菌）感染，粪便常规可见白细胞增多，易被误诊为普通感染性腹泻，需结合抗生素使用史及菌群检测进行鉴别。

（三）重型

1. 临床表现

腹泻症状显著加重，每日可达10～20次，甚至30次以上，粪便可为脓血便或黏液血便，伴发热（体温≥38℃）、腹痛、里急后重等感染中毒症状，严重者出现食欲锐减、精神萎靡。

2. 菌群状态

Ⅲ度菌群失调，肠道细菌总数极度减少（＜10个/高倍油浸镜视野），仅见单一优势致病菌群（如艰难梭菌、白假丝酵母菌）过度繁殖，形成肠道感染灶。

3. 临床特点

约95%的重型病例由产毒素型艰难梭菌感染引起，结肠镜检查可见肠黏膜充血水肿，散在黄白色假膜样渗出物（假膜性肠炎）。实验室检查：粪便中可见大量白细胞或红细胞，病原学检测可明确病原体。

（四）极重型（暴发型）

1. 临床表现

以严重全身中毒症状及并发症为突出表现，除频繁腹泻外，迅速出现脱水（皮肤弹性差、尿量减少）、电解质紊乱（低血钾、低血钠）、代谢性酸中毒，甚至低蛋白血症（水肿、腹水）。

2. 危重症表现

可并发中毒性巨结肠（肠管扩张、蠕动消失）、肠穿孔（剧烈腹痛、腹膜刺激征），伴发感染性休克时出现血压下降、意识障碍，病死率显著升高。

3. 病理机制

在严重菌群失调的基础上，条件致病菌感染引发肠道黏膜广泛损伤，毒素入血导致SIRS，多发生于免疫功能低下或未及时干预的危重症患者。

三、诊断要点

① 在使用抗菌药物期间或停药后2个月内出现腹泻（潜伏期多为2～6天），表现为稀便、水样便，可伴黏液、脓血或假膜排出。需排除其他有明确原因的

腹泻。

② 微生物学证据（优势致病菌培养/毒素检测阳性）可明确病原学诊断（如艰难梭菌感染、真菌性肠炎）。

四、治疗原则

（一）优先停用或调整抗菌生素

多数轻型AAD患者停用抗菌药物后72小时内腹泻缓解，是治疗的首要措施。因基础疾病需继续用药者，应选择对肠道菌群影响较小的窄谱抗菌药物（如β-内酰胺类单药），减少联合用药，避免使用克林霉素、大环内酯类等高AAD风险药物。

（二）肠道微生态修复

补充益生菌，调整肠道菌群平衡。对于严重或复发的艰难梭菌感染（*Clostridioides difficile* infection, CDI）患者，可采用粪菌移植。

（三）抗菌药物治疗

对于中重度AAD患者，尤其是拟诊或确诊CDI患者，应进行经验性抗菌药物治疗。明确病原菌证据可针对性选择抗菌药物。

（四）纠正内环境紊乱

口服补液盐用于轻中度脱水，重度脱水者静脉输注生理盐水+葡萄糖，维持尿量≥1mL/kg/h。监测血钾、血钠，调节电解质平衡。

五、抗感染药物的合理应用

对于AAD患者，抗菌药物的使用主要是针对常见特殊病原体的治疗。

表 8-7 AAD 常见特殊病原体的治疗

病原体	病情	治疗药物	用法用量	疗程	注意事项
艰难梭菌	无症状携带者	不予抗病原治疗			
	轻至中型、首次复发	甲硝唑、万古霉素	甲硝唑，口服，30mg/（kg·d），分 3 ～ 4 次，最大剂量为 2g/d。万古霉素，口服，20mg/（kg·d），每 6 小时给药 1 次，最大剂量为 500mg/d	10～14d	

续表

病原体	病情	治疗药物	用法用量	疗程	注意事项
艰难梭菌	重型、极重型、甲硝唑无效者	万古霉素	口服，40mg/（kg·d），每6小时给药1次，最大剂量为2g/d，病情稳定后减为20mg/（kg·d）	10～14d	口服受限或肠梗阻者可保留灌肠（成人剂量为万古霉素500mg溶于生理盐水100mL，每6小时给药1次）
	万古霉素无效者	非达霉素	口服	10d	美国食品药品监督管理局批准用于≥6月龄儿童CDAD
	复发病例	万古霉素	递减和脉冲给药疗法，每次10mg/kg（最大剂量为125mg），每6小时给药1次，连用10～14d；减为2次/d，用1周；减为1次/d，继用1周；减为每2～3天口服1次，用2～8周。或采用10mg/kg（最大量125mg），每6小时给药1次，用1周后停1周，如此3～4次循环	总疗程6～12周	
真菌	真菌性肠炎	制霉菌素	口服，5万～10万U/（kg·d），分3～4次	2周	
		氟康唑	口服，3～6mg/（kg·d），qd	2周	口服困难或有肠外感染者可选用氟康唑静脉滴注
		伏立康唑、棘白菌素类、两性霉素B	口服或静脉滴注		疑为曲霉菌或耐药真菌感染者使用
金黄色葡萄球菌	金黄色葡萄球菌肠炎	万古霉素	静脉用		

第五节　案例评析

案例一、胆道系统感染

患者，女，42岁，体重56kg。因“反复腹痛3天伴呕吐、发热”入院。

查体

剑突下及右上腹压痛。

辅助检查

血液检查：白细胞计数8.3×10^9/L，C反应蛋白13mg/L，血清淀粉酶197IU/L，丙氨酸氨基转氨酶214IU/L，天门冬氨酸氨基转氨酶53IU/L。

B超：胆囊内壁毛糙增厚伴占位，肝脾胰未见明显局灶性占位。

诊断：

1. 急性胰腺炎；2. 急性胆囊炎；3. 胆囊结石；4. 肝功能损害

治疗

入院第1天，考虑急性胆囊炎，给予注射用头孢他啶2.5g ivgtt q12h+左奥硝唑氯化钠注射液0.5g ivgtt qd抗感染治疗，并给予复方甘草酸苷和阿拓莫兰保肝等对症治疗。

入院第3天，患儿临床症状有所好转，复查血常规显示白细胞计数7.3×10^9/L，中性粒细胞比例75.6%，C反应蛋白5mg/L。感染指标下降，C反应蛋白恢复正常。

入院第5天，患儿一般情况良好，无发热、吐泻等不适，碱性磷酸酶157U/L；丙氨酸氨基转移酶97U/L；天门冬氨酸氨基转移酶39U/L，予以出院，出院带熊去氧胆酸胶囊250mg po tid联合复方甘草酸苷片50mg po tid继续保肝治疗。

药师点评

该患儿入院时查体剑突下、右上腹压痛明显，无反跳痛。B超显示胆囊内壁毛糙增厚，胆囊内实性小占位。符合急性胆囊炎的诊断。胆囊相关疾病（如胆囊炎、胆管炎）的致病菌以肠杆菌科为主，其次为肠球菌、拟杆菌属及梭菌属等。根据《抗菌药物临床应用管理指导原则（2015版）》，针对轻中度胆道感染，建议选用第二代或第三代头孢菌素并配伍硝基咪唑类药物覆盖厌氧菌。替代方案可考虑直接应用含β-内酰胺酶抑制剂的复方制剂。重度胆道感染患者推荐升级使用第三代或第四代头孢菌素联合硝基咪唑类药物治疗。备选方案包括应用β-内酰胺酶抑制剂复方制剂或碳青霉烯类抗菌药物，必要时可选用替加环素等抗菌药物。结合检查指标，该患儿属于轻中度胆囊炎，选用“头孢他啶+左奥硝唑”能够兼顾阴性菌与厌氧菌，符合用药指南。此外，该患者肝功能异常，左奥硝唑主要通过肝脏代谢，常规推荐剂量为0.5g ivgtt q12h，肝功能不全患者使用左奥硝唑时需谨慎使用，选用0.5g ivgtt qd，用药合理。

药师监护要点

① 密切关注患儿病情变化，评估感染指征，及时调整抗菌药物；

② 监测肝肾功能。奥硝唑主要在肝内代谢，肝损伤患者需延长给药间隔（避免蓄积）；头孢他啶经肾脏清除，肾损伤时需减量或延长给药间隔；

③ 严格低脂饮食，禁食油腻及不洁食物，预防胆绞痛复发。

案例二、抗生素相关性腹泻

患者，女，85岁，因“咳嗽、咳痰3天入院”。

查体

双肺可闻及哮鸣音和湿啰音，下肢轻度水肿。

辅助检查

血液检查：白细胞计数7.86 × 10^9/ L，中性粒细胞百分比 88.3%，C反应蛋白 6mg/L，pH 7.34，Pa CO_2 55.00mm Hg，Pa O_2 152mm Hg（1mm Hg = 0.1333k Pa）。

胸部 CT：左肺上叶舌段、双肺下叶感染。

诊断

1. 社区获得性肺炎；2. Ⅱ型呼吸衰竭。

治疗

入院后立即予以气管插管机械通气、平喘、祛痰等对症治疗，同时经验性给予哌拉西林/他唑巴坦4.5g ivgtt q8h+莫西沙星注射液0.4g ivgtt qd 抗感染治疗，治疗期间，患者反复发热，痰培养多次培养出肺炎克雷伯菌、泛耐药鲍曼不动杆菌，先后予以亚胺培南/西司他丁、万古霉素、替加环素等联合抗感染治疗。

入院第19天，患者出现顽固性腹泻（8～11次/日），予以蒙脱石散、益生菌等治疗后仍反复腹泻，考虑AAD。粪便检测显示艰难梭菌毒素阳性，临床加用万古霉素 125mg，q6h，胃管注入，同时评估患者感染症状，予以降阶梯治疗。持续治疗1周后，腹泻改善。

药师点评

本例高龄患者无消化道基础疾病史，其伪膜性肠炎的发生与广谱抗生素的长期应用密切相关。

核心发病机制包括：

① 肠道菌群失衡，促使条件致病菌异常增殖，引发腹泻；

② 高龄相关危险因素（胃肠黏膜屏障减弱、免疫功能受损）协同促进病理进程。

临床处理原则：对轻症抗生素相关性腹泻优先考虑停药，必须维持抗感染时需规避头孢类、克林霉素、喹诺酮类等CDI高风险药物。

本病例在感染控制后实施降阶梯治疗，为后续停用抗生素创造条件。根据《抗菌药物临床应用指导原则》，轻中度艰难梭菌感染初始治疗推荐：甲硝唑30mg/（kg·d），分3～4次口服（日极量2g）或口服万古霉素20mg/（kg·d） q6h（日极量500mg），疗程10～14天。按患者60kg体重计算理论剂量需1200mg/d，但实际采用125mg q6h（500mg/d）的标准极量方案。通过治疗，患者AAD好转。

药师监护要点

① 症状监测：密切监测患者的腹泻次数、大便性状等症状。

② 水电解质平衡：纠正脱水及电解质失衡（重点关注K^+、Na^+）。

③ 营养支持：建议摄入易消化、低刺激性食物，避免高脂、高纤维饮食。

④ 并发症监测：警惕可能出现的并发症，如肠穿孔、中毒性巨结肠等，并及时处理。

案例三、急性胰腺炎

患者，男，78岁，身高165cm，体重75kg。因“中上腹疼痛1天”收治入院。因患者合并室上性心动过速，故收治于重症医学科。自发病以来，患者大小便正常，饮食、睡眠稍差，近1个月体重无明显变化。

查体

体温36.6℃，脉搏101 次/分，呼吸20 次/分，血压136/87mmHg。

辅助检查

血液检查：白细胞计数8.56×10^9/L，中性粒细胞百分比91.7%，降钙素原2.919ng/mL，总胆红素38.20μmol/L，直接胆红素20.00μmol/L，间接胆红素18.2μmol/L，肌酐 45.9μmol/L。

全腹CT平扫+增强：胆囊结石，胆总管结石，肝内外胆管扩张，胆源性胰腺炎，腹腔积液。

诊断

1. 胆总管结石；2. 胆囊结石；3. 胆囊炎；4. 急性胆源性胰腺炎（重症）；5. 肝胆管扩张；6. 腹腔积液。

治疗

患者入科后给予高流量氧疗、解痉止痛、抑酸抑酶、化痰、平喘、退黄、转律等对症支持治疗，同时留取血液标本后经验性给予注射用头孢哌酮/舒巴坦（3g q8h 静脉滴注）抗感染治疗。

入科第4天，患者炎症指标较前下降，白细胞计数7.34×10^9L，中性粒细胞百分比 86.2%，降钙素原 1.852ng/mL。病情相对平稳，呼吸及循环稳定，未诉明显气短不适，转入肝胆外科普通病房继续治疗。

药师点评

患者患有急性胰腺炎，无论急性胰腺炎的类型（间质性或坏死性）及严重程度（轻度、中度或重度）如何，《中国急性胰腺炎诊治指南（2021版）》均不推荐预防性应用抗菌药物。但高达20%的急性胰腺炎患者会出现胰腺外感染，如血流感染、肺炎和泌尿道感染。胰腺外感染与死亡率增加有关。怀疑感染时，应在寻找感染源的同时使用抗菌药物。然而，若培养结果为阴性且未发现感染源，应停用抗菌药物。

腹腔感染相关的优势细菌是肠杆菌科细菌（如大肠埃希菌、克雷伯菌属、变形杆菌属、肠杆菌属）、链球菌和厌氧菌，虽然经常分离得到肠球菌，但其临床相关性一般仅限于医疗保健相关感染。对于轻到中度社区获得性腹腔感染（如阑尾穿孔或阑尾脓肿）患者，如果没有抗生素耐药或治疗失败的危险因素，经验性治疗方案覆盖肠链球菌、非耐药性肠杆菌科细菌和厌氧菌通常便已足够，对于重度的或发生不良结局或耐药风险较高的社区获得性腹腔感染患者，经验性治疗除了覆盖肠球菌和厌氧菌外，通常还会加入具有抗革兰氏阴性菌活性的药物，该药需足以覆盖铜绿假单胞菌和对非抗假单胞菌的第三代头孢菌素类耐药的肠杆菌科细菌。

患者急性胰腺炎发作，胆总管结石，胆囊结石，腹腔积液，胆囊炎，白细胞计数、降钙素原较高，存在明确的胆道系统感染指征。给予经验性抗感染治疗，选择头孢哌酮/舒巴坦，可以覆盖腹腔感染相关优势细菌，选药合理。此外，头孢哌酮在胆汁中的浓度显著高于血药浓度，能在胆囊、胆管及胰周组织中形成有效抗菌浓度，尤其适合胆道感染（如胆囊炎、胆管炎）及胆源性胰腺炎的治疗，可直接作用于感染部位，提高局部杀菌效果。

药师监护要点

① 监测感染指标（体温、白细胞计数、中性粒细胞百分比、降钙素原）及症状变化。

② 关注病原学检查（胆汁引流液培养、血培养、药敏试验），及时调整方案。

③ 监测肝肾功能，调整药物剂量。

④ 监测患者血小板计数及凝血功能，警惕头孢哌酮所致凝血功能障碍。

参考文献

[1] 中华医学会外科学分会外科感染与重症医学学组, 中国医师协会外科医师分会肠瘘外科医师专业委员会. 中国腹腔感染治指南 (2019版)[J]. 中国实用外科杂志，2020，40 (1): 1-16.

[2] 中华医学会外科学分会， 中国研究型医院学会感染性疾病循证与转化专业委员会，中华外科杂志编辑部. 外科常见腹腔感染多学科诊治专家共识[J]. 中华外科杂志，2021，59 (3): 161-178.

[3] 刘昌，张靖垚. 腹腔感染诊治新理念: 共识与争议[J]. 中国实用外科杂志，2019，39 (6): 538-541.

[4] 许婧，张静萍. 腹腔感染治疗中抗生素使用的基本原则、争议与共识[J]. 中国实用外科杂志，2019，39 (6): 564-568.

[5] Solomkin JS, Mazuski JE, Bradley JS, et al. Diagnosis and management of complicated intra-abdominal infection in adults and children: guidelines by the Surgical Infection Society and the Infectious Diseases Society of America[J]. Surg Infect (Larchmt), 2010, 11 (1): 79-109.

[6] Mazuski JE, Tessier JM, May AK, et al. The Surgical Infection Society Revised Guidelines on the Management of Intra-Abdominal Infection[J]. Surg Infect (Larchmt), 2017, 18 (1): 1-76.

[7] Lalisang T, Usman N, Hendrawidjaya I, et al. Clinical Practice Guidelines in Complicated Intra-Abdominal Infection 2018: An Indonesian Perspective[J]. Surg Infect (Larchmt), 2019, 20 (1): 83-90.

[8] Hecker A, Reichert M, Reuss CJ, et al. Intra-abdominal sepsis: new definitions and current clinical standards[J]. Langenbecks Arch Surg, 2019, 404 (3): 257-271.

[9] 中华医学会外科学分会胆道外科学组，中国研究型医院学会加速康复外科专业委员会，

中华外科杂志编辑部. 胆道外科抗菌药物规范化应用专家共识 (2019版)[J]. 中华外科杂志，2019，57 (7): E1.

[10] 中华医学会外科学分会胆道外科学组. 急性胆道系统感染的诊断和治疗指南 (2021版)[J]. 中华外科杂志，2021，59 (6): 422-429.

[11] 中国医疗保健国际交流促进会急诊医学分会，脓毒症预防与阻断联盟. 重症急性胰腺炎预防与阻断急诊专家共识[J]. 中国急救医学，2022，42 (5): 369-379.

[12] 中华医学会外科学分会胰腺外科学组. 中国急性胰腺炎诊治指南 (2021)[J]. 浙江实用医学，2021，26 (6): 511-519.

[13] 高甘油三酯血症性急性胰腺炎诊治急诊共识专家组. 高甘油三酯血症性急性胰腺炎诊治急诊专家共识[J]. 中华急诊医学杂志，2021, 30 (8): 937-947.

[14] Leppaniemi A, Tolonen M, Tarasconi A, et al. 2019WSES guidelines for the management of severe acute pancreatitis[J]. World J Emerg Surg, 2019, 14: 27.

[15] Jaber S, Garnier M, Asehnoune K, et al. Guidelines for the management of patients with severe acute pancreatitis, 2021[J]. Anaesth Crit Care Pain Med, 2022, 41 (3): 101060.

[16] 郑跃杰，武庆斌，方峰，等. 儿童抗生素相关性腹泻诊断、治疗和预防专家共识[J]. 中华实用儿科临床杂志, 2021, 36 (6): 424-430.

[17] 方峰. 抗生素相关性腹泻的预防和诊疗[J]. 中华儿科杂志，2022, 60 (7): 735-737.

[18] Bouza E, Aguado JM, Alcala L, et al. Recommendations for the diagnosis and treatment of Clostridioides difficile infection: An official clinical practice guideline of the Spanish Society of Chemotherapy (SEQ), Spanish Society of Internal Medicine (SEMI) and the working group of Postoperative Infection of the Spanish Society of Anesthesia and Reanimation (SEDAR)[J]. Rev Esp Quimioter, 2020, 33 (2): 151-175.

[19] Hernandez-Rocha C, Pidal P, Ajenjo MC, et al. [Chilean consensus of prevention, diagnosis and treatment of Clostridium difficile-associated diarrhea][J]. Rev Chilena Infectol, 2016, 33 (1): 98-118.

[20] 中华医学会急诊分会，京津冀急诊急救联盟，北京医学会急诊分会，等. 急性胰腺炎急诊诊断及治疗专家共识[J]. 中华急诊医学杂志，2021, 30 (5): 513-523.

[21] 国家卫生健康委合理用药专家委员会. 国家抗微生物治疗指南 (第3版)[M]. 北京：人民卫生出版社，2023.

[22] (美)戴卫・吉尔伯特等主编；范洪伟译. 热病：桑福德抗微生物治疗指南 (新译第53版)[M]. 北京：中国协和医科大学出版社, 2024.

第九章
抗感染药物在泌尿系感染中的合理应用

第一节　尿路感染

一、概述

尿路感染（urinary tract infection, UTI）是常见的感染性疾病之一，属于泌尿科疾病，也是临床中极为常见的院内感染之一。若不能得到有效的治疗，将会发展为更为严重的泌尿系统疾病甚至全身感染性疾病，将给患者的身心健康和生活质量造成严重的影响，而且也会给患者带来经济上的沉重负担。文献报道，UTI占全美社区感染的第2位，每年因UTI就诊者超过800万。美国年轻女性膀胱炎发病率约为0.5次/（人·年），约40%～50%的成年女性一生中曾罹患UTI，约27%～48%的健康女性发生反复发作性UTI，虽然其尿路并无解剖学异常。UTI亦为重要的医院感染之一，占美国医院感染及菌血症的首位，约占医院感染的35%～45%。医院尿路感染50%～80%系留置导尿管或其他装置所引起。

二、分类及临床表现

按感染部位分类，UTI可分为上尿路感染和下尿路感染；按复杂程度分类，尿路感染可分为非复杂性尿路感染和复杂性尿路感染。

（一）上尿路感染

主要包括肾盂肾炎和输尿管炎。急性发作时以全身症状为主，如高热、寒战、腰痛等。

急性期：高热（体温≥38.5℃）、寒战、腰痛（肋脊角压痛或肾区叩痛），可能伴有恶心、呕吐等消化系统症状。

慢性期：长期反复的尿路刺激症状（如排尿不适、腰酸）可能损伤肾小管功能，临床可表现为夜尿增多及尿比重下降；致病菌多为大肠埃希菌，其他较常见的有变形杆菌、克雷伯菌等。

（二）下尿路感染

包括膀胱炎和尿道炎，典型表现为尿频、尿急、尿痛等膀胱刺激征，可伴有下腹坠胀、血尿或尿液浑浊，占UTI的95%以上。

（三）非复杂性尿路感染

无尿路结构或功能异常，常见于健康女性，症状较轻。

（四）复杂性尿路感染

合并尿路梗阻（如结石、前列腺增生）、畸形、糖尿病或免疫功能低下等，治疗难度大且易复发。

三、诊断要点

UTI的诊断，常不能仅依靠临床症状和体征，更要依靠实验室检查，特别是细菌检查。凡有真性细菌尿者，均可诊断为尿路感染。

真性细菌尿是指：

① 在排除假阳性的前提下清洁中段尿细菌定量培养10^5cfu/mL；如临床上无症状，要求连续两次尿培养检出同一病原菌（有临床意义）。

② 膀胱穿刺尿培养阳性。

③ 对于有典型尿路症状（尿频、尿急、尿痛）伴脓尿的女性，若尿培养≥10^2 cfu/mL且为常见致病菌，即可临床诊断为UTI。

（一）尿常规检查

UTI主要表现为尿蛋白阴性或微量，同时尿沉渣中白细胞数量显著增多。若检出白细胞管型，则对肾盂肾炎的诊断具有重要提示价值。部分患者可出现镜下血尿，但肉眼血尿的发生率较低（不足5%）。

（二）尿白细胞

尿路感染患者常见脓尿表现，其诊断标准为：清洁尿标本中白细胞≥5/

HPF。需注意标本污染（如白带混入）可影响结果准确性。白细胞酯酶试纸法操作简便，但敏感性较低。需注意，脓尿并非UTI的特异性指标，亦可见于间质性肾炎、泌尿系结核、真菌或衣原体感染等疾病。

（三）尿细菌学检查

UTI的诊断主要依据尿细菌培养结果。

1. 尿液标本采集

规范的尿液标本采集对UTI的细菌学诊断至关重要。清洁中段尿标本易受污染影响，若仅进行细菌定性培养而不作菌落计数，其结果的可靠性较低。相比之下，膀胱穿刺尿培养具有高度特异性，可作为诊断的金标准。而清洁中段尿定量培养同样具有诊断价值，但必须严格按照操作规程进行标本采集，以确保检测结果的准确性。

2. 尿细菌定量培养

这是诊断UTI的重要依据，其临床意义主要根据菌落计数结果判断：当尿液中细菌含量≥10^5 cfu/mL时具有明确诊断价值；10^4～10^5 cfu/mL为可疑阳性，需结合临床重复检测；而＜10^4 cfu/mL则多考虑为标本污染。

近年来发展的快速检测技术（如光度对比法、生物发光法）可在2小时内完成检测，与传统的定量培养相比，这些方法显示出良好的诊断效能，敏感性达95%，特异性达99%，为临床早期诊断提供了新的选择。

3. 尿沉渣镜检细菌

在临床检测中，通过高倍镜观察未染色的清洁中段尿沉渣是一种快速诊断细菌尿的方法。该方法要求在较暗视野下进行，若每个高倍镜视野中平均可见20个及以上的细菌（无论是否活动），即可判定为有意义的细菌尿，其诊断准确率超过90%。这种检测方式不仅能及时提供结果，还能根据检出的致病菌类型指导抗菌药物的合理选择。

4. 化学检查

亚硝酸盐试验是目前常用的UTI筛查方法，其敏感性和特异性分别为70.4%和99.5%。该试验的假阴性结果多见于球菌感染。为提高检测准确性，临床上常采用浸渍法，即同时检测亚硝酸盐和白细胞酯酶，作为UTI的初步筛查手段。

5. 细菌学检查的假阳性和假阴性

细菌学检查（包括培养、镜检和化学检查）均可能出现假阳性或假阴性结果。假阳性的常见原因包括中段尿采集不规范（如被白带污染）、尿液标本存放超过1小时才检测，或检验操作失误。假阴性则可能由于患者近期（7天内）使用过抗生素、尿液在膀胱内停留时间不足6小时（细菌繁殖不充分），或消毒剂混入尿标本导致细菌被抑制。

（四）其他实验室检查

急性肾盂肾炎患者的血白细胞计数升高，中性粒细胞核左移；红细胞沉降率可增快。

（五）影像学检查

在UTI急性期，应避免进行静脉肾盂造影（intravenous pyelogram, IVP），应首选B超检查排除尿路梗阻或结石。

女性患者需行IVP的指征包括：

① 反复发作的UTI；

② 疑似复杂性感染；

③ 拟诊肾盂肾炎；

④ 抗感染治疗效果不佳。

男性首次发生UTI时也应进行IVP检查，其目的是发现是否存在需要外科干预的易感因素。

对于儿童期即有UTI反复发作史的患者，除IVP外，还需加做排尿期膀胱-输尿管反流检查，以评估尿动力学异常。

四、治疗原则

① 在开始抗菌药物治疗前，应采集清洁中段尿进行细菌培养和药敏试验。初始治疗可根据本地区常见致病菌选择经验性用药方案，待获得病原学检查结果后，再结合临床疗效和药敏报告进行针对性调整。

② 对于初发的急性单纯性下尿路感染，推荐采用口服抗菌药物治疗，宜选择生物利用度高、安全性良好的药物，常规疗程建议为3～5天。

③ 对于伴有发热等全身症状的急性肾盂肾炎患者，初始治疗需采用注射给药，待体温正常后可转为口服给药，总疗程建议为14天。反复发作的病例需延长治疗周期，并加强感染的预防和管理。

④ 对于抗菌药物治疗效果不佳的患者，需进行系统的尿路评估。若发现尿路结石、解剖结构异常或功能障碍等复杂因素，应及时采取针对性干预措施。

⑤ 对于导尿管相关尿路感染，应优先考虑拔除或更换导尿管。

⑥ 对于绝经后女性反复发生的尿路感染，需排查是否合并妇科疾病，必要时进行妇科会诊协同治疗。

五、抗感染药物的合理应用

表 9-1 尿路感染的病原治疗

疾　病	病原菌	宜选药物	可选药物	备　注
特异性尿道炎（非孕妇）	淋病奈瑟菌	头孢曲松或头孢克肟	头孢噻肟或头孢唑肟	应筛查梅毒同时检查性伴侣
	沙眼衣原体	阿奇霉素	多西环素或米诺环素	
特异性尿道炎（孕妇）	淋病奈瑟菌	阿莫西林或头孢曲松	头孢噻肟或头孢克肟	
	沙眼衣原体	阿奇霉素	红霉素	
膀胱炎	大肠埃希菌（ESBL 阴性）	呋喃妥因或磷霉素氨丁三醇或 SMZ/TMP	头孢氨苄或头孢拉定	
	大肠埃希菌（ESBL 阳性）	阿莫西林/克拉维酸 氨苄西林/舒巴坦	呋喃妥因或磷霉素氨丁三醇	
	腐生葡萄球菌	苯唑西林或氯唑西林或 SMZ/TMP	第一代、第二代头孢菌素或磷霉素	
	肠球菌属	氨苄西林或阿莫西林 阿莫西林/克拉维酸	呋喃妥因、糖肽类或磷霉素氨丁三醇	
肾盂肾炎	大肠埃希菌、克雷伯菌属等肠杆菌科细菌（ESBL 阴性）	第二代或第三代头孢菌素	氟喹诺酮类*或氨苄西林/舒巴坦或阿莫西林/克拉维酸	
	大肠埃希菌、克雷伯菌属等肠杆菌科细菌（ESBL 阳性）	哌拉西林/他唑巴坦或氨苄西林/舒巴坦或阿莫西林/克拉维酸	碳青霉烯类或法罗培南	
	腐生葡萄球菌（非 MRS）	苯唑西林 氯唑西林	第一代、第二代头孢菌素或氟喹诺酮类	
	腐生葡萄球菌（MRS）	糖肽类		
	肠球菌属	氨苄西林或阿莫西林 阿莫西林/克拉维酸	糖肽类	重症者可联合氨基糖苷类
	铜绿假单胞菌	头孢他啶或头孢吡肟 ± 氨基糖苷类	环丙沙星或哌拉西林/他唑巴坦 = 氨基糖苷类或亚胺培南，美罗培南	
	念珠菌属	氟康唑	两性霉素 B	

*我国大肠埃希菌等对氟喹诺酮类耐药率达50%以上，选用该类药物治疗应参照药敏结果。

第二节　肾脓肿与肾周脓肿

一、概述

肾脓肿（renal abscess）是由血源性或尿源性细菌感染引起的肾实质化脓性病变。病理发展早期表现为肾皮质水肿伴多发小脓肿形成，随着病情进展可融合为感染性肿块，严重时可发生液化坏死形成典型脓肿。根据感染途径可分为血源性和尿源性两种类型，前者更为常见。

肾周脓肿是肾包膜与肾周筋膜间脂肪组织的化脓性感染，具有以下临床特点：

① 起病隐匿，临床表现不典型；

② 病因复杂多样；

③ 诊断和治疗难度较大；

④ 预后较差，病死率较高。

该病多由邻近组织感染扩散或血行播散所致，需通过影像学检查确诊。

二、临床表现

肾脓肿患者的主要症状有高热、寒战、腰痛等，有时部分患者会出现尿频、尿急、尿痛等症状，还有可能并发肾周脓肿、脓毒症等疾病。肾周脓肿通常表现为发热、寒战和腹部或肾区疼痛。患者腰部和上腹部疼痛，伴有发热。患侧腰及腹部疼痛，腰部饱满伴肋脊角叩击痛，腰肌紧张伴局部皮肤水肿，可触及痛性肿块，特征性腰大肌刺激征，当患侧下肢屈曲或躯干向健侧弯曲时均可诱发剧烈疼痛。

三、诊断要点

（一）肾脓肿

1. 症状与体征

典型表现为高热（38.5℃以上）、寒战、腰痛（单侧或双侧）、肾区压痛及叩击痛，部分患者可触及腰部肿块。可能伴有呕吐、乏力、贫血等全身症状。

2. 实验室检查

血常规：白细胞及中性粒细胞显著增多。

尿液检查：脓尿（尿液中大量白细胞），菌尿（细菌培养阳性）。

3. 影像学检查

超声：早期显示低回声肿块，脓肿液化后呈无回声区，壁厚且不规则。

CT：特征性表现为边界不清的低密度肿块，增强后呈环状强化（脓肿壁），中心无强化（脓腔），部分可见气体影。

（二）肾周脓肿

1. 症状与体征

与肾脓肿类似，但可能更严重，如腰大肌受累时出现腰大肌影消失、脊柱侧弯等。

2. 实验室检查

血常规及尿液检查结果与肾脓肿相似，但部分患者血培养阳性率较高（20%～40%）。

3. 影像学检查

超声：显示肾周无回声团块，可能有分隔。

CT：明确显示肾周脂肪密度增高或混杂密度肿块，可伴小气泡影，增强后呈环状强化。

X线：可见腰大肌阴影消失、肾轮廓模糊等。

四、治疗原则

肾周脓肿及肾脓肿的治疗应根据可能的病原菌选择有效的抗菌药物。若为金葡菌感染，首选头孢唑林或苯唑西林；若为耐甲氧西林菌株感染，应选用去甲万古霉素或万古霉素；若同时伴有肾盂肾炎者，需按上述方案处理。一旦诊断确立，尽早给予经皮肾穿刺引流脓液。经皮肾穿刺治疗肾周脓肿及肾脓肿有效率达90%（延误治疗或漏诊者病死率可达 20%～50%）。脓肿直径小于3cm者可选用有效的抗感染药物治疗；脓肿直径在3～5cm之间者需结合临床评估决定治疗方案；脓肿直径大于5cm者除给予抗感染药物外，需要经皮穿刺排脓或外科手术引流。

五、抗感染药物的合理应用

肾脓肿与肾周脓肿的抗菌药物合理使用需根据感染来源和病原菌类型选择经验性方案，并结合药敏结果调整。

对于肾脓肿，若为血源性感染（常见为金黄色葡萄球菌），首选耐青霉素酶的青霉素类（如苯唑西林、萘夫西林），青霉素过敏者可选用头孢菌素或万古霉素；若为尿路逆行感染（多与革兰氏阴性菌相关），则经验性使用第三代头孢菌素（如头孢曲松）、抗假单胞菌青霉素或氨基糖苷类药物（如庆大霉素）。

肾周脓肿常合并革兰氏阴性菌和厌氧菌感染，需覆盖更广谱的病原菌，可选用第三代头孢菌素（如头孢他啶）联合氨基糖苷类或喹诺酮类（如左氧氟沙星），必要时加用甲硝唑覆盖厌氧菌。

两者均需在明确病原菌后调整为敏感抗菌药物，并密切监测疗效，若保守治疗无效或脓肿较大（如直径大于5cm）需结合穿刺引流或手术干预。

第三节　细菌性前列腺炎

一、概述

前列腺炎是男性常见的泌尿系统疾病，主要表现为骨盆区疼痛、排尿异常和性功能障碍，由感染性或非感染性因素引起。

流行病学调查显示，该病：①好发于青壮年，31～40岁为发病高峰；②我国男性患病率为8.4%；③占泌尿科门诊量的8%～25%；④尸检发现率为24.3%～44%。

按病因可分为细菌性和非细菌性，其中细菌性前列腺炎又分为急性和慢性两种类型。

目前，该病的具体发病机制尚未完全阐明。

二、分类

（一）急性细菌性前列腺炎（acute bacterial prostatitis, ABP）

急性细菌性前列腺炎的主要感染途径包括：

① 尿道上行感染（常见于尿道器械操作后）；

② 血源性播散（源于皮肤、口腔或呼吸道感染灶）；

③ 尿路感染逆行扩散（如膀胱炎或淋菌性尿道炎）。

主要病原体为革兰氏阴性杆菌（尤其是大肠埃希菌），也有葡萄球菌、链球菌及性传播病原体。

病理表现为前列腺腺泡内白细胞浸润和组织水肿。多数患者经规范治疗可痊愈，但部分可能转为慢性炎症或进展为前列腺脓肿。

（二）慢性细菌性前列腺炎（chronic bacterial prostatitis, CBP）

慢性细菌性前列腺炎通常无急性发作史，主要病原体包括肠道杆菌（如大肠埃希菌）、葡萄球菌及淋球菌等，多由尿道逆行感染引起。

前列腺解剖特点决定其易感性：

① 外周区腺管呈逆向走行，射精时易使尿道病原体反流。

② 排尿不畅时感染尿液可逆流形成微结石。

③ 腺上皮脂质膜阻碍抗菌药物渗透。

这些因素共同导致感染迁延难愈，形成慢性炎症。

三、临床表现

（一）急性细菌性前列腺炎

1. 局部症状

显著尿频、尿急、排尿疼痛等刺激症状，伴排尿困难甚至尿潴留。

2. 疼痛症状

会阴部及耻骨上区剧痛，可放射至外生殖器。

3. 全身症状

高热、寒战等全身炎症反应，严重者可出现脓毒症。

该病常合并急性膀胱炎，尿路刺激症状尤为突出。

（二）慢性细菌性前列腺炎

1. 排尿异常

表现为尿频、尿急及排尿灼痛，尿道口常见白色分泌物（“滴白”现象），合并精囊炎时可出现血精。

2. 疼痛综合征

以会阴部、下腹部隐痛为主，疼痛可放射至腰骶部及腹股沟区。

3. 性功能障碍

包括勃起障碍、射精疼痛及性欲减退。

4. 神经精神症状

如焦虑、失眠及慢性疲劳等。

5. 系统并发症

可能引发虹膜炎、关节炎等免疫反应，严重者可导致不育。

四、诊断要点

（一）急性细菌性前列腺炎

1. 有典型的临床症状

如寒战、高热、恶心、呕吐等。

2. 直肠指检

可见腺体肿大、压痛明显，伴局部皮温升高，表面光滑；若并发脓肿形成，可触及波动感。

3. 实验室检查

尿常规检查显示沉渣中白细胞增多，尿细菌培养结果呈阳性。

（二）慢性细菌性前列腺炎

有反复的尿路感染发作；前列腺按摩液中持续有致病菌存在。

1. 直肠指检

前列腺饱满增大，质地柔软，伴明显压痛。病程长者，体积缩小、质地变硬且可触及不均匀结节。检查时应规范实施前列腺按摩术，获取前列腺液标本送检。

2. 前列腺液检查

前列腺液镜检诊断标准为白细胞＞10个/HPF且卵磷脂小体减少。需注意的是，患者临床症状的严重程度与前列腺液中白细胞数量无直接相关性。

3. 分段尿及前列腺液培养检查

① 患者充分饮水后留取初段尿（VB1）10mL；

② 排尿200mL后收集中段尿（VB2）10mL；

③ 前列腺按摩获取前列腺液（EPS）；

④ 按摩后立即收集尿液（VB3）10mL。

诊断标准：

① EPS或VB3菌落数较VB1/VB2高10倍可确诊；

② 若VB1/VB2阴性而VB3/EPS阳性即可确诊。

该方法即经典的Meares-Stamey四杯试验。

4. 超声检查

可发现前列腺组织结构紊乱、边界模糊等炎症表现。膀胱镜下可见后尿道及精阜部位充血、水肿等炎症改变。

五、治疗原则

（一）急性细菌性前列腺炎

应尽早进行抗感染治疗。建议即刻静脉应用广谱抗菌药物，包括广谱青霉素、第三代头孢菌素、氨基糖苷类或氟喹诺酮类抗菌药物。伴尿潴留或形成脓肿者，应及时导尿或引流。获得患者细菌培养结果后，选择敏感抗菌药物治疗。发热症状改善后改为口服抗菌药物，疗程至少4周。若症状较轻，可使用 2～4周。

（二）慢性细菌性前列腺炎

取前列腺液或前列腺按摩后尿液进行细菌培养，根据培养结果和药敏试验选择敏感抗菌药物。口服抗菌药物需要4～6周，若疗效不佳可改用其他敏感抗菌药物。常用的抗菌药物包括氟喹诺酮类（如左氧氟沙星）、大环内酯类（如阿奇霉素）、四环素类（如多西环素）等。

六、抗感染药物的合理应用

表 9-2　细菌性前列腺炎的病原治疗

病　原	宜选药物	可选药物	备　注
大肠埃希菌等肠杆菌科细菌氟喹诺酮类耐药（ESBL 阴性）	SMZ/TMP 第二代、第三代头孢菌素	β-内酰胺类/β-内酰胺酶抑制剂	根据急慢性及药物种类决定疗程
大肠埃希菌等肠杆菌科细菌氟喹诺酮类耐药，（ESBL 阳性）	哌拉西林/他唑巴坦	碳青霉烯类	—
铜绿假单胞菌	环丙沙星、左氧氟沙星、头孢他啶	头孢哌酮/舒巴坦 哌拉西林/他唑巴坦 碳青霉烯类	—
肠球菌属	氨苄西林/舒巴坦、阿莫西林/克拉维酸	糖肽类 ± 氨基糖苷类	病情重者可酌情联合氨基糖苷类

续表

病　　原	宜选药物	可选药物	备　　注
葡萄球菌属	SMZ/TMP 苯唑西林、氯唑西林 第一代、第二代头孢菌素	糖肽类	凝固酶阴性葡萄球菌需排除污染
淋病奈瑟菌	头孢曲松（单剂）	头孢克肟（单剂）	喹诺酮类不再推荐用于奈瑟淋球菌感染
沙眼衣原体	多西环素	米诺环素	—

第四节　案例评析

案例一、尿路感染

患者，女，83岁，因“发现左肾结石多年，伴反复发热3天”入院。患者3天前开始出现持续性腰部绞痛，活动后加重，伴有反复发热。既往有支气管扩张病史20年，糖尿病史15年。长期规律使用沙美特罗替卡松吸入粉雾剂控制支气管扩张症状，并服用二甲双胍控制血糖。

查体

体温38.2℃，脉搏93次/分，血压126/67mmHg。左侧上、中输尿管点明显压痛，左肾区叩击痛阳性。

辅助检查

血液检查：中性粒细胞百分比显著增高（91.6%），降钙素原、C反应蛋白均明显升高。

尿液检查：白细胞226个/μL。

影像学检查：左肾多发结石伴肾积水。

诊断

尿路结石伴感染。

治疗

入院当天即行输尿管镜取石术解除梗阻。初始抗感染治疗选用头孢哌酮/舒巴坦（2∶1配比）3.0g q12h静脉滴注，同时给予补液、抑酸护胃等支持治疗。

术后第4天，患者发热未好转，尿培养结果为多重耐药大肠埃希菌，根据药敏结果升级为哌拉西林/他唑巴坦4.5g q8h联合阿米卡星0.3g qd治疗。

调整抗菌药物后，患者症状明显改善，术后第6天复查，炎症指标显著下降。术后第9天尿培养转阴，各项指标恢复正常后出院。

药师点评

患者入院后及时行输尿管镜取石术解除尿路梗阻，为抗感染治疗创造有利条件。初始经验性选用头孢哌酮/舒巴坦（3.0g q12h）合理覆盖常见病原菌，后根据术后第4天尿培养结果（检出多重耐药大肠埃希菌）及时更换为哌拉西林/他唑巴坦4.5g q12h联合阿米卡星0.3g qd的抗感染治疗方案，并动态监测降钙素原、C反应蛋白等炎症指标指导治疗调整；术后第9天，尿培养转阴患者症状好转。

药师监护要点

针对该高龄糖尿病患者，治疗中需特别关注：

① 肾功能监测（基线SCr 105μmol/L），阿米卡星使用期间需严格评估肾毒性风险。

② 血糖控制，注意β-内酰胺类抗菌药物可能干扰血糖监测。

③ 药物相互作用管理，特别是吸入性糖皮质激素与全身抗感染治疗的协同作用。

建议：

① 治疗前应进行尿培养检查，以缩短诊断时间。

② 考虑开展治疗药物监测（TDM）以指导氨基糖苷类药物的使用。

③ 出院后需加强随访，预防感染复发。

案例二、肾周脓肿

患者，男，66岁，体重55kg，因“右腰痛伴发热7天”于2020年6月19日入院。6月12日患者突发右腰部胀痛伴高热（Tmax 39℃），外院予头孢呋辛、左氧氟沙星、哌拉西林/他唑巴坦抗感染治疗无效。入院后经验性予头孢唑肟钠3g q12h抗感染，当晚出现感染性休克（体温40℃，SpO_2 60%，血压112/61mmHg）。

辅助检查

血液检查：白细胞计数24.3×10^9/L，中性粒细胞百分比 90.2%，降钙素原0.17ng/mL。

治疗

临床药师会诊后建议升级为比阿培南0.3g q12h。

6月20日体温降至38.4℃，复查白细胞计数23.14×10^9/L，降钙素原升至5.61ng/mL，尿白细胞36.8/HPF，确诊泌尿系感染。

6月22日CT示右肾周脓肿伴被膜下积液，与腰大肌粘连。

6月24日尿培养检出HLAR屎肠球菌（万古霉素敏感）。

6月27日体温反弹至38.9℃，药师建议加用去甲万古霉素0.8g q12h并穿刺引流。

6月29日行超声引导下肾周脓肿引流术，引出脓液100mL。

7月1日体温恢复正常，引流液减至10mL，药师不建议局部使用抗菌药物冲洗。

7月6日停用去甲万古霉素，7月15日痊愈出院。

药师点评

初始治疗分析：患者院外使用β-内酰胺类联合喹诺酮类抗菌药物无效，提示可能存在产ESBL肠杆菌科细菌或混合感染。升级为碳青霉烯类（比阿培南）覆盖革兰氏阴性杆菌，符合老年复杂性尿路感染的治疗原则。

抗感染方案调整：尿培养明确屎肠球菌感染后，及时加用去甲万古霉素，体现“精准治疗”理念。碳青霉烯类联合糖肽类抗菌药物可覆盖多重耐药革兰氏阳性菌和革兰氏阴性菌。

外科干预必要性：肾周脓肿＞5cm需引流，本例及时穿刺引流清除感染灶，是治疗成功的关键。

局部用药合理性：不推荐抗菌药物冲洗符合循证医学原则。局部用药可能诱导耐药性且无明确疗效证据，生理盐水灌洗即可维持引流管通畅。

老年患者用药特点：需关注肾功能减退（本例未提及肌酐清除率）、药物相互作用及疗程控制。感染控制后，应及时停用碳青霉烯类药物，或降阶梯抗感染治疗，避免二重感染。

案例三、细菌性前列腺炎

患者，男，58岁，体重70kg，因“反复下腹疼痛、排尿困难伴发热2周”于2025年3月25日入院。患者2周前出现下腹隐痛、尿频尿急，伴寒战高热（Tmax 39.5℃），外院予左氧氟沙星0.5g qd口服治疗5天，症状无缓解。3月25日转诊入院治疗。

查体

前列腺触痛明显，直肠指检发现前列腺肿大、质硬。

辅助检查

血液检查：白细胞计数18.7×10^9/L，中性粒细胞百分比 89.5%，C反应蛋白120mg/L，降钙素原 2.8ng/mL。

尿液检查：尿白细胞＞50/HPF，亚硝酸盐阳性。

盆腔MRI：前列腺体积增大（4.5×3.8×3.2cm），伴局部脓肿形成（直径1.2cm）。

诊断

细菌性前列腺炎。

治疗

3月25日，给予头孢曲松2g ivgtt qd联合多西环素 100mg po bid。

3月28日，前列腺液培养检出大肠埃希菌（ESBL阴性），药敏结果显示对环丙沙星耐药、头孢曲松耐药，对哌拉西林/他唑巴坦敏感。根据药敏结果停用头孢曲松，改用哌拉西林/他唑巴坦 4.5g ivgtt q8h联合坦索罗辛 0.2mg qn治疗。

4月1日，查体温、感染等指标明显好转，遂出院，并嘱静脉用药持续4周后可改为复方磺胺甲噁唑 2片 po bid。

出院后每周复查炎性指标，第3周脓肿缩小至0.5cm，第6周炎性指标恢复正常。

药师点评

临床医生初始联用头孢曲松和多西环素覆盖了肠杆菌科及非典型病原体，符合《2015年版抗菌药物临床应用指导原则》对复杂性细菌性前列腺炎推荐的治疗方案。后续根据药敏结果升级为哌拉西林/他唑巴坦，避免了氟喹诺酮类耐药风险（我国大肠埃希菌对喹诺酮类耐药率＞50%）。抗菌药物使用总疗程6周，符合慢性细菌性前列腺炎的治疗规范（需1～3个月），且哌拉西林/他唑巴坦在前列腺急性炎症期的渗透性更佳。病程中联合使用α受体阻滞剂（坦索罗辛）可缓解下尿路症状，降低复发风险。使用哌拉西林/他唑巴坦需监测电解质及血小板计数，使用复方磺胺甲噁唑需关注有无过敏及肾功能指标。

案例四、真菌性尿路感染

患者，男，76岁，身高174cm，体重60kg，主因“发现血糖升高33年，血糖不稳定5天”收住内分泌科。期间患者出现寒战、高热，短暂的意识不清，持续10秒，双眼上翻，呼之不应，遂转入重症医学科。

既往病史

既往有高血压病史30年，糖尿病史20年，冠心病病史20年（植入支架4枚），前列腺增生15年。

查体

体温38.6℃，脉搏70 次/分，呼吸 23 次/分，血压72/42mmHg。

辅助检查

血液检查：白细胞计数30.18 × 10^9L，中性粒细胞百分比 90. 1%，降钙素原10.25ng/mL，肝酐清除率18.09mL/min，肌酐261.1μmol/L。

尿液检查：脓性尿，白细胞7642.7个/μL，白细胞H 1375.7个/HPF，类酵母菌365.1个/μL。

诊断

1. 脓毒症；2. 感染性休克；3. 泌尿道感染。

治疗

患者入院后考虑脓毒症、感染性休克，立即给予液体复苏和血管活性药物抗休克治疗，同时留取尿和血液标本后经验性予注射用美罗培南（0.5g q12h 持续微量泵泵入）+氟康唑氯化钠注射液（0.4g qd 静脉滴注）抗感染治疗。

入院第3天，患者尿培养回报为光滑念珠菌（氟康唑耐药），肌酐较前下降，白细胞计数20.54 × 10^9/L，中性粒细胞百分比 84.3%，降钙素原1.780ng/mL，肌酐139.2μmol/L。尿中白细胞及类酵母菌数较前减少，白细胞3212.1个/μL，白细胞H 821个/HPF，类酵母菌287.0个/μL。但仍间断发热（体温最高38℃），停用氟康唑，美罗培南给药剂量调整为0.5g q12h，给予两性霉素B注射液（5mg+5%葡萄糖100mL qd）静脉滴注，同时给予两性霉素B注射液（5mg+500mL注射用水）膀胱冲洗。

入院第10天，患者体温恢复正常，炎症指标趋于正常，白细胞计数10.54 × 10^9/L，中性粒细胞百分比75.4%，降钙素原0.170ng/mL，肌酐恢复正常为73.1μmol/L。停用美罗培南、两性霉素B。

药师点评

泌尿系感染的主要致病菌为大肠埃希菌，其次为肺炎克雷伯菌、无乳链球菌、金黄色葡萄球菌、奇异变形杆菌等。

对于轻中度患者或初始经验治疗，可选择氟喹诺酮类、第二代头孢菌素、第三代头孢菌素、磷霉素氨丁三醇。重症患者或初始经验性治疗失败患者，可选择氟喹诺酮类（如果未被用于初始治疗）、哌拉西林/他唑巴坦、第三代头孢菌素、第四代头孢菌素、碳青霉烯类（亚胺培南、美罗培南及比阿培南）。

该患者既往有糖尿病史20年、前列腺增生史15年。尿中可见白细胞及类酵母菌，在内分泌科使用过哌拉西林/他唑巴坦，故患者入ICU后给予美罗培南联合氟康唑抗感染治疗。正常情况下，美罗培南给药剂量应为1g q8h，患者入科时肌酐261.1μmol/L，肌酐清除率18.09mL/min，美罗培南给药剂量调整为0.5g q12h；后患者肾功能较前恢复，肌酐较前降低，故调整美罗培南给药剂量为1g q12h。

对于泌尿系真菌感染，一般首选药物为5-氟胞嘧啶、氟康唑，还可选择两性霉素B。对于光滑念珠菌、克柔念珠菌等唑类药物耐药菌株，也可以注射用水稀释的两性霉素B（50mg/L）每日进行膀胱冲洗，连续5天。患者尿中可见大量类酵母菌，脓性尿，尿培养结果为光滑念珠菌，故给予两性霉素B冲洗，加强局部抗感染治疗效果。

参考文献

[1] 潘惠恩, 苏雁峰, 陈嘉敏, 等. 下尿路结石合并感染患者尿路病原菌分布及其血清CA125、YKL-40水平变化[J]. 检验医学与临床, 2025, 22 (5): 600-604.

[2] 邢劲, 王超, 曲直, 等. 间苯三酚联合哌拉西林钠他唑巴坦钠对急性肾盂肾炎患者临床疗效的影响[J]. 中华保健医学杂志, 2024, 26 (2): 245-247.

[3] 蔡晓雯, 余娜. 急性肾盂肾炎患者中段尿病原菌检测及与血清几丁质酶3样蛋白1、PCT原表达的相关性[J]. 中国医学工程, 2024, 32 (7): 115-118.

[4] 尿路感染诊断与治疗中国专家共识编写组. 尿路感染诊断与治疗中国专家共识 (2015版)——尿路感染抗菌药物选择策略及特殊类型尿路感染的治疗建议[J]. 中华泌尿外科杂志, 2015, 36 (4): 245-248.

[5] Dhaese S, De Wilde V, Snauwaert C, et al. Eikenella corrodens perirenal abscess resulting from a pancreatic fistula in a patient with chronic pancreatitis. Case report and literature review[J]. Acta Gastroenterol Belg, 2018, 81 (2): 323-326.

[6] 任大勇, 刘全良, 姜林, 等. 消痈解毒汤治疗肾脓肿48例[J]. 河南中医, 2016, 36 (2): 314-315.

[7] 陈孝平, 汪建平, 赵继宗. 外科学[M]. 9版. 北京: 人民卫生出版社, 2018.

[8] 富贺谦. 论慢性前列腺炎的临床表现及治疗[J]. 北方药学, 2013, 10 (1): 81-82.

[9] 张凯, 陈山, 王家骥, 等. 合理应用药物治疗前列腺炎的临床专家意见[J]. 中国中西医结合外科杂志, 2018, 24 (6): 812-814.

[10] 张建涛, 安亮恩, 周辉芳, 等. 烧伤创面感染病原菌耐药性及外周血T淋巴细胞亚群和MC1R基因多态性[J]. 中华医院感染学杂志, 2024, 34 (21): 3316-3320.

[11] 李光辉. 尿路感染的诊断与治疗[J]. 中国抗感染化疗杂志, 2001, 1 (1): 58-60.

[12] Kranz J, Bartoletti R, Bruyère F, et al. European Association of Urology Guidelines on Urological Infections: Summary of the 2024Guidelines[J]. Eur Urol, 2024, 86 (1): 27-41.

[13] Nelson Z, Tarik Aslan A, Beahm NP, et al. Guidelines for the Prevention, Diagnosis, and Management of Urinary Tract Infections in Pediatrics and Adults: A WikiGuidelines Group Consensus Statement[J]. JAMA Network Open, 2024, 7 (11): e2444495.

[14] 国家卫生健康委合理用药专家委员会. 国家抗微生物治疗指南 (第3版)[M]. 北京: 人民卫生出版社, 2023.

[15] (美) 戴卫・吉尔伯特等主编; 范洪伟译. 热病: 桑福德抗微生物治疗指南 (新译第53版)[M]. 北京: 中国协和医科大学出版社, 2024.

[16] 中国医药教育协会感染疾病专业委员会. 抗菌药物药代动力学/药效学理论临床应用专家共识[J]. 中华结核和呼吸杂志, 2018, 41 (6): 409-446.

[17] Eguchi K, Kanazawa K, Shimizudani T, et al. Experimental verification of the efficacy of optimized two-step infusion therapy with meropenem using an in vitro pharmacodynamic model and Monte Carlo simulation[J]. J Infect Chemother, 2010, 16 (1): 1-9.

[18] 中国成人念珠菌病诊断与治疗专家共识组. 中国成人念珠菌病诊断与治疗专家共识[J]. 中国医学前沿杂志 (电子版), 2020, 12 (1): 35-50.

第十章
抗感染药物在皮肤、软组织感染中的合理应用

第一节　丹毒

一、概述

丹毒（erysipelas）是表浅真皮的细菌性感染，多由A组β-溶血性链球菌（*Streptococcus pyogenes*）引起，常见于下肢或面部。其特征是界限清晰、隆起且鲜红的红斑，常伴淋巴系统播散。

二、临床表现

（一）皮损表现

红斑边界清晰，隆起，呈橘皮样外观，伴明显红、肿、热、痛。

（二）局部特征

下肢多见，常源于足癣或皮肤破损（如外伤）；近端腹股沟淋巴结急性肿大、压痛。

（三）全身症状

可伴发热、寒战、乏力等，但较蜂窝织炎少见。

三、诊断要点

（一）病史与查体

典型皮肤表现（如清晰边界隆起性红斑）+ 皮肤破损或真菌感染（足癣）史。

（二）淋巴系统受累

同侧局部淋巴结肿大、压痛支持诊断。

（三）鉴别诊断

需与蜂窝织炎、接触性皮炎、深静脉血栓、痛风和钙化防御等区分。

四、治疗原则

积极抗菌，采取早期、足量、有效的抗菌药物治疗。

对于轻度皮肤、软组织感染，选用口服治疗或局部用药；对于中重度或复杂性皮肤及软组织感染，建议采用静脉给药治疗。

建议在使用抗菌药物前采集标本送病原学检测，伴有全身感染症状者需加做血培养，并根据病原学检查结果调整用药。

注重综合治疗、局部治疗。首先可选用合适的外用抗菌药物进行局部处理，同时配合加压治疗以缓解淋巴水肿症状并降低复发风险，必要时可辅助物理治疗手段，如窄谱紫外线照射等物理疗法。对于经过规范保守治疗后仍持续存在的顽固性、硬化性水肿病例，建议转诊至整形外科进行评估，必要时可考虑手术治疗。

五、抗感染药物的合理应用

轻症患者口服苯唑西林或头孢氨苄，重症患者首选青霉素静脉滴注（10～14天）。青霉素过敏者可替换为大环内酯类抗菌药物；对于复发病例，在淋巴管炎活动期用大剂量抗菌药物治疗控制症状后，应转为间歇性小剂量长期维持治疗，以确保疗效。

第二节　急性蜂窝织炎

一、概述

急性蜂窝织炎（cellulitis）是累及真皮深层及皮下组织的细菌性感染，常见病原体为A组链球菌（GAS）和金黄色葡萄球菌（*Staphylococcus aureus*），常因皮肤屏障破坏（如创伤、足癣）而诱发。

二、临床表现

（一）皮损表现

边界模糊的弥散性红斑，伴肿胀、压痛及皮肤温度升高。

（二）全身症状

发热发生率为20%～70%（急诊或住院患者）。

（三）危险因素

淋巴水肿、皮肤破损、足癣等。

三、诊断要点

（一）病史与查体

典型临床表现（边界不清的红斑）+风险因素（如足癣、皮肤损伤）。

（二）辅助检查

超声用于排除深部脓肿（如压痛区有波动感）。

（三）鉴别诊断

1. 与丹毒区别

丹毒界线清晰、更表浅，且多伴淋巴管炎。

2. 其他鉴别

淤积性皮炎（常双侧）、深静脉血栓（约0.75%合并蜂窝织炎）、痛风或关节感染（累及关节时）。

四、治疗原则

① 早期轻症为局部症状，可考虑局部给药或口服用药。

② 一旦形成脓肿，应尽早切开引流，并注重综合治疗。

③ 根据细菌培养及药敏试验结果选用有针对性、敏感的药物。药敏结果出来前，可根据脓液涂片检查结果选择有针对性的广谱抗菌药物。

五、抗感染药物的合理应用

急性蜂窝织炎的病原菌主要为溶血性链球菌和金黄色葡萄球菌，推荐首选青霉素或阿莫西林治疗。

备选药物包括第一代头孢菌素（如头孢唑林）、克林霉素、红霉素、头孢曲松和阿莫西林/克拉维酸等。可根据病情严重程度，调整用药。

若合并厌氧菌感染，可联用甲硝唑抗感染治疗。

第三节　糖尿病足感染

一、概述

糖尿病足感染（diabetic foot infection, DFI）是糖尿病患者因足部神经病变、缺血及免疫力低下导致的严重并发症，约50%的糖尿病足溃疡合并感染。DFI进展迅速，可引起软组织坏死、骨髓炎甚至脓毒症，严重影响患者的生活质量，是糖尿病非创伤性截肢的主要原因。

病原体以革兰氏阳性菌（如金黄色葡萄球菌、链球菌）为主，慢性或复杂感染常合并革兰氏阴性菌（如大肠埃希菌、铜绿假单胞菌）及厌氧菌。

二、临床表现

（一）局部表现

1. 轻度感染

皮肤发红、肿胀、局部皮温升高、轻度疼痛或压痛，分泌物少。

2. 中度感染

溃疡面积＞2cm²，深及皮下组织，伴脓性分泌物、恶臭，周围红肿范围扩大。

3. 重度感染

全身炎症反应（如发热＞38℃、寒战、心率增快）、坏疽、深部脓肿或坏死性筋膜炎。

（二）系统症状

白细胞计数升高，C反应蛋白（CRP）及红细胞沉降率（ESR）显著升高，提示有全身感染风险。

三、诊断要点

表 10-1 糖尿病足感染的 IWGDF①/IDSA②分级

感染的临床表现	国际糖尿病足工作组（IWGDF）分级
未感染：无全身（局部）症状或感染	无感染
有感染，至少存在以下2项： •局部红肿或硬结 •红斑＞创面周围 0.5cm •局部压痛或疼痛 •局部热感 •脓性分泌物 排除导致皮肤炎症反应的其他原因（如创伤、痛风、急性神经性骨关节病、腓骨骨折、血栓形成、静脉瘀血）	感染
局部感染，仅累及皮肤和皮下组织，没有累及深层组织，任何红斑延伸≤ 2mm（创面周围）	轻度感染
具备轻度感染的表现，同时感染累及皮肤和皮下深层组织（如肌腱、肌肉、关节和骨），任何红斑延伸＞2mm（创面周围），无全身症状或感染症状	中度感染
具备中度感染的表现，并且有全身炎症反应综合征 （SIRS） 表现，具有≥ 2 项的以下表现： •体温＞38℃或＜36℃ •心率＞90 次/min •呼吸频率 ＞20次/min 或Pa CO_2＜32mm Hg •白细胞计数＞12 × 10^9L或＜4 × 10^9L，或不成熟形式≥10%	重度感染

注 ① 国际糖尿病足工作组；
② 美国感染病学会。

四、治疗原则

① 减轻压力和保护溃疡：机械减压以减轻溃疡角化组织形成伴随的机械性压力增加，穿合适的鞋或减轻压力的特制鞋。

② 控制感染：有针对性地抗感染治疗，并做病原学检查，根据治疗反应和药敏试验调整用药。

③ 滋养神经，改善血供：给予活血化瘀药物、外科手术或血管成形术以改善血供。

④ 处理创面：定期去除感染和坏死组织。

五、抗感染药物的合理应用

表 10-2　糖尿病足抗菌药物合理使用

糖尿病足情况	病原体	宜选药物	可选药物
溃疡，表浅炎症小于2cm	金黄色葡萄球菌多见，少数为链球菌	SMZ/TMP或喹诺酮类或米诺环素口服	第二代或第三代头孢菌素
溃疡，表浅炎症大于2cm，且累及筋膜	常为混合感染，A组溶血性链球菌、B组链球菌、金黄色葡萄球菌、大肠埃希菌、厌氧菌	阿莫西林/克拉维酸+SMZ/TMP或喹诺酮类口服	伴有毒血症者，静脉使用哌拉西林/他唑巴坦或碳青霉烯类；怀疑MRSA时使用糖肽类或利奈唑胺或达托霉素

第四节　烧伤创面感染

一、概述

烧伤通常由高温液体、火焰、热源或化学腐蚀物引起，造成皮肤屏障受损，使机体免疫防御能力下降，促使致病微生物繁殖，显著增加创面感染风险。若未能及时清创处理，可能引发全身炎症反应综合征，甚至导致多器官功能障碍，严重威胁患者生命安全。

二、临床表现

（一）未感染

创面无红肿热痛，分泌物正常，微生物仅定植于表面坏死组织。

（二）轻度感染

局部创面或创周红肿、皮温升高、疼痛、脓性分泌物增多，全身无明显症状。

（三）中度感染

局部脓性分泌物恶臭，创周红肿范围扩大，疼痛加剧；全身可能伴有发热。

（四）重度感染

局部创面组织坏死加深，基底晦暗，渗出物增多；全身寒战、高热，甚至出现脓毒症或感染性休克。

三、诊断要点

（一）综合评估

1. 局部表现

红肿、渗出、分泌物性质、创面加深等。

2. 全身症状

发热、精神状态改变等。

（二）辅助检查

1. 微生物检测

创面分泌物培养、涂片检查。

2. 活体组织检查

明确微生物侵袭的层次（如真皮全层或皮下组织）。

3. 炎症指标

白细胞计数、C反应蛋白、降钙素原（动态变化更有意义）。

4. 特殊检查（真菌感染）

真菌培养、糖原染色、分子生物学检测（如PCR、高通量测序）。

四、治疗原则

（一）根据感染程度分级处理

1. 轻度感染

以局部处理为主，加强换药、清洁创面（氯己定溶液等低毒消毒剂），去除坏死组织。

2. 中度感染

积极清创手术，彻底清除坏死组织。辅以系统性抗菌药物治疗。

3. 重度感染

立即行清创手术，切除感染组织。联合系统性抗菌药物治疗，并根据药敏结果调整方案。

（二）对真菌感染的特殊处理

1. 轻度感染

局部抗真菌药物+清创。

2. 中重度或侵袭性真菌（如曲霉菌）感染

系统性抗真菌药物+扩大清创范围。

（三）外用药物选择

优先使用广谱低毒消毒剂（如次氯酸溶液），避免常规预防性使用外用抗菌药物。

五、抗感染药物的合理应用

（一）经验性用药

未获得微生物证据前，结合临床流行病学（如常见菌种为葡萄球菌、假单胞菌）选择广谱抗菌药物。

（二）目标性用药

根据微生物培养及药敏结果调整抗菌药物，优先选择窄谱敏感药物。

（三）注意事项

避免滥用抗菌药物，降低多重耐药菌感染风险；系统性抗菌药物主要用于中、重度感染或全身症状明显者；不推荐常规预防性使用外用抗菌药物。

第五节　毛囊炎

一、概述

毛囊炎（folliculitis）指单个毛囊感染发生化脓性炎症，常好发于头皮、颈部、胸背和臀部。常表现为以毛囊为中心的红色丘疹，可伴疼痛。轻者可自愈，严重者需要药物治疗。常见病因包括生物性因素、化学性因素和物理性因素。此外，高温、多汗、卫生习惯不良，以及全身性疾病（如糖尿病）、器官移植术后等因素，常可诱发毛囊炎。

二、临床表现

（一）典型表现

面部、头皮、胸背等部位出现毛囊性丘疹或针尖大小的脓疱，中心覆痂，周围绕以红晕。局部轻微触痛或瘙痒，7～10天可自愈。

（二）特殊表现

头皮慢性感染可融合成瘢痕性脱发。MRSA感染可能导致深部毛囊炎或脓肿。

三、诊断要点

① 皮肤出现典型皮疹，局部红肿、疼痛及压痛，数日后中央出现黄白色脓栓。

② 细菌涂片或细菌培养阳性，真菌镜检或培养阳性。

③ 病理组织学检查发现淋巴细胞、浆细胞和组织细胞浸润。

④ 疑似真菌感染（如马拉色菌毛囊炎）：KOH真菌镜检。

四、治疗原则

① 轻微的毛囊炎通常会自行消退，尤其是数量少的细菌性毛囊炎，一般只

需要观察或居家清洁处理。

② 以局部用药为主，对于多发性毛囊炎以及重症疖肿、痈等皮损，需联合物理疗法或外科干预。

五、抗感染药物的合理应用

病原菌主要是金黄色葡萄球菌，有时也可分离出表皮葡萄球菌。可根据病情选择抗菌药物治疗，常用的局部制剂包括1%新霉素软膏、莫匹罗星软膏、夫西地酸乳膏或2%碘酊等。严重者，可选用头孢类（如头孢地尼）、大环内酯类（如阿奇霉素）或喹诺酮类抗菌药物（如左氧氟沙星），也可根据药敏试验选择抗菌药物。

第六节　疖、痈

一、概述

疖（furuncle）是由金黄色葡萄球菌（偶见链球菌或厌氧菌）引起的单个毛囊及周围组织的急性化脓性感染，特征为红、肿、痛的局限性结节，中央形成脓栓，好发于毛发较多和易摩擦部位。多发或反复发作称为疖病，常见于糖尿病、肥胖及免疫功能低下者。

痈（carbuncle）是多个相邻毛囊及深部皮下组织的广泛化脓性感染，表现为多个脓头融合性肿块，中央坏死呈蜂窝状或火山口样溃疡，多见于中老年人，尤其合并糖尿病或免疫抑制者，病情凶险，易并发脓毒症或颅内感染。

二、临床表现

疖：初期为毛囊性硬结，逐渐增大成圆锥形隆起，伴剧烈触痛，中央形成黄白色脓头，破溃后脓液排出，疼痛缓解。危险三角区（鼻周、上唇）疖肿受挤压可引发化脓性海绵状静脉窦炎，表现为眼周红肿、头痛、寒战甚至昏迷，危及生命。

痈：早期为大片红肿硬块，表面不规则，数日内出现多个脓头，脓液黏稠伴坏死组织，中央塌陷形成深溃疡，周围组织浸润明显。全身症状显著，如高热（39～40℃）、寒战、乏力，颌面部痈可能迅速进展为颅内感染，死亡率高。

三、诊断要点

（一）临床诊断

疖：毛囊性炎性结节→脓栓形成→破溃的典型病程，局限于单发区域。

痈：多脓头融合性肿块、中央坏死及蜂窝状溃烂，伴严重全身中毒症状。

（二）辅助检查

血常规显示白细胞（特别是中性粒细胞）增多（痈更显著）。

脓液涂片（革兰氏染色见葡萄球菌）及细菌培养（明确病原菌及药敏）。

（三）鉴别诊断

疖需与囊肿性痤疮、化脓性汗腺炎相鉴别；痈需排除蜂窝织炎（无多脓头）和脓癣（真菌感染，镜检阳性）。

四、治疗原则

建议采取全身与局部联合治疗方案：在感染初期以局部治疗为重点，若出现感染扩散征象则转为全身抗感染治疗为主，局部处理宜采取保守策略，避免不良刺激。

疖、痈成脓期，可采用手术方式清除坏死组织和脓液。

五、抗感染药物的合理应用

表 10-3　疖、痈抗感染治疗

症状	病原体	宜选药物	可选药物
病情轻	金黄色葡萄球菌	局部治疗为主，莫匹罗星软膏、鱼石脂软膏	SMZ/TMP、多西环素、米诺环素；病情复杂可用糖肽类或利奈唑胺
病情重，伴脓毒症	金黄色葡萄球菌	耐酶青霉素如苯唑西林或头孢唑林或头孢呋辛，针对 MRSA 可选糖肽类	SMZ/TMP、多西环素、米诺环素；针对 MRSA 感染可用糖肽类或利奈唑胺或替加环素

第七节　淋巴管炎

一、概述

淋巴管炎（lymphangitis）是由多种原因引起的发生在淋巴管的炎性疾病，与之相连的淋巴结往往同时发病。多因病原体（微生物、寄生虫）经破损皮肤或远心端相应引流区域感染部位进入淋巴系统引起；此外，各种原因（如先天发育异常、手术创伤、癌细胞浸润等）导致近心端淋巴管引流受阻亦可导致淋巴管炎。

二、临床表现

① 四肢为常见发病区域，多继发于创伤后感染。

② 临床表现为单条或多条条索状红斑向心性延伸，伴明显触痛及区域淋巴结肿痛。

③ 重症患者可出现全身症状，包括发热、头痛、乏力、食欲减退及外周血白细胞增多。

④ 淋巴管腔内充满细菌、凝固的淋巴液及脱落的内皮细胞。

三、诊断要点

（一）依据病史及体征

在可疑致病因素暴露后出现病灶近心端线性红斑、疼痛或结节性肿胀，或各种原因引起的肿胀组织出现结节性肿痛、破溃或线性红斑，即可临床诊断为淋巴管炎。

（二）依据病因学

即病原学诊断或阻塞性因素诊断：

① 依据临床表现筛选可疑病原体。

② 根据患者生活轨迹追踪感染源。

③ 病灶组织或分泌物内病原体分离、培养及鉴定，必要时可行特殊血清学检查辅助诊断。

④ 明确或排除导致淋巴引流阻塞或中断的致病因素，如相关区域手术史、恶性肿瘤、先天性或发育性解剖异常等。

⑤ 淋巴管造影术可辅助评估淋巴管阻塞情况，如出现显影中断则表明相应部位存在阻塞。

（三）确诊

需行活体组织病理检查：对发病区域内肿大淋巴结进行活检或穿刺活检，行病理学检查以明确诊断。

四、治疗原则

① 在非急性炎症期或病情稳定阶段，建议患者保持适度运动。

② 日常需注意预防足癣和丝虫感染，若发生感染，应及时进行规范治疗。

③ 局部应用热敷以改善微循环，同时抬高患肢以促进静脉及淋巴液回流。

④ 为预防淋巴水肿进展，应对患肢实施压力治疗（如弹性绷带包扎），通过机械压迫促进淋巴液回流，减少组织间液积聚。

⑤ 局部感染形成脓肿时，应及时切开引流。

五、抗感染药物的合理应用

初期治疗以经验性治疗为主，首选青霉素类和头孢菌素类药物，可疑耐药者可加用β-内酰胺酶抑制剂，备选药物为大环内酯类药物、喹诺酮类药物。取得药敏试验结果后，应根据结果选用敏感抗菌药物治疗。给药方式多为静脉给药。

（一）青霉素类

通过抑制细菌细胞壁的合成而抑制细菌生长，常用药物有青霉素G、阿莫西林、氨苄西林等，可有消化道刺激症状及头晕等不良反应，对青霉素类药物过敏者禁用。

（二）头孢菌素

通过抑制细菌细胞壁合成而抑制细菌生长，常用药物有头孢拉定、头孢克洛、头孢曲松等。可有消化道刺激症状及头晕等不良反应，过敏者禁用。

（三）β-内酰胺酶抑制剂

通过抑制细菌β-内酰胺酶活性，降低或消除细菌对青霉素类及头孢菌素类药物耐药性，增强其杀菌能力，常用药物有克拉维酸。可有恶心、腹泻、皮疹等不良反应，过敏者禁用，严重肝肾功能不全者慎用。

（四）大环内酯类药物

其作用机制主要是特异性结合细菌50S核糖体亚基，抑制肽酰转移酶活性，从而干扰细菌蛋白质的生物合成过程。常用药物有阿奇霉素、克拉霉素等。可有恶心、头晕、过敏等不良反应，还可能出现心脏毒性。过敏者禁用，心脏疾病患者慎用。

第八节　压疮感染

一、概述

压疮（pressure ulcer）也称为褥疮或压力性损伤，是由于皮肤和皮下组织受到持续的、较强的压力作用，导致局部组织受损而形成的慢性创面，临床上较为常见且愈合困难。目前，压疮占慢性难愈性创面的比例呈逐年递增的趋势，压疮在基层医疗中心的发生率在2.7%～29.5%，严重威胁患者的生活质量。

二、临床表现

一般表现：

1. 局部感染

愈合延迟、创面进展、渗出液颜色或量改变、局部恶臭。

局部红肿、疼痛、硬结。

2. 感染扩散

红肿范围扩大、伤口分离或断裂、骨擦音（骨髓炎）、波动感（脓肿形成）。

全身症状：发热、寒战、淋巴管炎、精神状态改变（老年患者多见）。

3. 生物膜感染

出现治疗无效的慢性炎症、肉芽组织过度增生、渗出物增多，反复感染。

临床分期：

（一）Ⅰ期压疮（瘀血红润期）

主要表现为骨隆突部位皮肤完整但出现特征性的局限性红斑，该红斑具有指压不褪色的特点，常伴有局部红肿、皮温升高、疼痛或麻木感，且这些症状在解除压力后30分钟内不缓解。在深肤色患者中，可能不表现出苍白颜色改变，但可见病变区域与周围正常组织存在明显的色泽差异。

此期的病理基础是局部组织受压后出现的可逆性缺血反应，皮肤屏障功能尚未被破坏，及时解除压力后，损伤可完全恢复。

（二）Ⅱ期压疮（炎性浸润期）

特征性表现为真皮层部分缺损，临床上可呈现为两种形式：一是浅表开放性溃疡，创面呈粉红色，无坏死组织；二是完整或已破溃的浆液性水疱。该期患者病变区域可见紫红色硬结伴明显触痛，反映了局部组织的炎症反应过程。

此期损伤已突破表皮层，但尚未累及皮下组织，属于部分皮层损伤，及时干预可有效防止病情进展。

（三）Ⅲ期压疮（浅度溃疡期）

典型病理特征为全层皮肤组织缺失，皮下脂肪层暴露，但未累及深层肌肉、肌腱或骨组织。

此期创面特点包括：可见黄色坏死组织覆盖，组织缺损深度无法确定，可能伴有潜行性窦道或皮下隧道形成。

由于损伤已达皮下脂肪层，创面修复过程较为缓慢，常需专业的清创和创面处理。

（四）Ⅳ期压疮（坏死溃疡期）

病理特征为深部组织广泛受累，损伤范围穿透真皮全层，累及皮下组织、肌肉、肌腱甚至骨组织。

典型临床表现包括：

① 全层皮肤及软组织缺损，伴有骨骼、肌腱等深部结构外露。

② 创面基底存在大量坏死组织（腐肉）或黑色焦痂。

③ 多伴有深部潜行性窦道或皮下隧道。

此期患者常合并严重感染，创面修复困难，需采取多学科联合治疗策略，包括彻底清创、感染控制、营养支持和可能的皮瓣修复术。

（五）无法分期的压疮

创面表现为全层皮肤及皮下组织缺损，但由于溃疡基底完全被腐肉或焦痂覆盖而无法准确评估损伤深度。腐肉覆盖物的颜色可以为黄色、黄褐色至灰色或褐色不等，而焦痂则多呈炭样黑色或深浅不等的褐色。这种覆盖物的存在不仅妨碍了创面的可视化检查，还可能掩盖深部组织的感染迹象。

在临床处理上，需优先进行规范的创面清创，逐步清除表面覆盖物，待暴露真实创面后再行准确分期。

三、诊断要点

（一）临床评估

1. 全身表现

发热、白细胞计数升高、C反应蛋白升高等炎症指标异常。

2. 局部特征

创面恶臭、渗出物增多、红肿扩散、骨擦音（怀疑骨髓炎）。

（二）实验室检查

1. 创面病原学

深部组织活检/拭子培养（避免浅表污染）。

2. 影像学检查

怀疑骨髓炎时，行X线、MRI或骨扫描。

3. 血培养

怀疑脓毒症时需进行。

（三）高危人群识别

卧床时间＞15天、年龄＞60岁、合并糖尿病/营养不良者感染风险显著增加。

四、治疗原则

（一）局部治疗

1. 清创

移除坏死组织，促进愈合。

2. 新型敷料

碘钙聚体、含银材料（如磺胺嘧啶银、银纤维敷料）可抑制生物膜的形成。

避免局部抗菌药膏（证据不足）。

（二）全身治疗

1. 抗菌药物使用指征

① 局部感染扩散（如蜂窝织炎）；

② 脓毒症、骨髓炎或其他全身性感染征象。

2. 经验性用药

需覆盖革兰氏阳性菌（如金黄色葡萄球菌）和革兰氏阴性菌（如大肠埃希菌、铜绿假单胞菌）。

抗革兰氏阳性菌药物：万古霉素、利奈唑胺、替考拉宁。

抗革兰氏阴性菌药物：亚胺培南、阿米卡星、左氧氟沙星。

调整用药：根据培养及药敏结果选择窄谱抗菌药物。

3. 支持治疗

营养支持（纠正低蛋白血症、贫血）。

体位管理：减轻受压部位的压力，使用减压装置。

五、抗感染药物的合理应用

（一）经验性覆盖

初始治疗需覆盖金葡菌（包括MRSA）、革兰氏阴性菌（如大肠埃希菌、铜绿假单胞菌），重症患者考虑联合用药。

合并骨髓炎者需长疗程（4～6周），根据药敏结果调整用药。

（二）多重耐药菌管理

多重耐药菌感染占25.58%，需警惕碳青霉烯类耐药菌（如阿米卡星、多黏菌素）。

（三）生物膜处理

规范抗菌治疗无效时，需联合清创或使用含银/碘的敷料破坏生物膜。

第九节　案例评析

案例一、烧伤创面毛霉菌侵袭性感染

患者，女，55岁。3个月前在灭火时被火焰烧伤全身多处，伴疼痛、胸闷、呼吸困难。在当地医院行简单清创、补液抗休克、气管切开、双上肢切痂及生物敷料覆盖术，烧伤后5天转入本院。

查体

体温36.4℃，心率99次/分，血压81/52mmHg。头面部肿胀明显，吸入性损伤严重，全身多处烧伤，烧伤面积达60%TBSA，双上肢焦痂形成，质地硬，痛觉消失，有黄白色分泌物，创面周围红肿。

辅助检查

白细胞计数16.55×10^9/L，血小板计数40×10^9/L，血红蛋白53g/L，白蛋白24g/L，血清降钙素原9.67ng/mL，B型钠尿1132.35pg/mL；血钠167mmol/L，血钾3.0mmol/L，血氯126mmol/L，肌酐247μmol/L。

诊断

1. 火焰烧伤60%TBSA，Ⅲ度；2. 脓毒症；3. 重度吸入性损伤；4. 感染性休克；5. MODS；6. 急性肾功能衰竭。

治疗

入院后在全麻下行双上肢扩创术，术后感染症状继续加重，取创面坏死物质进行细菌、真菌培养。同时经验性给予替加环素、头孢哌酮/舒巴坦、伏立康唑等静滴抗感染。予血透治疗，纠正肾功能衰竭及高钠血症。双上肢行负压引流和全身支持治疗。

入院第7天，真菌培养结果为毛霉菌感染。感染控制不佳，给予两性霉素 B 静脉用药+局部用药增强抗真菌治疗，患者感染症状逐步得到有效控制，后调整为泊沙康唑口服治疗。

药师点评

该患者为重症烧伤（60% TBSA）合并脓毒症、感染性休克及多器官功能障碍（MODS），病情危重，感染控制是治疗的关键。初始经验性抗感染方案（替加环素+头孢哌酮/舒巴坦+伏立康唑）存在优化空间：替加环素对烧伤常见革兰氏阴性菌（如铜绿假单胞菌、鲍曼不动杆菌）覆盖有限，而伏立康唑对毛霉菌无效，可能导致初期抗感染效果不佳。后续培养证实毛霉菌感染，调整方案为两性霉素B静脉用药+局部用药，最终感染得到控制并调整为泊沙康唑口服。

药师监护要点

患者使用头孢哌酮/舒巴坦，应注意其凝血方面的不良反应，长期使用，应适当补充维生素K1；两性霉素B静脉滴注后易发生高热、寒战、头痛、恶心、呕吐等多种不良反应，用药时需密切关注患者的耐受性，及时调整用药。

案例二、糖尿病足感染

患者，男，72岁，因“左足红肿溃烂伴疼痛1周”入院。既往有2型糖尿病病史15年，血糖控制欠佳（HbA1c 10.2%），合并糖尿病周围神经病变及下肢动脉粥样硬化。

查体

左足底内侧4 × 3cm深溃疡，基底可见坏死组织及脓性分泌物，周围皮肤红肿热痛，足背动脉搏动减弱。

辅助检查

白细胞计数16.8×10^9/L，中性粒细胞百分比85%，C反应蛋白152mg/L，降钙素原1.5μg/L；随机血糖24.6mmol/L；创面分泌物培养检出大肠埃希菌（ESBL+）和金黄色葡萄球菌（MSSA）；MRI：第2跖骨骨髓炎。

诊断

1. 糖尿病足感染；2. 糖尿病足骨髓炎。

治疗

初始经验性抗感染方案选择亚胺培南/西司他丁（1g ivgtt q8h）联合万古霉素（1g ivgtt q12h ）静脉输注，覆盖ESBL肠杆菌科和革兰氏阳性球菌，同时行外科清创并留取标本送检。强化血糖控制（胰岛素泵治疗）并改善微循环。

3天后药敏结果显示大肠埃希菌对美罗培南敏感、MSSA对头孢唑林敏感，遂将方案调整为美罗培南（1g ivgtt q8h ）联合头孢唑林（2g ivgtt q8h ）。

治疗2周后感染控制，改为口服莫西沙星（400mg qd）联合利奈唑胺（600mg q12h）序贯治疗，总疗程6周。期间定期清创换药，监测血常规及肝肾功能。入院第20天，患者炎症指标明显下降（白细胞计数6.5×10^9/L，C反应蛋白8mg/L），创面缩小至1.5×1cm，肉芽组织生长良好，准予出院。出院后继续口服足疗程抗菌药物，并加强足部护理及血糖监测。

药师点评

初始经验性使用亚胺培南/西司他丁联合万古霉素的方案，充分覆盖了糖尿病足感染的常见病原体（包括ESBL肠杆菌科和革兰氏阳性球菌），在获得药敏结果后及时降阶梯为美罗培南联合头孢唑林，既保证了抗菌效果，又减少了不必要的广谱抗菌药物使用，体现了抗菌药物合理应用的原则。患者序贯治疗选择生物利用度良好的口服药物（莫西沙星和利奈唑胺），确保出院后治疗连续性。治疗过程中应定期监测炎症指标和肝肾功能，保障用药安全。

药师监护要点

使用万古霉素时应根据肾功能调整剂量并监测血药浓度；长期使用利奈唑胺需警惕骨髓抑制风险，建议每周监测血常规；使用莫西沙星，在老年患者中需注意QT间期延长风险；出院后需加强用药教育，确保治疗依从性。

参考文献

[1] Tartaglia K. Can't Miss Infections: Endocarditis, Cellulitis, Erysipelas, Necrotizing Fasciitis, Cholecystitis[J]. The Medical clinics of North America, 2022, 106 (3): 537-543.

[2] 徐俊, 许樟荣. 糖尿病足感染诊断治疗指南解读及进展: 治疗部分[J]. 中华糖尿病杂志, 2024, 16 (1): 51-55.

[3] 中华医学会烧伤外科学分会, 海峡两岸医药卫生交流协会暨烧创伤组织修复专委会. Ⅱ度烧伤创面治疗专家共识 (2024版) Ⅱ: 手术治疗和感染防治[J]. 中华烧伤与创面修复杂志,

2024, 40 (2): 101-118.
[4] 中华医学会, 中华医学会杂志社, 中华医学会皮肤性病学分会, 等. 细菌性毛囊炎、疖、痈基层诊疗指南 (2023年) [J]. 中华全科医师杂志, 2023, 22 (5): 451-455.
[5] 郭小青, 郭赛, 孟阳. 压疮感染患者的病原菌分布及胰蛋白酶疗效观察[J]. 中国医师进修杂志, 2023, 46 (11): 1033-1037.
[6] 谢婵, 陈希瑶. 压疮感染的预防、诊断与治疗要点[J]. 中国感染控制杂志, 2023, 22(11): 1279-1281.
[7] 谷涌泉, 冉兴无, 郭连瑞, 等. 中国糖尿病足诊治指南[J]. 中国临床医生杂志, 2024, 52 (11): 1287-1296.

第十一章 抗感染药物在骨和关节感染中的合理应用

第一节　急性化脓性骨髓炎

一、概述

化脓性骨髓炎（pyogenic osteomyelitis）是由化脓性细菌感染引起的骨髓、骨皮质和骨膜炎症。最常见的骨髓炎包括儿童的急性血源性骨髓炎和成人的慢性创伤后骨髓炎。急性化脓性骨髓炎是一种骨的感染性疾病，病变累及骨髓、骨皮质和骨膜，好发于四肢长骨的干骺端，尤以胫骨上端与股骨下端最多，肱骨、桡骨也有发生。

感染途径包括血源性感染、邻近感染灶蔓延及创伤后感染。常见的致病菌如金黄色葡萄球菌、溶血性链球菌等，偶尔可见大肠埃希菌、铜绿假单胞菌和肺炎链球菌。多发生于儿童和青少年。

二、临床表现

（一）症状

典型的全身症状包括畏寒、高热、恶心、精神不振。起病急，先有寒战，继而高热至39℃以上。小儿可有躁动不安、呕吐、惊厥，严重者可出现昏迷或休克。儿童发病前多有外伤史，早期骨端有疼痛及压痛，数天后骨膜下脓肿形成，肿胀及疼痛加剧。脓肿破入软组织后疼痛减轻，脓肿破溃可形成窦道，但局部红、肿、热、压痛加剧，有波动感。转为慢性骨髓炎后，以局部症状为主，从窦道和瘘孔不断排出脓液和小死骨，经一定时日瘘孔自行封闭，炎症继续发展，不久又在原患处发生红、肿、热、痛，再破溃，如此反复发作，经久不愈，直至死骨和病灶被彻底清除。

（二）实验室和辅助检查

1. 实验室检查

可见外周血白细胞总数及中性粒细胞百分比增高，同时伴有红细胞沉降率和C反应蛋白水平上升；疾病初期，血液病原学培养结果多呈阳性。成人的临床症状和体征较轻，体温也可不升高。

2. 影像学表现

X线：在起病14天内往往无异常发现，骨质改变常不明显，主要为软组织充血、水肿。

典型X线表现：

① 软组织肿胀：主要为软组织充血、水肿。

② 骨质破坏和增生：不规则骨质破坏区，骨小梁模糊或消失，破坏区边缘模糊。随后骨质破坏向骨干发展，小的破坏区融合成为大的破坏区，可达骨干的三分之二或全骨干。骨质破坏的同时，开始出现骨质增生，表现为骨质破坏的周围密度增高。

③ 骨膜增生：表现为在骨皮质表面形成层状、花边状致密影，与骨干平行。

④ 死骨：呈长条形，与骨长轴一致，密度高于邻近骨质，周围可见低密度环。

CT：能评估骨膜下脓肿、软组织脓肿及骨破坏的具体部位和范围。

MRI：可早期发现骨内炎性病灶，并确定其范围、水肿程度及脓肿形成情况。

三、诊断要点

多见于儿童，常见累及部位为胫骨近端和股骨远端。血源性骨髓炎通常起病急骤，患者可先出现寒战，随后体温迅速升高至39℃以上，儿童患者体温甚至可达40℃，并伴有明显的全身中毒症状，严重者可出现意识障碍或感染性休克等危重表现。

疾病初期，患者可表现为患肢骨端疼痛、皮温升高及局部压痛。随着病情进展，数日内可形成骨膜下脓肿，导致肿胀及疼痛加剧。若脓肿穿透骨膜进入软组织，疼痛可能有所缓解，但局部炎症反应（如红肿、皮温升高、压痛）会进一步加重，并可触及波动感。脓肿破溃后可能形成慢性窦道。

外周血检查可见白细胞计数及中性粒细胞百分比显著升高，同时红细胞沉降率和C反应蛋白水平增高。疾病早期血培养阳性率较高。此外，分层穿刺不仅有助于早期诊断，还可明确致病菌种类，指导临床治疗。

早期X线检查常无明显异常，或仅见软组织肿胀；随后出现骨质破坏、死骨及骨膜增生，病变周围软组织肿胀或伴脓肿形成，少数干骺端病变可穿破骺板累及骨骺，甚至破坏关节软骨而侵入关节；CT检查可显示小的骨质破坏病灶；MRI检查可显示髓腔内和骨周软组织的炎性浸润，对邻近关节受累亦较敏感。

四、治疗原则

（一）全身治疗

保证充分休息与细致护理，维持水电解质平衡。采取少量、分次输血策略，并预防压疮及口腔感染等并发症。提供易消化、高蛋白、高维生素饮食，必要时使用镇痛药物改善休息质量。

抗菌药物联用原则：及时使用足量、有效的抗菌药物，通常是广谱抗菌药物，初始至少选择两种联合给药，后续根据细菌培养、药敏试验结果及临床疗效，动态调整抗菌药物治疗方案。

（二）局部治疗

1. 切开引流指征

若抗菌药物联用无法控制感染或已形成脓肿，需早期切开减压引流，以阻止脓液扩散导致的广泛骨质破坏。同时，可清除病灶并加速炎症消退。

2. 患肢制动

使用夹板或石膏托限制活动，抬高患肢，避免病理性骨折。

五、抗感染药物的合理应用

（一）金黄色葡萄球菌所致的感染

若病原学及药敏试验显示为MSSA，建议选用苯唑西林或第一代头孢菌素（如头孢唑林）静脉滴注，口服序贯治疗可选头孢氨苄或头孢羟氨苄。

若病原学及药敏试验显示为MRSA，建议选用万古霉素静脉滴注，若万古霉素效果欠佳或无法达到治疗目标曲线下面积/最低抑菌浓度，可替换为利奈唑胺，并口服复方磺胺甲噁唑或利福平；对于需要转换为口服给药的患者，可考虑选用利奈唑胺片剂进行序贯治疗。若药敏试验提示病原菌对克林霉素敏感，也可选择克林霉素口服制剂作为替代方案。儿童急性血源性骨髓炎常用的抗菌药物选择及用法用量见表11-1。

表 11-1　儿童急性血源性骨髓炎常用抗菌药物剂量

抗菌药物	剂量[mg/（kg·d）]	给药方式	每日最大剂量（g/d）
苯唑西林	100～200	每6小时1次，静脉滴往	12.00
头孢唑林	100～150	每8小时1次，静脉滴注	12.00
万古霉素	40～60	每6小时或8小时1次，静脉滴往	3.00[2]
利奈唑胺	30（＜12岁）分3次，静脉滴注或口服	1.20	
	600[1]＞12 岁)	2次/d，静脉滴注或口服	1.20
头孢氨苄	75～100	分3～4次，口服	4.00
头孢羟氨苄	75～100	分 3～4次，口服	4.00
克林霉素	30～40	分3～4次，口服	1.80
利福平	20	分2次，口服	0.60
复方磺胺甲噁唑	48～72	每12小时1次，口服	1.92

注　① 为600mg/次；

② 通常不超过 3.00g/d，根据血浆药物浓度监测调整剂量。

对于清创不充分或完成1个疗程的治疗（急性化脓性骨髓炎疗程为4～6周）后炎症标志物仍持续较高的病例，可考虑采取口服巩固疗法进行治疗。方案包括：复方磺胺甲噁唑（以甲氧苄啶计，一次5mg/kg，bid）联合利福平（一次450～600mg，口服qd）、利奈唑胺（一次600mg，口服或静脉给药，bid）或克林霉素（一次600mg，口服或静脉给药，tid）。另外，关于四环素类抗菌药物用于巩固治疗的数据有限，骨髓炎根治性治疗后使用此类药物以达到长期抑菌作用，可能有效。

（二）革兰氏阴性菌所致感染

对于革兰氏阴性菌所致骨髓炎的治疗，经验治疗后可根据药敏结果选择抗菌药物。如药敏结果显示氟喹诺酮类敏感，可考虑选择氟喹诺酮类治疗。

骨、关节感染的病原治疗方案，见表11-2。

表 11-2　骨、关节感染的病原治疗

病　原	宜选药物	可选药物	备　注
金黄色葡萄球菌甲氧西林敏感株	苯唑西林，氯唑西林，阿莫西林/克拉维酸，氨苄西林/舒巴坦	头孢唑林，头孢呋辛	β-内酰胺类过敏患者可选用利奈唑胺或糖肽类
金黄色葡萄球菌甲氧西林耐药株	糖肽类 ± 磷霉素或利福平，利奈唑胺	SMZ/TMP，达托霉素，氨基糖苷类	SMZ/TMP、氨基糖苷类不宜单独应用
A组溶血性链球菌	青霉素，阿莫西林或阿莫西林/克拉维酸或氨苄西林/舒巴坦	第一代头孢菌素，红霉素，林可霉素类，头孢曲松	
肠球菌属	氨苄西林或青霉素 ± 氨基糖苷类	糖肽类或利奈唑胺或达托霉素	
肠杆菌科细菌	氟喹诺酮类，氨苄西林/舒巴坦，阿莫西林/克拉维酸	第三代头孢菌素，哌拉西林或哌拉西林/他唑巴坦，氨基糖苷类	根据药敏试验结果选药，大肠埃希菌对氟喹诺酮类耐药者多见
铜绿假单胞菌	环丙沙星或哌拉西林或抗铜绿假单胞菌头孢菌素 ± 氨基糖苷类	抗铜绿假单胞菌β-内酰胺类/β-内酰胺酶抑制剂或碳青霉烯类± 氨基糖苷类	根据药敏试验结果选药，通常需联合用药。磷霉素通常与其他药物联合
拟杆菌属等厌氧菌	甲硝唑	克林霉素，β-内酰胺类/β-内酰胺酶抑制剂	

第二节　慢性骨髓炎

一、概述

慢性骨髓炎（chronic osteomyelitis）多由急性骨髓炎治疗不彻底演变而来（迁延不愈/愈合不佳/未有效控制），可见局部肢体长短或粗细不对称，全身症状大多消失。稳定期局部症状不明显，急性发作时（尤其引流不畅）可有全身表现。常反复发作，病程迁延数年或数十年。主要病理特点包括死骨形成、死腔内充满坏死肉芽组织和脓液、纤维瘢痕化、包壳及窦道流脓。

慢性骨髓炎按照Cierny-Mader分型系统可进一步分为：

① C-MI型：髓内型，病变仅存在于骨髓腔内；

② C-MII型：浅表型，病变仅位于骨皮质的浅部；

③ C-MIII型：局限型，病变累及骨髓和骨皮质；

④ C-MIV型：弥散型，病变广泛分布于骨髓内和骨皮质。

感染的三种途径包括血源性感染、创伤后感染及邻近感染灶。

二、临床表现

病变静止期往往无症状，可有局部肿胀，表面皮肤粗糙、色素沉着，肢体增粗变形，周围肌肉萎缩。极少数患者有肢体短缩、关节挛缩或僵硬。如有窦道未闭者，偶见小块死骨排出。

急性发作时可有全身中毒症状，局部疼痛，皮肤红热，肿胀加重，压痛显著。已经闭合的窦道再次破溃溢脓，可伴死骨排出。

临床上，慢性骨髓炎的复发间隔与患者的免疫状况有关，甚至可能在几十年后才再次发作。复发时伤口急性恶化，伴有伤口红肿发炎、全身发热或寒战。此时切开伤口引流脓液，炎症会慢慢消退，伤口也会逐渐愈合，但通常会反复发作。

三、诊断要点

（一）实验室检查

急性发作期的血液检查通常有中性粒细胞百分比、C反应蛋白、红细胞沉降率的升高，少数患者白细胞计数升高，结核感染患者T细胞检测（T-spot）可能呈阳性。

（二）影像学检查

X线：骨膜和骨皮质增厚，骨密度增高。最典型的表现为密度增高的死骨，边缘不规则，其周围有透光带（死腔），新生骨形成硬化包壳将死骨包裹。

CT：能够很好地显示空腔，发现死骨。

MRI：能够清晰地显示软组织，检查水肿区的情况。

（三）诊断

最准确的诊断方法是进行活检，同时对活检标本进行病原菌培养和药敏试验，根据培养结果确诊，并根据药敏结果选择恰当的抗菌药物。

四、治疗原则

主要采用手术治疗，其核心治疗原则包括：

① 实施病灶彻底清除术，去除坏死骨质及炎性增生组织；

② 消除骨髓腔内病理性腔隙；

③ 完整切除感染窦道；

④ 彻底控制感染病灶。

偶然发作，无明显死骨及脓肿的患者，予以药物治疗与热敷理疗结合的方法，如1～2周后症状消失则无须手术。发现死骨，出现窦道、空腔或异物的，需要手术彻底清创，最好选择在全身或局部病情好转、死骨分离、形成包壳并有足够的新骨来支持肢体重力时进行手术，并结合活检筛查的高敏抗菌药物治疗。术前应取窦道分泌物进行组菌培养及药敏试验，并于术前2天开始全身应用抗菌药物，确保手术部位组织达到有效药物浓度。清创时也应重视骨及软组织结构的重建，以恢复功能。

五、抗感染药物的合理应用

慢性骨髓炎的主要致病菌为金黄色葡萄球菌和铜绿假单胞菌。当致病菌为金黄色葡萄球菌时，建议优先选用敏感性较高的万古霉素类抗生素，避免使用敏感性较差的青霉素类抗生素；若致病菌为铜绿假单胞菌，则推荐选用敏感性较高的美罗培南、阿米卡星等抗生素，而不建议使用敏感性较低的头孢类抗生素。当然，慢性骨髓炎患者在使用抗生素前应进行血液或伤口分泌物培养，但由于血液培养阳性率较低，伤口分泌物培养又易受杂菌污染，因此最理想的方式是在手术过程中直接采集病灶组织进行培养。根据培养结果，可针对性选择敏感抗生素进行治疗。

第三节　骨与关节结核

一、概述

骨与关节结核（osteoarticular tuberculosis）是由结核分枝杆菌侵入引起的骨或关节继发感染。95%的病例继发于肺结核，少数继发于消化道结核、胸膜结核或淋巴结结核。它是最常见的肺外继发性结核。可在原发病灶活动期或静止多年后发病。各年龄段均可发生，无明显性别差异，但好发于少年和青壮年。发病的高危人群包括曾感染结核者、高发区移民、糖尿病或慢性肾功能不全者、营养不良者、长期使用免疫抑制剂者、艾滋病患者等。

主要感染途径为血行播散。好发于负重活动多、易创伤部位的松质骨和滑膜。其中脊柱结核最多见，约占50%，其次是膝关节、髋关节与肘关节结核，髋、膝关节结核各占约15%，其他部位少见。

二、临床表现

起病多较缓慢，症状隐匿，少数起病急骤伴高热。全身结核中毒症状多轻微或不明显，如午后低热、乏力、盗汗。典型病例还可见消瘦、食欲减退、贫血等症状。

三、诊断要点

（一）实验室检查

1. 血常规检查

可有轻度贫血，血白细胞计数多正常，仅少数（约10%）升高；红细胞沉降率用于监测病变活动性；C反应蛋白则用于评估结核活动度及判断临床疗效。

2. 细菌学检查

涂片抗酸染色镜检是诊断骨与关节结核最为经典的检测方法；结核分枝杆菌培养阳性是骨与关节结核诊断的重要指标，由于结核分枝杆菌生长缓慢，通常需要4～8周才能出结果，而且阳性率只有30%～50%，耗时长，阳性率低，临床应用越来越少。

3. 免疫学检查

用结核分枝杆菌的菌体成分制成抗原或抗体，检测速度快、操作简单、灵敏度和特异性均较高。包括：

① 结核菌素试验：成人强阳性者有助于支持结核病的诊断；或考虑为近期有结核感染，但尚未发病，对儿童特别是1岁以下儿童，可作为结核诊断的依据。

② T细胞斑点试验（T-SPOT.TB）：灵敏度与特异性高，但存在假阳性。

③ 血清结核抗体检测法：因重复性好、操作简便快捷、成本低且灵敏度与特异性较高，已成为临床常用辅助诊断手段。

4. 分子生物学检查

结核分枝杆菌基因（DNA）检测技术可直接鉴定菌种和检测药敏，具有简便、快速、灵敏、特异等优点。包括：

① 荧光定量PCR（FQ-PCR）：是一种新的核酸定量技术，利福平耐药实时荧光定量核酸扩增（XpertMTB/RIF）是目前世界卫生组织推荐的用于肺外结核和利福平耐药的诊断方法。

② 环介导等温扩增（LAMP）：是一种快速诊断结核病的方法，也是世界卫

生组织推荐的结核病诊断方法。

（二）病理检查

病变部位穿刺活检、手术后病理组织学和微生物学检查是确诊的重要手段。病理学检查见典型结核性肉芽肿，并通过涂片镜检或其他细菌学检查证实为结核分枝杆菌感染是确诊的依据。

（三）影像学检查

1. X线

对诊断十分重要，但一般在起病6～8周后方有改变，故不能做出早期诊断。特征性表现：区域性骨质疏松和周围少量钙化的骨质破坏病灶，周围软组织肿胀影，可出现死骨和病理性骨折。

2. CT

可清晰地确定病灶位置、死骨、软组织病变的程度，对显示病灶周围的寒性脓肿有独特的优点。

3. MRI

比其他方法更为敏感，有助于早期诊断，还可观察脊柱结核有无脊髓受压和变性。

4. 超声

可探查寒性脓肿（位置、大小），并引导穿刺抽脓进行涂片检查及培养。

5. 关节镜

联合滑膜活检是诊断滑膜结核的重要方法。

四、治疗原则

治疗应采用综合方法，包括休息、营养、规范化药物治疗及手术等。其中抗结核药物治疗贯穿全程，并占主导地位。

1. 全身治疗

全身治疗包括注意休息，避免劳累，合理补充营养，每日保证充足的蛋白质和维生素摄入。有贫血者应纠正贫血。抗结核药物治疗应严格遵循“早期、联合、适量、规律、全程”的治疗原则。足疗程用药是保证疗效、改善和控制病变的关键。

2. 局部治疗

① 局部制动包括石膏固定、支具固定、牵引等。可保证病变部位休息、减轻疼痛，临床实践证明，其与全身药物联用效果更佳。

② 局部注射适用于早期滑膜结核，优点为药量小、局部浓度高、全身反应轻；常用药物为异烟肼，剂量为100～200mg，每周注射1～2次，视关节积液的多少而定。疗效依据积液量及转清情况判断，如有效可继续治疗，无效则需调整方案。可以继续穿刺抽液及注射抗结核药物，如果未见好转，应及时更换治疗方法。不推荐对寒性脓肿反复抽脓与注入抗结核药物，以免引发混合感染或窦道。

3. 手术治疗

脓肿切开引流术：适用于寒性脓肿有混合感染致高热、中毒、全身状态差无法耐受病灶清除者，作为应急措施。术后常形成慢性窦道，增加实施后续清除术的难度。待全身状况改善后，仍需行病灶清除术。

病灶清除术：在规范抗结核的基础上实施可显著提高疗效、缩短疗程。

手术适应证：

① 规范抗结核治疗无效，病变仍有进展；

② 有明显死骨和较大脓肿形成；

③ 窦道迁延不愈；

④ 脊柱结核有脊柱不稳定、脊髓马尾神经受压表现或严重后凸畸形等。

手术禁忌证：

① 伴有其他脏器活动期结核者；

② 病情危重、全身状态差者；

③ 因合并症无法耐受手术。

其他手术：

① 融合术，用于关节纤维性强直、挛缩或不稳定的患者；

② 截骨术，矫正关节、脊柱畸形；

③ 人工关节置换术，用于关节功能丧失的患者，可改善关节功能，但要严格把握适应证；

④ 椎管减压术，用于脊髓和马尾神经受压迫或截瘫的患者；

⑤ 植骨融合内固定术，用于骨质破坏严重、脊柱不稳定的患者等。

五、抗感染药物的合理应用

当前临床常用的抗结核药物主要包括异烟肼（H）、利福平（R）、吡嗪酰胺（Z）、链霉素（S）以及乙胺丁醇（E）。标准的抗结核药物治疗方案包含两个阶段：强化期通常联合使用四联药物（H、R、Z和E），随后的持续期则采用三联药物（H、R和E）进行治疗。其中，H与R是优先选择的药物。考虑到链霉素（SM）对第八对脑神经（前庭蜗神经）具有显著的毒性作用，目前不再将其列为首选药物。肺外结核病的常规疗程为12个月。针对骨与关节结核的抗结核药物治疗时长，依据我国专家共识，儿童患者通常不少于12个月，成人患者为12至18个月，在特定情况下可适当延长至18至24个月。

使用抗结核药物可能引发多种不良反应，常见的有肝脏损害、神经系统毒性、过敏反应、消化道不适及肾脏损害等。因此，在用药过程中需要定期监测肝功能和肾功能指标，并建议同步使用保肝等辅助药物。一旦发现指标异常，须及时进行针对性处理。需要特别注意的是，乙胺丁醇（E）在儿童患者中应谨慎使用。近年来的研究还发现，喹诺酮类抗生素对结核分枝杆菌显示出明显的抑制效果。

经过规范的抗结核药物治疗，患者的全身症状和病变局部表现通常会逐步缓解。评估骨与关节结核是否痊愈，需综合考虑患者的主观感受、临床体征、实验室检测结果、影像学检查以及长期的随访观察。

具体的治愈标准包括：

① 全身状态良好，体温维持在正常范围，食欲正常；

② 局部不适症状消失，无疼痛感，窦道完全闭合；

③ 连续3次红细胞沉降率检测结果均处于正常值；

④ 影像学评估可见脓肿病灶显著消退或完全吸收，部分病例出现钙化灶；未检出坏死骨组织；病变区域边缘清晰；

⑤ 随访观察，患者恢复正常生活超过12个月后，上述影像学特征及临床状态仍维持稳定；符合上述标准的患者可考虑停止抗结核药物治疗，但停药后仍需定期复查和随访。

对于耐药性结核病化疗方案的制订，核心原则是必须依据药物敏感性试验结果并结合患者既往的抗结核用药史。参照2020年版相关指南，长疗程耐多药结核病（MDR-TB）方案推荐药物被划分为A、B、C三组：

A组属于高效药物，涵盖氟喹诺酮类（FQs，如左氧氟沙星Lfx、莫西沙星Mfx）、贝达喹啉（Bdq）和利奈唑胺（Lzd）；

B组为次选药物，包含氯法齐明（Cfz）和环丝氨酸（Cs）或特立其酮（Trd）；

C组药物则根据风险获益评估和优先级别降序排列，主要用于当无法使用A组和B组药物组成有效方案时的补充选择。

根据2020年WHO耐药结核治疗指南抗结核药物分组，推荐使用18个月以上的长疗程方案。

表 11-3　WHO 抗结核药物分组

分组	药物名称	缩写
A组	莫西沙星或左氧氟沙星	Mfx/Lfx
	贝达喹啉	Bdq
	利奈唑胺	Lzd
B组	氯法齐明	Cfz
	环丝氨酸、特立齐酮	Cs/Trd
C组	吡嗪酰胺	PZA
	德拉马尼	Dlm
	乙胺丁醇	EMB
	亚胺培南-西司他丁或美罗培南	Ipm-Cln/Mpm
	阿米卡星（或者链霉素或者卷曲霉素）	Am(S, Cn)
	丙硫异烟胺或乙硫异烟胺	Eto/Pto
	对氨基水杨酸	PAS

六、脊柱结核

（一）概述

脊柱结核（spinal tuberculosis）也称结核性脊柱炎，发病率约占50%以上，居骨与关节结核的首位，病变绝大多数情况下累及椎体，而附件结构受累相对罕见，仅占1%至2%。从解剖结构来看，椎体以松质骨为主要成分，其终末动脉型的血液供应特点为结核分枝杆菌在椎体局部的定植提供了有利条件。流行病学数据显示，脊柱结核的发病具有明显的节段分布特征，其中腰椎受累的发生率最高，胸椎次之，颈椎病变相对少见。该病在儿童及成人中均可发生。

（二）临床表现

1. 结核全身中毒症状

通常起病隐匿，进展缓慢，可表现为午后低热、倦怠乏力、体重下降、夜间盗汗、食欲减退以及贫血等症状。儿童患者常伴有夜间哭闹（夜啼）、反应迟钝

（呆滞）或情绪易波动（性情急躁）等表现。

2. 局部表现

主要症状包括病变区域的疼痛感、肌肉紧张痉挛、脊柱活动范围受限以及神经功能损害等。部分患者可能因截瘫、脊柱后凸畸形或慢性窦道流脓作为主要就诊原因。

3. 拾物试验

当患者尝试从地面拾取物品时，无法完成弯腰动作，而必须采取挺直腰部、屈曲膝关节和髋关节并下蹲的姿势才能取物，此现象被称为拾物试验阳性。

（三）诊断要点

1. 实验室检查

血常规检查：有轻度贫血，白细胞计数一般正常，有混合感染时白细胞计数增高。

结核抗体、红细胞沉降率和C反应蛋白检查，活动期红细胞沉降率、C反应蛋白明显增高。

γ干扰素释放试验（IGRA）可以为脊柱结核的辅助诊断提供依据，有利于脊柱结核的早期诊断。

2. 影像学检查

X线检查是初步诊断的首选方法，典型表现为骨质破坏和椎间隙变窄。CT检查在识别早期骨质破坏方面更具优势，能够精确呈现病变位置、骨质破坏范围，以及是否存在空洞与死骨。其对腰大肌脓肿的诊断价值独特。MRI检查则在结核炎性浸润期即可检出异常信号，能清晰显示脊柱结核相关的椎体骨炎、椎间盘损伤、椎旁脓肿及脊髓神经受压或变性情况，对早期结核的诊断敏感性更高。此外，脊柱全长MRI有助于发现潜在的跳跃性结核病灶。

3. 病原学检查

在脊柱结核的病原学诊断中，传统的细菌学检测方法（如结核菌培养和抗酸染色涂片）灵敏度有限。相比之下，分子生物学检测技术如聚合酶链式反应（PCR）、结核分枝杆菌基因X-pert检测（Xpert MTB/RIF ）以及宏基因组下一代测序（mNGS）等具有更高的敏感性和特异性，已成为重要的新证据来源。

（四）治疗原则

彻底清除病灶，解除神经压迫，重建脊柱稳定性，矫正脊柱畸形。全身支持联合规范的抗结核药物可使大多数脊柱结核患者治愈，仅部分患者需手术。

1. 全身治疗

①支持治疗：强调充分休息、避免劳累，并给予合理的营养支持。

② 抗结核药物治疗：这是杀灭结核分枝杆菌，实现脊柱结核治愈的根本。

2. 局部治疗措施

① 采用躯干支具、石膏背心或石膏床等器械限制脊柱活动，缓解疼痛，预防并矫正畸形，促进病灶修复。

② 脓肿穿刺或引流：对体积较大的脓肿实施穿刺或引流术，可联合局部注射抗结核药物以增强疗效。

③ 窦道换药。

④ 外科手术。

3. 手术治疗原则

① 术前准备：接受2～4周规范抗结核化疗，控制混合性感染。

② 术中目标：彻底清除病变组织，解除脊髓及神经压迫，重建脊柱稳定性，矫正畸形。

③ 持续完成规范化治疗。已治愈的结核病患者如单纯矫正畸形，可不再使用抗结核药物。

七、髋关节结核

（一）概述

髋关节结核（tuberculous arthritis of the hip）在全身骨关节结核中发病率位列第三，仅次于脊柱与膝关节。患者以儿童居多，且多为单侧发病。早期病理分型为单纯性滑膜结核或单纯性骨结核，其中滑膜结核更常见。

（二）临床表现

起病隐匿，伴低热、乏力、倦怠、食欲减退、消瘦及贫血等全身症状。多为单关节受累，早期以疼痛为主，疼痛加重后出现跛行。进展至后期，腹股沟内侧及臀部可形成寒性脓肿，破溃后转为慢性窦道。股骨头严重破坏时，可继发病理性脱位（多为后脱位）。早期髋关节前侧存在压痛，但肿胀较轻，随后股四头肌与臀肌明显萎缩。病情进一步发展可导致髋关节屈曲、内收、内旋畸形，最终以髋关节强直和下肢不等长最为常见。

（三）诊断要点

1. 实验室检查

① 血常规淋巴细胞比例升高，血红蛋白降低。

② 细细胞沉降率和C反应蛋白成倍增高。

③ 结核菌素试验：其反应性越强，结核可能性越大，但不能确诊；高度怀疑结核时，需针对性加查血清结核抗体、酶联免疫斑点试验（ELISPOT）。

2. 细菌学检查

抽取髋关节脓液涂片镜检，若发现抗酸杆菌或结核杆菌，即可确诊结核感染。

3. 病理检查

取病变组织于显微镜下观察，见典型结核性肉芽肿结构，可提示结核分枝杆菌感染。

4. X线检查

显示患侧骨质疏松、骨皮质变薄、关节间隙狭窄、滑膜及关节囊肿胀等病变。

5. CT检查

较X线检查更清晰，可明确患侧积液量及骨与软组织损伤情况。

（四）治疗原则

包括全身支持治疗、药物治疗、牵引和手术治疗，以抗结核治疗和手术治疗为主。治疗的抗结核药物包括链霉素（S）、异烟肼（H）、利福平（R）、乙胺丁醇（E）、吡嗪酰胺（Z），强化期通常使用四联药物，可选择HRZS或者HRES，需注意此类药物肝肾毒性较常见，用药期间须监测肝肾功能。

常用的手术方式包括滑膜切除术、病灶清除术、关节融合术、截骨矫形术和关节成形术。

八、膝关节结核

（一）概述

膝关节结核（tuberculous arthritis of the knee）在骨关节结核中的发病率位列第二，仅次于脊柱结核。该病多由滑膜结核发展而来，初期病理改变主要表现为炎性细胞浸润及滑膜渗出，临床特征为膝关节肿胀和关节腔积液形成；进展至后期脓液积聚形成寒性脓肿，破溃后转为慢性窦道。

好发于儿童及青少年，病灶多位于股骨下端或胫骨上端。滑膜结核的发生率高于单纯骨结核。

（二）临床表现

起病隐匿，伴低热、乏力、疲倦、食欲缺乏、消瘦、贫血等全身症状。红细胞沉降率增高，儿童患者可见夜啼。膝关节位置表浅，肿胀及积液征象显著。在疾病进展期，膝关节滑膜组织显著增生肥厚，由于疼痛刺激迫使关节长期处于屈曲状态，进而发展为不可逆的屈曲畸形。随着病情恶化，可形成寒性脓肿并破溃形成经久不愈的窦道，或由于关节韧带结构破坏而引发病理性脱位。病变静止或愈合后遗留纤维性强直。骨骼生长受限可致双下肢长度不等。

（三）诊断要点

1. 病原学检查

① 结核分枝杆菌培养和涂片检查：通过收集关节液或活检标本，进行结核分枝杆菌的培养和涂片检查，有助于直接检测结核菌是否存在。

② 结核蛋白衍生物（PPD）皮内试验：PPD皮内试验是一种常用的结核菌感染筛查方法，通过注射结核蛋白衍生物到皮内，观察48～72小时后皮肤的反应情况来判断是否感染了结核菌。

③ 结核抗体检测：血清结核抗体检测可以用于间接诊断结核病，但其敏感性和特异性有一定限制，通常作为辅助诊断手段。

2. 实验室检查

CRP和ESR测定：这些指标是炎症反应的常规检测项目，其水平的升高可能提示机体存在炎症或感染。

3. 影像学检查

X线、MRI、CT等影像学检查可以帮助评估关节结构的变化和骨骼破坏程度，CT与MRI图像上可以看到普通X线片不能显示的病灶，特别是MRI具有早期诊断价值。

（四）膝关节结核的治疗原则

① 膝关节位置表浅，利于早期发现病变。单纯滑膜结核经全身抗结核药物

治疗，约80%可治愈且保留正常或接近正常的关节功能。在结核病灶活动期和手术前、后规范应用抗结核药物治疗。

② 非手术治疗包括关节腔穿刺注药、关节制动和窦道换药。

③ 手术治疗包括滑膜切除术、病灶清除术和全膝关节置换术。

第二节　案例评析

案例一、儿童左胫骨急性血源性骨髓炎

患儿，男，8岁，体重30kg。因“左小腿红肿疼痛40天伴两处窦道破溃流脓，伴功能受限月余”入院。患儿无明显诱因左小腿出现疼痛，初以为骨骼发育引起疼痛，未作特殊处理，一周后局部疼痛加重并有肿胀，下肢活动受限，低热。在当地就医，行X线检查诊断考虑急性骨髓炎，行切开引流术联合负压封闭引流（VSD）处理感染灶，并依据细菌培养（检出金黄色葡萄球菌）及药敏试验（该菌对头孢哌酮敏感）结果，给予头孢哌酮舒巴坦1g 12h静滴进行抗感染治疗。治疗20余天效果不明显，病情转为亚急性期，当地医院建议转院治疗，前往上级医院就诊。

查体

入院当天患儿无发热，左小腿局部仍红肿、压痛，无法负重行走，可见远端伤口自骨髓腔内流出大量油脂样脓性黏稠液体，伤口无法愈合。

辅助检查

X线：左胫骨存在线状骨膜反应及虫噬样骨质破坏，需行X线复查。

诊断

左胫骨急性血源性骨髓炎。

治疗

局部制动，用石膏托固定下肢预防骨折，伤口分泌物药敏试验培养为MRSA，因此引流基础上予以万古霉素0.6g q12h静滴抗感染治疗。10天后局部肿胀疼痛消退。20余天后去除外固定，可适当下地床边活动。40天后窦道痊愈出院，半年后随访患儿肢体恢复正常功能。

药师点评

《2015年抗菌药物临床应用指导原则》指出，急性骨髓炎的核心病原菌为金黄色葡萄球菌。但需区分人群：1岁以上儿童可能系A组溶血性链球菌所致，老年患者则需警惕革兰氏阴性杆菌。经验性治疗应覆盖金黄色葡萄球菌。后续需依据病原学培养、药敏结果及临床治疗反应优化用药方案。该病疗程通常为4至6周。急性血源性骨髓炎可累及所有年龄层，5岁以下儿童尤为多见，且金黄色葡萄球菌是儿童AHO的主要病原体，临床以急性发热和局部体征为主。强调关注危险因素以预防并发症和后遗症，并尽早使用敏感抗菌药物。

该患儿左小腿局部疼痛加剧、肿胀，伴下肢活动障碍及低热，病程为1周。病原学检查（培养和药敏）确认为金黄色葡萄球菌，且该菌对头孢哌酮敏感。鉴于头孢哌酮（第三代头孢菌素）具备较广谱的抗菌活性，能有效对抗多种革兰氏阴性耐药菌，并兼顾部分革兰氏阳性菌与厌氧菌，本案例依据药敏试验结果，选用头孢哌酮钠舒巴坦抗感染治疗，同时根据患儿年龄和体重，使用合适剂量治疗但效果不佳，MRSA是一种对多种抗生素具有高度耐药性的金黄色葡萄球。糖肽类抗菌药物为MRSA感染的首选药物，常用药物包括万古霉素、去甲万古霉素、替考拉宁。儿童的万古霉素剂量为40mg/kg/d，分2～4次给药；万古霉素谷浓度维持在5～15mg/L。有条件的可监测$AUC_{0\text{-}24h}$，推荐万古霉素$AUC_{0\text{-}24h}$的目标范围在400-650mg/h/L。因此予以万古霉素0.6g q12h静滴治疗。万古霉素使用过程中最常见的不良反应为皮肤及附件损害和肾功能损害。其中皮肤及附件损害以皮疹、瘙痒多见，特征性的皮肤附件不良反应为“红人综合征”，应注意输液速度，并监测肾功能，及时调整用药剂量。

案例二、慢性骨髓炎

患者，男，56岁，体重72kg。5天前无明显诱因出现右胫前区皮肤红肿隆起，3天前包块破溃，有脓性分泌物流出，伴低热。于当地诊所接受清创包扎及抗感染治疗（具体药物不详），但疗效欠佳，发热症状持续存在。既往右胫骨骨折术后35年，肠术后35年，术后恢复可。吸烟史10余年。入院时右下肢患处皮肤色素沉着及破溃流脓，完善相关辅助检查。

诊断

慢性骨髓炎。

治疗

入院后先后3次进行清创+万古霉素骨水泥链珠填充创腔手术，术中留取浅表组织标本1份、清创后深部组织标本1份、骨髓组织4份进行病原学培养鉴定为金黄色葡萄球菌，同时挑取菌落进行药敏试验，根据病原学结果和药敏结果，予以头孢唑林2.0gq8h抗感染治疗。

术后两个月行右胫前清创游离植皮术，一周后患者好转出院。患者出院后进行随访，预后较好，未出现复发。

药师点评

慢性骨髓炎多见于青壮年男性，起病多隐匿且临床表现常不典型。诊断时，病原菌培养阳性为直接确诊依据。为提高准确性，推荐术中多点采集深部组织标本送检，避免仅取分泌物以降低假阳性风险。当病变形成脓壁时，抗菌药物难以穿透进入死腔，因此治疗的核心在于手术彻底清创以消灭死腔。术后依据病原菌培养及药敏结果，选择敏感抗菌药物进行足量、长期的全身治疗。

鉴于该病复发率高，可考虑局部长期应用抗菌药物。例如，针对革兰氏阳性球菌感染者，目前常规将抗生素骨水泥填充于骨缺损区域，以实现局部感染控制。

案例三、以多发骨质破坏为主要表现的骨结核

患者，男，21岁。2个月前，患者无明显诱因出现背部疼痛不适，以肩胛间区为主，持续性隐痛不适，久站时明显，平躺后可缓解，未予以重视，未行进一步诊治，上述症状持续存在。1个月前，患者出现胸骨隐痛不适，并可扪及大小约3cm×4cm的肿物，按压时疼痛，局部无红肿、破溃等，同时伴双下肢疼痛，以刺痛为主，侧躺时缓解，平躺时疼痛明显，随后逐渐出现右前胸、左侧肩胛区疼痛不适。完善胸部CT平扫，显示胸骨体下段左侧骨质破坏，周围见团块状软组织密度影，考虑占位性病变，建议进一步检查。左肺上叶肺门旁结节，占位待排。行结核抗体及结核基因检测阴性，结核感染T细胞检测阳性。

诊断

1. 多发骨结核；2. 回盲瓣溃疡。

治疗

予以五联HREZL（异烟肼0.3g，每日1次；利福平0.45g，每日1次；乙胺丁

醇0.75g，每日1次；吡嗪酰胺0.5g，每日3次；左氧氟沙星0.5g，每日1次）强化抗结核治疗，排除手术禁忌证后行胸椎结核病灶清除术+椎体减压+植骨融合内固定术。术后病理提示结核分枝杆菌感染，未见肿瘤细胞。

出院后继续给予HREZL五联抗结核治疗，同时每3个月复查胸部CT及胸腰椎MRI。

一年后患者经复查评估后调整为HREL四联巩固口服抗结核治疗，一年半后复查提示病情稳定，逐渐停服，定期复查。

药师点评

多发性骨结核是由结核分枝杆菌引起的，临床上比较少见，发病年龄以青壮年为主，儿童和老年人相对少见。基于多发骨结核的病变部位特点，极易与转移性骨肿瘤相混淆，导致临床误诊误治。病原学依据依然是确诊结核病的金标准，骨结核的诊断需要在显微镜下显示抗酸杆菌或在病变活检后获得的材料进行培养。国家卫生健康委员会重新修订发布的《肺结核诊断标准（WS288-2017）》中，已将结核分枝杆菌核酸检测阳性作为结核病的诊断依据之一。

抗结核治疗仍然是骨结核治疗中最主要的治疗手段，必要时进行手术干预。异烟肼主要有周围神经炎和肝损害等副作用；利福平的常见不良反应有肝毒性、胃肠道反应和过敏反应；服用利福平后泪液和尿液呈橘红色，这是药物的正常反应，停药后就会消失；乙胺丁醇的不良反应主要是视神经损害；吡嗪酰胺的不良反应主要有肝损害，还可引起尿酸升高导致痛风发生。在临床工作中应注意监测。

参考文献

[1] 国家卫生计生委办公厅. 抗菌药物临床应用指导原则: 2015年版[M]. 北京: 人民卫生出版社, 2015.

[2] 中华医学会儿科学分会感染学组, 中华儿科杂志编辑委员会. 儿童急性血源性骨髓炎治疗专家共识[J]. 中华儿科杂志, 2022, 60 (8): 745-750.

[3] 张立杰, 刘宇红, 高静韬, 等. 世界卫生组织2020年《整合版结核病指南模块四: 耐药结核病治疗》解读[J]. 中华结核和呼吸杂志, 2021, 44 (4): 349-353.

[4] 中华医学会结核病分会骨科专业委员会. 中国脊柱结核外科治疗指南 (2022年版)[J]. 中国矫形外科杂志, 2022, 30 (17): 1537-1548.

[5] 常玥, 陈天明, 郭凌云, 等. 儿童急性血源性骨髓炎临床特征及不良预后因素分析[J]. 中华儿科杂志, 2022, 60 (8): 756-761.

第十二章 抗感染药物在妇产科常见感染中的合理应用

第一节 盆腔炎性疾病

一、概述

盆腔炎性疾病（pelvic inflammatory disease, PID）是指女性上生殖道的一组感染性疾病，主要包括子宫内膜炎（endometritis）、输卵管炎（salpingitis）、输卵管卵巢脓肿（tubo-ovarian abscess, TOA）、盆腔腹膜炎（pelvic peritonitis）。炎症可单发或同时侵犯多个部位，其中输卵管炎及输卵管卵巢脓肿最为常见。

该病常迁延难愈，严重影响患者身心健康及家庭生活。延误诊治易引发严重后遗症，包括输卵管损伤所致的不孕症和异位妊娠的风险增加，亦可进展为慢性盆腔炎或慢性盆腔痛。

PID好发于性活跃期的育龄女性，初潮前、无性接触史及绝经后女性极少罹患本病；若发生于此类人群，多由邻近器官炎症扩散所致。

常见病原体包括需氧菌（如葡萄球菌属、链球菌属、大肠埃希菌、淋病奈瑟菌）、厌氧菌（如脆弱拟杆菌、消化链球菌、产气荚膜梭菌），以及沙眼衣原体、解脲脲原体等，且多为需氧菌与厌氧菌的混合感染。

二、临床表现

临床表现存在差异，可无症状、轻微症状或显著不适。常见下腹疼痛和发热，重症者可伴寒战、高热、头痛、食欲不振及月经改变。腹膜炎并发症可引发恶心、呕吐、腹胀等消化道症状；脓肿形成则可能导致下腹触及包块，并压迫邻近器官引发尿路刺激症状（如尿频、尿急）或直肠刺激症状（如里急后重）。

病原体类型显著影响表现：

① 淋病奈瑟菌感染起病急，48小时内多出现高热、显著腹膜刺激征及脓性阴道分泌物。

② 非淋球菌性感染起病较缓，全身症状（如高热）及腹膜刺激征较轻，但脓肿形成更为常见。

③ 厌氧菌的感染特征为反复发作和脓肿易形成。

④ 沙眼衣原体感染表现为长病程、低热、持续性轻度下腹痛、不规则阴道出血且难以治愈。

三、诊断要点

（一）最低诊断标准

对于性活跃女性及其他有性传播疾病（STD）风险的患者，若其症状无法用其他原因解释，且存在以下至少一项体征，即应考虑PID并启动经验性抗菌药物治疗：

① 子宫压痛；

② 附件区压痛；

③ 宫颈举痛。

需注意，强制要求满足全部三项最低标准会降低识别高危病例的灵敏度。临床决策应个体化，充分考虑患者的STD暴露风险。

（二）附加诊断标准

① 发热（＞38.3℃）；

② 宫颈或阴道见脓性黏液分泌物；

③ 阴道分泌物盐水湿片镜检出白细胞；

④ 红细胞沉降率加快；

⑤ C反应蛋白上升；

⑥ 实验室检测证实特异性病原体（如淋病奈瑟菌或沙眼衣原体）呈阳性反应。

（三）特异性诊断标准（确诊依据）

① 组织病理学检查可见子宫内膜炎症性改变。

② 影像学评估（经阴道超声或磁共振成像）显示输卵管壁增厚伴管腔扩张，和（或）盆腔液性暗区及附件区脓肿形成。

③ 腹腔镜检查观察到PID的特征性改变。

2021年美国疾病预防控制中心（Center for Disease Control and Prevention, CDC）推荐的盆腔炎性疾病的诊断标准，见表12-1。

表 12-1　盆腔炎性疾病的诊断标准

标准等级	诊断标准
最低标准	子宫颈举痛或子宫压痛或附件区压痛
附加标准	口腔温度超过38.3℃ 子宫颈异常黏液脓性分泌物或子宫颈脆性增加 阴道分泌物生理盐水湿片镜检出现大量白细胞 红细胞沉降率升高 血C-反应蛋白升高 实验室检查证实的子宫颈淋病奈瑟菌或衣原体阳性
特异标准	子宫内膜活检证实子宫内膜炎 阴道超声或磁共振成像检查显示输卵管增粗，输卵管积液，伴或不伴有盆腔积液、输卵管卵巢包块 腹腔镜检查发现盆腔炎性疾病征象

四、治疗原则

① 首选抗菌药物治疗，存在手术指征（如脓肿破裂、保守治疗无效）时，需联合外科干预。根据经验，初始采用广谱抗菌药物覆盖潜在病原体，包括革兰氏阴性菌如淋病奈瑟菌，非典型病原体如沙眼衣原体和支原体，厌氧菌如脆弱拟杆菌和需氧菌如链球菌、肠杆菌科等。

② 所有的治疗方案都必须对淋病奈瑟菌和沙眼衣原体有效，子宫内膜/宫颈检测结果阴性不能排除淋病奈瑟菌或沙眼衣原体感染。

③ 推荐治疗方案的抗菌谱应同时覆盖厌氧菌。

④ 确诊后立即启动治疗，及时合理应用抗菌药物与患者长期预后（如生育功能保护）直接相关。

⑤ 选择治疗方案时，应综合评估药物安全性、临床有效性、治疗成本以及患者依从性和药物敏感性等因素。

⑥ 给药方法：根据疾病的严重程度选择合适的给药途径以及是否需要住院治疗。应予以足疗程、足剂量抗菌药物，疗程宜为14天，以预防复发及慢性化。

症状严重者初始治疗时宜选择静脉给药，病情好转后可逐渐改为口服。

⑦ 治疗前留取血液、清洁中段尿、宫颈管分泌物和盆腔脓液（手术或穿刺获取）等标本用于病原学检测。

五、抗感染药物的合理应用

（一）静脉给药

存在阑尾炎等外科急症未排除；或妊娠期；或病情严重，伴有恶心、呕吐；或体温＞38.5℃；或输卵管卵巢脓肿；或无法遵循或耐受门诊口服治疗方案；或口服抗菌药物治疗无效者应住院给予静脉抗生素治疗。

对于输卵管卵巢脓肿的患者，建议住院观察＞24小时。通常在临床症状显著改善后24～48小时启动序贯口服治疗。见表12-2。

表 12-2　盆腔炎性疾病静脉用药方案

方案类型	用药方案
首选方案	① 头孢曲松钠1G静脉滴注，1次/24h，加多西环素100MG口服或静脉滴注，1次/24h，加甲硝唑500MG口服或静脉滴注，1次/24h； ② 头孢替坦2G静脉滴注，1次/24h，加多西环素100MG口服或静脉滴注，1次/24h； ③ 头孢西丁钠2G静脉滴注，1次/6h，加多西环素100MG口服或静脉滴注，1次/24h。
替代方案	① 氨苄西林—舒巴坦3G静脉滴注，1次/6h，加多西环素100MG口服或静脉滴注，1次/24h； ② 克林霉素900MG静脉滴注，1次/8h，加庆大霉素负荷剂量静脉滴注或肌肉注射（2MG/kG体质量），然后维持剂量（1.5MG/kG体质量），1次/8h；可以用单日剂量（3-5MG/kG体质量）替代。

（二）非静脉给药

患者一般情况良好，临床表现轻微，可安全接受口服抗菌药物或肌注给药，且具备完善的随访条件。见表12-3。

表 12-3　盆腔炎性疾病非静脉用药方案

方案类型	用药方案
首选方案	① 头孢曲松钠500MG单次肌肉注射，加多西环素100MG口服，2次/d，共14d，加甲硝唑500MG口服，2次/d，共14d； ② 头孢西丁钠2G单次肌肉注射和丙磺舒1G口服，加上多西环素100MG口服，2次/d，连续14d，加甲硝唑500MG口服，2次/d，连续14d； ③ 其他用第三代头孢菌素（如头孢唑肟或头孢噻肟）加多西环素100MG，口服2次/d，连用14d，加甲硝唑500MG，口服2次/d，连用14d。
替代方案	① 左氧氟沙星500MG口服，1次/d，加甲硝唑500MG口服，2次/d，共14d； ② 莫西沙星400MG口服，1次/d，加甲硝唑500MG口服，2次/d，共14d； ③ 阿奇霉素500MG静脉滴注，1次/d，共1-2剂，然后250MG/d，加甲硝唑500MG联合口服，2次/d，共12-14d。

第二节 细菌性阴道病

一、概述

细菌性阴道病（bacterial vaginosis, BV）是因阴道内产生过氧化氢的共生乳杆菌显著减少或缺失，导致兼性厌氧菌与厌氧菌过度增殖引发的菌群失调性阴道炎，是女性阴道炎最常见的类型。常见的病原体包括兼性厌氧菌如阴道加德纳菌，厌氧菌如普雷沃菌、动弯杆菌、拟杆菌和阴道阿托普菌，其他微生物如解脲脲原体、人型支原体等。

BV的发病机制尚未完全阐明，可能与高危行为（多性伴侣、性交频率过高）及阴道微环境破坏（反复灌洗）相关。治疗后复发率高，患者症状不典型，临床上容易漏诊，且相关的妇产科并发症又会对女性生殖健康造成严重危害。

二、临床表现

细菌性阴道病（BV）的临床表现存在个体差异，10%～40%的患者呈无症状状态。对于有症状者，普遍表现为阴道分泌物异常增多，并伴有特征性的鱼腥臭味，尤其于性交后气味加重。外阴轻度瘙痒或烧灼感可能作为伴随症状出现。分泌物颜色为灰白色，性质均质稀薄，常黏附于阴道壁，但易于拭去。检查阴道黏膜，通常无充血等改变。

三、诊断要点

诊断时，需警惕其他常见阴道炎混合感染的可能性。目前，BV的诊断依据主要是Amsel临床诊断标准及革兰氏染色Nugent评分标准。

（一）Amsel 标准

是BV诊断的临床金标准。

下列4项临床特征中至少3项阳性即可诊断BV：

① 线索细胞阳性（即线索细胞数量＞20%的阴道上皮细胞总量）；

② 胺试验呈阳性反应；

③ 阴道分泌物pH值＞4.5；

④ 阴道分泌物性状为均质、稀薄、灰白色。

其中线索细胞阳性为必备条件。

（二）革兰氏染色 Nugent 评分标准

是BV诊断的实验室金标准。

对阴道分泌物进行革兰氏染色，通过油镜（1000倍放大）观察细菌形态并量化评分，总分范围为0～10分；评分0～3分为正常，4～6分为BV中间态，≥7分为BV。具体的评分标准见表12-4。

表 12-4　Nugent 评分标准

评分	乳杆菌	加德纳菌及类杆菌	革兰氏染色不定的弯曲小杆菌
0	4+	0+	0+
1	3+	1+	1+或2+
2	2+	2+	3+或4+
3	1+	3+	—
4	0+	4+	—

注　各项根据每10个油镜视野下观察到的每类形态细菌的平均数量进行评分；0+：未见细菌；1+：<1个细菌；2+：1：4个细菌；3+：5～30个细菌；4+：＞30个细菌；—：无此项。

（三）其他方法

除上述诊断标准外，目前国内外还有分子诊断、酶学检测等方法用于细菌性阴道病的诊断。细菌性阴道病由阴道微生物菌群失调造成，不推荐将细菌培养作为BV的诊断方法。

四、治疗原则

① 治疗前需全面评估，明确是否合并其他细菌感染类型，并根据混合感染的具体病原体选择针对性抗菌药物。

② 硝基咪唑类（以甲硝唑、替硝唑为代表）与克林霉素构成BV治疗的主要方案。其中，甲硝唑因对阴道乳杆菌的抑制作用较弱，被推荐为优先选用药物。

③ 微生态调节剂（如阴道用乳杆菌制剂）及中医药疗法可作为补充手段，通过重建阴道微生态环境，增强疗效持久性、降低复发风险。

④ 治疗期间避免性生活。

⑤ 对于复发性BV，推荐强化治疗和巩固（抑制）治疗两个阶段的治疗方案，寻找并纠正导致BV复发的高危因素，恢复阴道微生态平衡。

五、抗感染药物的合理应用

BV治疗前需全面排查是否合并其他阴道炎症，并针对混合感染的具体病原菌选用相应的抗菌药物。

选用抗厌氧菌药物：主要有硝基咪唑类（甲硝唑和替硝唑）、克林霉素。其中，甲硝唑因可选择性抑制厌氧菌生长且对乳杆菌微生态的干扰较小，被视为优选治疗药物。局部用药与口服给药的疗效相当，二者治愈率均约为80%。

需特别注意：甲硝唑2g单次顿服方案因治愈率显著降低，已不推荐用于治疗BV。常见的推荐治疗方案见表12-5。

表 12-5　BV 推荐用药方案

方　案	全身用药	局部用药
推荐方案	甲硝唑400mg，口服，2次/d，共7d	方案①：0.75%甲硝唑凝胶5g，阴道用药，1次/d，共5d 方案②：甲硝唑阴道栓（片）200mg，1次/d，共5~7d 方案③：2%克林霉素软膏5g，阴道用药，每晚1次，共7d
替代方案	方案①：替硝唑2g，口服，1次/d，共5d 方案②：替硝唑1g，口服，1次/d，共5d 方案③：克林霉素300mg，口服，2次/d，共5d	克林霉素阴道栓100mg，睡前阴道用药，共3d

对于复发性BV，目前缺乏明确定义及标准化管理方案。针对BV反复发作的患者可参考的治疗策略包括：

① 延长甲硝唑口服疗程：从甲硝唑400mg 口服、2次/d、连用7d，改为延长甲硝唑治疗天数至14d。

② 序贯凝胶维持疗法：每晚睡前0.75%甲硝唑凝胶（5g）阴道内给药共10d，停药3～5d；治愈后，开始0.75%甲硝唑凝胶（5g）阴道内给药，每周2次，连用16周。

③ 联合硼酸+凝胶维持疗法：口服硝基咪唑类药物（甲硝唑或替硝唑400mg，2次/d）7d，再用阴道内硼酸制剂（600mg/d）21d；治愈后，应用0.75%甲硝唑凝胶（5g）每周2次，阴道置药，连用16周。

④ 周期性联合用药：每月口服甲硝唑2g联合氟康唑150mg。

⑤ 微生态干预：辅助应用益生菌制剂降低复发风险。

第三节　外阴阴道假丝酵母菌病

一、概述

外阴阴道假丝酵母菌病（vulvovaginal candidiasis, VVC），曾用名“外阴阴

道念珠菌病”，俗称“霉菌性阴道炎”，是由假丝酵母菌属感染引发的常见外阴阴道炎症。其典型临床表现为外阴阴道剧烈瘙痒及白色稠厚豆腐渣样分泌物，是临床最常见的阴道炎。

约85%的VVC由白假丝酵母菌引起，光滑假丝酵母菌占5%～10%，近平滑假丝酵母菌、热带假丝酵母菌等其他菌种合计约占1%～2%。需注意病原谱存在人群差异，孕妇群体发病率可高达29.2%。

VVC主要属于内源性感染。假丝酵母菌作为条件致病菌，除阴道外还可寄居于口腔、肠道，三部位菌群可通过自体接种相互传播。其他传播方式包括性交直接传染，少部分患者通过接触污染的衣物间接传染。

二、临床表现

（一）症状

突出表现为外阴阴道剧烈瘙痒，可伴外阴烧灼感、性交疼痛及排尿疼痛；典型症状为大量豆腐渣样阴道分泌物。

（二）体征

妇科检查可见外阴红肿（充血、水肿），部分伴抓痕，重症患者出现皮肤皲裂、表皮剥脱或糜烂；阴道黏膜明显充血，分泌物呈凝乳状或豆腐渣样。

根据发作频率、症状严重程度、病原菌种类及宿主免疫状态，VVC分为单纯性与复杂性两类（详见表12-6），该分类体系可直接指导临床治疗决策。其中，复发性VVC特指1年内急性发作≥4次。VVC的临床评分标准见表12-7。

表 12-6 VVC 的临床分类

分类依据	单纯性VVC	复杂性VVC
发生频率	散发或非经常发作	复发性①
临床表现	轻度②	重度③
真菌种类	白假丝酵母菌	非白假丝酵母菌
宿主情况	正常健康宿主	免疫力低下、应用免疫抑制剂、未控制的糖尿病或妊娠期

注 ①复发性VVC是指1年内VVC发作>4次；②<7分为轻度 VVC；③>7分为重度VVC。

表 12-7　VVC 的临床评分标准

临床表现	0 分	1 分	2 分	3 分
瘙痒	无	偶有发作，可被忽略	症状明显，能引起重视	持续发作，坐立不安
疼痛	无	轻	中	重
阴道黏膜充血、水肿	无	轻	中	重
外阴抓痕、皲裂、糜烂	无	—	—	有
分泌物量	无	较正常稍多	量多，但无溢出	量多，有溢出

注　—：无此项（外阴抓痕、皲裂、糜烂仅有两个等级：无为0分，有为3分）。

三、诊断要点

（一）显微镜检查

可采用革兰氏染色涂片法、10%氢氧化钾湿片法或生理盐水湿片法处理分泌物涂片后，显微镜下可见真菌芽生孢子或假菌丝，但对于非白假丝酵母菌的检出效果较差。

革兰氏染色涂片法的敏感度为65%～83%，同时其他细胞及微生物可染色，背景清晰，有利于同时诊断混合性阴道炎，且玻片易保存和溯源。

10%氢氧化钾湿片法可溶解细胞成分，减少干扰，敏感度达40%～60%，但无法同时检测其他类型病原体引起的阴道炎，且玻片无法保存。

生理盐水湿片法操作简便快速，诊断VVC的敏感度为30%～50%，但玻片无法保存。

（二）真菌培养

真菌培养至少需要48～72h，仅应用于有症状而多次显微镜检查为阴性且治疗效果不佳的难治性或复发性VVC患者，同时进行抗真菌药物敏感试验。

（三）其他

主要包括分子诊断法、荧光染色法、抗原检测法和功能学检测法等，供临床参考。

四、治疗原则

① 明确并消除潜在诱发因素。

② 首次发作或初诊阶段是治疗的关键窗口期，需严格遵循抗真菌药物的应用规范。

③ 性伴侣无须常规治疗。

④ 急性感染期间禁止性接触，必要时须全程使用物理屏障（如安全套）。

⑤ 合并其他性传播感染时应同步治疗。

⑥ 强调治疗的个体化。

⑦ 延长口服抗真菌疗程时，需定期评估肝肾功能及药物相关不良反应。

五、抗感染药物的合理应用

治疗方法包括阴道用药和口服用药，按VVC分类选择以下治疗方案。

（一）单纯性 VVC

1. 阴道用药

克霉唑，0.5g，单次，阴道用药；0.15g或0.2g，每晚1次，共7天，阴道用药。咪康唑，1.2g，单次，阴道用药；或0.4g，每晚1次，共3天，阴道用药；或0.2g，每晚1次，共7天，阴道用药。制霉菌素10万U，每晚1次，共14天，阴道用药。

2. 口服用药

氟康唑0.15g，单次，顿服。

（二）复杂性 VVC

1. 重度VVC

在单纯性VVC方案的基础上延长疗程，重症患者可联用局部低浓度糖皮质激素软膏或唑类霜剂对症治疗。

① 阴道用药：克霉唑0.5g，第1、4天；咪康唑1.2g，第1、4天。

② 口服用药：氟康唑0.15g，第1、4天；伊曲康唑0.2g，2次/天，第5～7天，口服。

2. 复发性VVC

治疗原则采用强化-巩固两阶段。在强化治疗达到真菌学治愈后，给予巩固治疗，持续治疗6个月。建议优先依据真菌培养及药敏结果选择药物。每月规律性发作者，可在每次发作前预防性用药；对无规律性发作者，每周连续维持用药。

（1）强化治疗

① 口服用药：氟康唑0.15g，第1、4、7天。

② 阴道用药：克霉唑0.5g，第1、4、7天；咪康唑1.2g，第1、4、7天；制霉菌素10万U，每晚1次，共14天。

（2）巩固治疗

① 口服用药：氟康唑0.15g，每周1次。

② 阴道用药：克霉唑0.5g，每周1次；咪康唑1.2g，每周1次；制霉菌素10万U，月经前后各7天。

（3）其他

咪康唑0.4g，每晚1次，月经前后各3～6天，阴道用药。

3. 非白假丝酵母菌引起的VVC

光滑假丝酵母菌、克柔假丝酵母菌等非白假丝酵母菌常对氟康唑耐药。推荐以下治疗方案：

① 阴道用药：硼酸0.6g，每晚1次，共14天；制霉菌素10万U，每晚1次，共14天；两性霉素B 0.05g，每晚1次，共14天。

② 依据药敏试验选择抗真菌药物，如伊曲康唑0.2g，2次/天，共1周，口服，常与非唑类阴道栓剂联合应用。

③ 其他：其他非白假丝酵母菌通常对常规抗真菌药物敏感，多数推荐方案有效。

4. 妊娠期VVC

目前无确切证据表明VVC会增加早产等妊娠并发症的风险。早孕期需严格评估药物风险收益比。因在早孕期口服氟康唑可能导致流产或出生缺陷，孕期首选阴道局部抗真菌治疗，禁用口服抗真菌药物治疗。

具体方案同单纯性VVC，建议延长疗程或增加给药次数。推荐方案：克霉唑，0.5g，第1～4天，阴道用药；或0.2g，每晚1次，共7天，阴道用药。

5. 宿主异常的VVC

应用免疫抑制剂治疗的患者或人类免疫缺陷病毒感染患者，因全身免疫力低下而更可能发生VVC，有时可能需要延长疗程至7～14天。人类免疫缺陷病毒感染患者中的复杂性VVC，有研究显示，每周0.2g氟康唑的长期预防性治疗在减少症状性VVC发作和白假丝酵母菌定植方面有效。

6. 耐药假丝酵母菌引起的VVC

假丝酵母菌耐药少见，假丝酵母菌耐药以唑类抗真菌药物为主。对该类患者应用非唑类抗真菌药物治疗，推荐方案包括：硼酸0.6g，每晚1次，共14天，阴道用药；制霉菌素10万U，每晚1次，共14天，阴道用药。两性霉素B 0.05g，每晚1次，共14天，阴道用药。

可根据药物敏感试验结果选择抗真菌药物，对唑类抗真菌药物呈剂量依赖性敏感（susceptible-dose dependent，SDD）的假丝酵母菌，可选择增加剂量，如氟康唑0.2g，每48小时用药1次，共1周。

（三）VVC 治疗中的特殊情况

1. VVC再发

有VVC病史且再次发作，但因1年内发作未达4次，不符合复发性VVC诊断标准者，称为VVC再发。治疗上，按单纯性或复杂性VVC规范方案完成初始治疗，在月经前后或每周巩固用药1～2个疗程，实施短期强化预防。需系统性筛查并消除潜在诱发因素。

2. 混合感染

VVC易合并其他病原体感染，常见的混合感染包括VVC合并细菌性阴道病、VVC合并阴道毛滴虫病等，可同时针对各种病原体感染进行治疗；如果不宜同时治疗，首先治疗症状明显和危害严重的感染。

3. 微生态制剂治疗

VVC的抗真菌治疗结合微生态制剂的应用，可能提高治愈率和降低复发率，推荐用于规范抗真菌药物治疗无效或反复发作的VVC患者。

4. 其他抗真菌药物

包括新上市和临床研究资料不足的抗真菌药物。奥特康唑是新上市应用于治疗VVC和复发性VVC的抗真菌药物，应避免在妊娠期或近期有妊娠计划的患者中应用。有研究显示，酮康唑阴道栓、特比萘芬阴道栓等抗真菌药物以及一些有适应证的阴道用中成药，都可用于VVC的临床治疗。

第四节　子宫颈炎

子宫颈炎是妇科常见疾病之一，涵盖宫颈阴道部与宫颈管黏膜的炎症。由于宫颈阴道部鳞状上皮与阴道鳞状上皮直接延续，任何阴道炎症均可继发宫颈阴道部炎症。临床分为急性和慢性子宫颈炎。

沙眼衣原体（*Chlamydia trachomatis*, Ct）和淋病奈瑟菌（Neisseriagonorrhoeae，Ng）是子宫颈炎最常见的两种病原体。子宫颈炎也可由葡萄球菌属、链球菌属和肠球菌属引起。近年来证实的关联病原体包括生殖支原体（*Mycoplasma genitalium*, Mg）、细菌性阴道病相关病原体、阴道毛滴虫。

一、急性子宫颈炎

（一）概述

急性子宫颈炎（acute cervicitis）指子宫颈局部充血、水肿，上皮变性、坏死，黏膜、黏膜下组织及腺体周围见大量中性粒细胞浸润，腺腔中可有脓性分泌物。其中，急性宫颈管黏膜炎主要累及柱状上皮区域，包括宫颈管原生柱状上皮及异位于宫颈阴道部的柱状上皮组织。

（二）临床表现

多数患者呈无症状状态，脓性或脓血性白带增多是最常见且可能是唯一的症状；分泌物刺激可继发外阴瘙痒、灼热感，伴阴道不规则出血及性交后出血。妇科查体见宫颈充血水肿伴黏膜外翻，黏液脓性分泌物附着于宫颈表面，甚或自子宫颈管溢出。

（三）诊断要点

① 特征性临床体征，具备一个或两个：

a. 宫颈管或拭子标本见脓性/黏液脓性分泌物。

b. 宫颈管拭子擦拭易诱发出血。

② 子宫颈或阴道分泌物白细胞增多，显微镜检查时，后者需排除阴道标本滴虫性/需氧菌性阴道炎所致白细胞增多。子宫颈分泌物革兰氏染色涂片，在1000倍油镜视野下可见白细胞计数＞10个/高倍视野，以及白细胞计数＞30个/高倍视野。

③ 病原学诊断

a.核酸扩增技术：灵敏度和特异性高，淋病奈瑟菌、沙眼衣原体、生殖支原体均以核酸扩增试验为主。

b.培养法：可同时获取Ct分离株，并进行药敏试验。但需使用细胞培养法，操作较为复杂，仅可用于子宫颈拭子标本。

c.抗原检测：淋病奈瑟菌可用酶联免疫吸附试验，但目前临床未广泛应用。沙眼衣原体适用于酶联免疫吸附试验、直接免疫荧光法或快速免疫层析试验。生殖支原体尚无抗原检测方法。

因子宫颈炎可引发上行感染，因此，子宫颈炎患者应警惕有无诱发上生殖道感染。

（四）治疗原则

以全身治疗为主，需依据病原学及药敏结果选择敏感药物。未获病原学结果时实施经验性给药，对存在性传播疾病（STD）高危因素者（年龄<25岁、60日内有新性伴侣、性伴侣多或性伴侣患STD等），推荐阿奇霉素1g单次口服或多西环素100mg bid 连续7天口服；已知病原体者则进行目标性抗菌治疗。《子宫颈炎诊治指南（2021版）》基于美国地区阿奇霉素耐药性上升趋势，优先推荐多西环素经验治疗（100mg bid 连续7d口服）。若存在淋病奈瑟菌（Ng）感染风险或当地Ng高流行，需联用抗淋病奈瑟菌药物；阿奇霉素1g单次顿服仅作为替代方案。

（五）抗感染药物的合理应用

妊娠患者首选红霉素、头孢类药物，禁用多西环素和氧氟沙星。同时，建议性伴侣进行检查和治疗，治疗期间禁止性生活。

表 12-8　抗感染治疗方案

病原体	首选治疗方案	备选治疗方案
未获得病原体检测结果	阿奇霉素1g，口服，每天一次；或多西环素100mg口服，每天2次。连续7天。	
沙眼衣原体	同上	红霉素500mg，口服，每天4次，连续7天；或氧氟沙星300mg，口服每天1次，连续7天：或左氧氟沙星500mg，口服，每天1次，连续7天。
淋病奈瑟菌	头孢曲松250mg，肌注，单剂；或头孢噻肟1g，肌注，单剂。若不能排除衣原体感染，阿奇霉素1g，po，单剂；或多西环素100mmg，口服，每天两次，连用7天。青霉素/头孢过敏者，大观霉素4g，肌注，单剂。	有并发症者的治疗方案：大观霉素2g，肌注，单剂；头孢曲松500mg，肌注，每天1次，连用10天，加用甲硝唑400mg，口服，每天2次，连用14天；多西环素100mg，口服，每天2次，连用14天。

二、慢性子宫颈炎

（一）概述

慢性子宫颈炎（chronic cervicitis）的特征为宫颈间质内大量淋巴细胞与浆细

胞等慢性炎性细胞浸润，伴发宫颈腺上皮及间质增生与鳞状上皮化生。其病因多继发于分娩、流产或手术创伤后的感染，亦可因卫生不良或雌激素缺乏导致局部抗感染能力下降而诱发。

临床常见类型为急性宫颈管黏膜炎迁延不愈，若急性期未及时诊治或病原体持续存在，则进展为慢性炎症。

（二）临床表现

多数患者无临床表现，少数患者出现阴道分泌物增多（淡黄色或脓性）、性交后出血，偶因分泌物刺激引发外阴瘙痒。

妇科检查典型体征为宫颈柱状上皮异位伴宫颈口黄色分泌物覆盖或溢出，亦可表现为宫颈息肉或肥大；严重者，异位表面可见颗粒状或乳头状突起。

（三）诊断要点

根据临床表现可初步做出慢性子宫颈炎的诊断，常有流产、分娩和宫腔内操作手术史。一般通过宫颈细胞学检查，必须做阴道镜检查及活组织检查以明确诊断，排除宫颈癌。

（四）治疗原则

药物选择原则及用法用量同急性子宫颈炎患者，需明确是否有沙眼衣原体及淋病奈瑟菌的感染。未合并沙眼衣原体及淋病奈瑟菌感染的慢性子宫颈炎，临床以物理治疗和手术治疗为主。

物理治疗是最常用的有效治疗方法。其原理是以各种物理手段破坏宫颈糜烂区单层柱状上皮，促使坏死组织脱落后由新生复层扁平上皮覆盖（创面愈合期为4～8周）。

注意事项：

① 治疗前常规宫颈癌筛查。

② 急性生殖道炎症期禁用。

③ 月经干净后3～7日实施。

④ 术后1～2周易出现水样排液增多及脱痂性出血。

⑤ 愈合期（4～8周）禁盆浴、性交及阴道冲洗。

⑥ 潜在风险包括出血、宫颈管狭窄、不孕、感染，需定期随访至创面完全愈合并监测宫颈管通畅度。

药物治疗仅适用于糜烂面积较小和炎症浸润较浅的患者，如使用硝酸银等腐蚀剂局部涂抹或使用具有抗菌作用或缓解临床症状的药物栓剂等。

第五节　案例评析

案例一、盆腔炎性疾病

患者，女，51岁。左下腹痛1周，加重1天。平素月经规律，5～6天/28～30天，量中，色暗红，夹血块，无痛经，2019年自然绝经，绝经后阴道无异常出血、排液等不适。患者于1周前无明显诱因出现左下腹痛，偶有腰酸，呈持续性，以绞痛为主，自诉改变体位后可轻度缓解，无恶心、呕吐，无发热汗出。给予左氧氟沙星片口服抗炎治疗，效果欠佳。近日自觉左下腹痛较前加重，入院就诊，主诉左下腹痛伴发热，时有口干、口渴、腰酸，伴乏力，眠差，大便秘结，2～3日/次，小便黄。

查体

体温38.0℃，脉搏90次/分，呼吸18次/分，血压100/68mmHg。

辅助检查

白细胞计数11.5×10^9/L，中性粒细胞百分比59%。

妇科检查

外阴发育正常，无瘀斑、瘀点，阴毛分布均匀。阴道通畅，阴道内有少量分泌物，色白，质稠，无异味，阴道黏膜无充血。宫颈肥大，触之易出血，可见节育器尾丝，子宫前位，正常大小，活动度可，无压痛。左侧附件区可触及一约10.0cm × 8.0cm囊性包块，活动差，压痛明显，右侧附件区未触及明显包块。

诊断

盆腔炎性疾病。

治疗

予以注射用头孢唑肟钠2.0g、奥硝唑氯化钠注射液0.5g抗感染治疗，洛索洛芬钠60mg口服对症止痛治疗，同时予以中医治疗。10天后患者体温36.2℃，白细胞计数6.4×10^9/L，中性粒细胞百分比57%，腹痛症状减轻，彩超显示左侧附件减小，血流信号减弱，好转出院。

药师点评

盆腔内感染常见病原菌包括淋病奈瑟菌（占盆腔炎的20%～40%）、肠杆菌科细菌（如大肠埃希菌）、链球菌属等需氧菌，脆弱拟杆菌（腹腔优势厌氧菌）、消化链球菌、产气荚膜梭菌等厌氧菌，以及沙眼衣原体（25%～30%病例）、解脲脲原体等非典型病原体。初始治疗需经验性覆盖上述微生物。首选β-内酰胺类（如头孢曲松2g iv q24h）为基础，联合甲硝唑500mg iv q8h覆盖厌氧菌，并加用多西环素100mg po bid（或阿奇霉素500mg iv qd）靶向非典型病原体（依据2021年美国CDC三联疗法指南）；获得病原学结果后需动态调整：淋病奈瑟菌感染选用三代头孢，拟杆菌为主维持抗厌氧方案，衣原体/支原体阳性延长四环素类疗程至14天，同时密切评估临床治疗反应以优化用药。

案例二、外阴阴道假丝酵母菌病

患者，女，30岁，白带量多伴外阴瘙痒2周余，自觉难以忍受。曾就诊于外院，确诊为“外阴阴道假丝酵母菌病”。用克霉唑治疗后，真菌检查转阴，症状改善。后因复发来诊。

妇科检查

白带量多，呈豆渣样，阴道壁充血。

实验室检查

菌丝+，孢子+，芽生孢子+，白细胞计数＞10，H_2O_2（+），白细胞酯酶（+），乙酰氨基葡萄糖苷酶（+），pH4.8；

诊断

外阴阴道假丝酵母菌病。

治疗

使用克霉唑阴道片0.5g，第1、4、7天，阴道用药；氟康唑0.15g，第1、4、

7天，口服。7天后复查，患者阴道分泌物菌群正常，功能下降。停用克霉唑阴道片及氟康唑片，2周后复查，阴道菌群正常，功能正常。

药师点评

VVC是临床中最常见的阴道炎，由假丝酵母菌感染引发。单纯性VVC可采用阴道给药，或氟康唑0.15g，单次，顿服。复发性外阴阴道假丝酵母菌病（recurrent vulvovaginal candidiasis，RVVC）是困扰女性的常见复发性、难治性疾病之一。RVVC治疗困难，以抗真菌药物治疗为主，抗真菌药物治疗原则为“强化-巩固治疗”。微生态调节剂有一定治疗作用，未来针对新型抗真菌制剂有待进一步研究。克霉唑阴道片仅供阴道使用，切忌口服。需要阴道内湿润才可彻底溶解，否则未溶解的部分阴道片剂会流出阴道外，因此需要在入睡时尽可能深地放入阴道内。使用氟康唑需定期监测肝、肾功能，肝肾功能减退者需减量应用。

案例三、急性子宫颈炎合并细菌性阴道病及尿路感染

患者，女，26岁，未婚，因脓性白带排出，有时还有血性白带，伴有尿频、尿急、尿痛前来就诊。平时月经正常，4次人工流产史。

检查

外阴外观正常，阴道口及尿道口处黏膜充血水肿，内见多量黏液脓性分泌物从子宫颈管流出，宫颈表面充血，颈管有出血，子宫正常大小，无压痛、反跳痛，双侧附件区未见明显异常。阴道分泌物常规检查提示白细胞++++，淋病奈瑟菌及衣原体阳性，尿液分析中白细胞+，余结果均大致正常。

诊断

急性子宫颈炎合并细菌性阴道病及尿路感染。

治疗

予以头孢曲松钠联合阿奇霉素抗感染治疗，高锰酸钾溶液坐浴、乳酸杆菌塞阴道局部对症治疗，嘱其性伴侣同时治疗，治疗一个疗程，时长2周。嘱其治疗一个疗程后返院复查，停药后第3个月再次返院复查。自诉已无白带异常、腹痛、腹胀、腰酸等不适，大小便正常，月经正常。宫颈管分泌物淋病奈瑟菌、沙

眼衣原体及一般细菌培养结果阴性，治疗效果良好。

药师点评

本案例为急性子宫颈炎，感染的病原体主要是淋病奈瑟菌及沙眼衣原体，二者均为性传播疾病的常用病原菌。由于淋病奈瑟菌感染常伴有衣原体感染，因此，若为淋菌性子宫颈炎，治疗时除选用抗淋病奈瑟菌药物外，还应同时应用抗衣原体感染药物。日常应注意个人卫生，同时坚持对症治疗。

参考文献

[1] 中华医学会妇产科学分会感染性疾病协作组. 盆腔炎症性疾病诊治规范 (2019修订版)[J]. 中华妇产科杂志，2019，54 (7): 433-437.

[2] 中国中西医结合学会妇产科专业委员会，薛晓鸥. 女性盆腔炎性疾病中西医结合诊治指南[J]. 世界中西医结合杂志，2024，19 (3): 618-626，636.

[3] Workowski KA，Bachmann LH，Chan PA，et al. Sexually transmitted infections treatment guidelines[J]. MMWR Recomm Rep，2021，70 (4): 1-187.

[4] 中华医学会妇产科学分会感染性疾病协作组. 细菌性阴道病诊治指南 (2021修订版)[J]. 中华妇产科杂志，2021，56 (1): 3-6.

[5] 中华医学会妇产科学分会感染性疾病协作组. 外阴阴道假丝酵母菌病中国诊治指南 (2024版)[J]. 中华妇产科杂志，2024，59 (7): 499-504.

[6] 国家卫生计生委办公厅. 抗菌药物临床应用指导原则: 2015年版[M]. 北京: 人民卫生出版社，2015.

[7] 董梦婷，李佳，李会阳，等. 美国疾病控制和预防中心子宫颈炎诊治指南 (2021版)解读[J]. 中国实用妇科与产科杂志，2021，37 (10): 1032-1033.

[8] 董梦婷，薛凤霞. 急性子宫颈炎的诊断及鉴别诊断[J]. 中国实用妇科与产科杂志，2024，40 (7): 676-679.

第十三章 抗感染药物在儿科常见感染中的合理应用

第一节　新生儿脓毒症

一、概述

脓毒症是一种由各类病原微生物，包括致病菌及条件致病菌侵入血液循环并导致毒素释放及全身感染的病理状态，在新生儿时期尤为常见。

依据发病时间，新生儿脓毒症可细分为早发型（出生后7天内的感染）和晚发型（出生后7天以上的感染）。即早发型脓毒症（early onset sepsis, EOS）和晚发型脓毒症（late onset sepsis, LOS）。

这两种类型的脓毒症在病原体、危险因素及临床表现上有所差异。

这样的分类方案对临床实践具有指导意义，尤其是在制订经验性抗生素治疗策略时。

早发型感染的主要病原体往往源自母体的定植或感染，典型如B组链球菌、大肠埃希菌以及李斯特菌；少数情况下，可涉及肠球菌、草绿色链球菌、克雷伯菌属、流感嗜血杆菌、金黄色葡萄球菌、肺炎链球菌和凝固酶阴性葡萄球菌。

相比之下，晚发型感染的病原体可能从社区环境或新生儿重症监护病房（Neonatal Intensive Care Unit　NICU）获得，其中NICU常见的医院获得性细菌包括革兰氏阴性菌，如大肠埃希菌、肺炎克雷伯菌和铜绿假单胞菌，以及革兰氏阳性菌，如凝固酶阴性葡萄球菌、金黄色葡萄球菌和粪肠球菌。发达国家报道显示，凝固酶阴性葡萄球菌是NICU晚发型感染最常见的致病菌；发展中国家NICU晚发型感染目前仍以革兰氏阴性菌为主，但近年来革兰氏阳性菌有增加的趋势。

二、临床表现

早发型感染可为无临床表现的菌血症、全身感染、肺炎和（或）脑膜炎。其中呼吸窘迫最常见，严重感染患儿可发生持续肺动脉高压（persistent pulmonary hypertension, PPHN），其他非特异性体征包括激惹、反应差、体温不稳定、循环灌注差、低血压。严重者可出现感染性休克、弥散性血管内凝血（disseminated intravascular coagulation, DIC）。胃肠道表现有纳差、呕吐、肠梗阻。中枢神经系统感染可表现为惊厥、呼吸暂停等症状。

晚发型感染的临床表现多样，足月儿常伴有发热，早产儿可表现为体温不稳定或低体温，早期表现有嗜睡、呼吸暂停次数增加或出现严重呼吸暂停、喂养不耐受和（或）对呼吸支持的需求增加。严重感染患儿可出现休克、DIC，部分患儿可发生骨关节化脓性炎症或深部脓肿。

表 13-1　新生儿脓毒症的常见临床表现

系统位置	临床表现
全身	体温波动显著，表现为发热或过低，患儿呈现对外界刺激反应迟钝，且摄食功能障碍，伴有全身水肿现象。此外，出生时的Apgar评分较低，提示其生理状态的不佳。
消化系统	胆红素升高伴发腹部胀满、恶心呕吐，以及胃内液体积聚或消化不良，同时出现腹泻和肝脏脾脏增大现象。
呼吸系统	早发型脓毒症的临床征象往往以呼吸功能障碍为主，如呼吸困难和呼吸暂停，伴随发绀现象。尤为显著的是，部分病例的首发症状即为持久性的呼吸暂停或呼吸急促，此症状可持续6小时以上。
循环系统	表现为面色淡白，四肢体感寒冷，心率异常，或过速或过缓，皮肤出现类似大理石的纹理，伴随低血压症状，以及毛细血管再充盈时间显著延长超过3秒。
泌尿系统	少尿及肾功能衰竭
血液系统	出血，紫癜

三、诊断要点

对于EOS，有重要高危因素或临床异常表现即可作出疑似诊断；对于LOS，有突然出现的临床异常表现即可作疑似诊断。

（一）疑似诊断

针对EOS，出生后≤72小时有临床异常表现或有EOS重要高危因素。针对LOS，出生后＞72小时出现异常的临床表现。

（二）临床诊断

临床判定标准为具有临床症状异常，并符合以下任一条件：

① 血液常规非特异性指标至少两项阳性；

② 脑脊液分析呈化脓性脑膜炎特征；

③ 从血液或脑脊液中检测到病原菌的DNA。

（三）确定诊断

患儿表现出脓毒症的临床特征，且血培养或脑脊液培养结果为阳性。

四、治疗原则

抗菌药物的使用在EOS和LOS的疑诊情况下是必需的，初期治疗后，应依据血培养、药物敏感性测试和其他非特异性检测结果来决定是否持续、更换或停止使用。

对于疑似EOS的新生儿，即使临床上未见明显异常，也应在出生后尽快给予抗菌治疗，这主要基于围产期的风险因素，如胎龄，以及母体是否存在绒毛膜羊膜炎。如果疑似EOS在出生后2至3天内被排除，则应终止抗菌药物治疗。

对于LOS，抗菌药物的使用不仅要考虑机械通气等高风险因素，还应结合患儿的临床症状和实验室检查结果。EOS的抗菌治疗决策主要依赖于高风险指标和临床医师对病情的评估，而实验室检查结果用于指导抗菌药物的停用。

五、抗感染药物的合理应用

（一）EOS

在初期，鉴于血培养及其他非特异性检测尚未得出结论，通常采用广谱抗菌药物联用策略，优先选择氨苄西林联合第三代头孢菌素以覆盖革兰氏阳性和阴性菌。然而，尽管第三代头孢菌素具有更广泛的抗菌谱，但其与较高的患儿死亡率、严重并发症（如新生儿坏死性小肠结肠炎）、促进耐药菌株产生及可能的真菌继发感染风险相关。

在西方医学实践中，氨苄西林联合氨基糖苷类药物是常见选择，尤其对B组链球菌和李斯特菌有显著的协同杀伤效果。但使用氨基糖苷类药物需严密监测血药浓度，对于体重低于1500克的婴儿，还需进行耳聋相关基因筛查。因其潜在的耳毒性及肾毒性风险，我国现行规定严格限制6岁以下儿童使用氨基糖苷类抗菌药物，除非病原体仅对该类药物敏感且获得监护人充分知情同意，方可审慎考虑使用，但不应将其作为首选或常规治疗方案。

（二）LOS

在等待血培养结果期间，鉴于凝固酶阴性葡萄球菌和金黄色葡萄球菌的常见性，一般倾向于优先选择苯唑西林或萘夫西林，或应用万古霉素来替代氨苄西林与第三代头孢菌素的联合疗法。若临床表现提示可能存在铜绿假单胞菌感染，则头孢他啶是首选药物。然而，对于极低出生体重及胎龄小于28周的早产儿，预防性应用氟康唑等抗真菌药物的策略仍存在争议。

（三）血培养阳性结果

抗菌药物的调整应基于药物敏感性试验结果，优先选择单药治疗，除非临床反应不佳。若初始的经验性抗菌药物未涵盖在敏感性试验范围内，但临床疗效显著，可继续使用；否则，应转换为药物敏感试验显示敏感的药物。

对于已接受二联抗菌药物治疗的B组链球菌感染者，鉴于多数B组链球菌对青霉素敏感，可考虑停用一种药物，仅保留氨苄西林或青霉素。合并B组链球菌脑膜炎患儿应加大氨苄西林或青霉素剂量，或联用万古霉素。

治疗李斯特菌感染通常首选氨苄西林，必要时辅以氨基糖苷类药物，需监测血药浓度，体重在1500g以下的婴儿要检查耳聋基因，同时确保家长充分知情同意。

厌氧菌感染则推荐使用克林霉素或甲硝唑。面对MRSA和凝固酶阴性链球菌，推荐万古霉素或利奈唑胺，可酌情联合苯唑西林。万古霉素和利奈唑胺作为二线及三线药物，须审慎使用以规避耐药性，推荐使用万古霉素时务必监测血药浓度。当遭遇多重耐药的MRSA且万古霉素疗效不足时，如有药物敏感性试验支持，可在临床药师指导下选用氟喹诺酮、磺胺甲噁唑与甲氧苄啶等。

产β-内酰胺酶的病原体感染宜采用碳青霉烯类药物，如亚胺培南或美罗培南，但若疑诊或确诊脑膜炎，鉴于亚胺培南可能引发惊厥，宜选用美罗培南替代。抗菌药物的疗程通常为10至14天，血培养结果应在用药2～3天后转阴，持续阳性则提示需要更换抗菌药物。

对于导管相关感染，如检测到革兰氏阴性菌、金黄色葡萄球菌或真菌，应考虑拔除导管；如果是CONS感染，可在应用抗菌药物后复查。

（四）并发脑膜炎

对于非院内感染的患儿，病原菌主要为B组链球菌和大肠埃希菌，通常采用第三代头孢菌素（如头孢噻肟）联合氨苄西林或青霉素作为初始治疗方案。如果部分地区大肠埃希菌对第三代头孢菌素耐药性高，可使用美罗培南替代第三代头孢菌素。但若脑脊液检测出金黄色葡萄球菌，则推荐应用万古霉素或利奈唑胺。

对于由革兰氏阳性菌导致的脑膜炎，治疗周期通常设定为14至21天，但B组链球菌引起的脑膜炎通常疗程至少需要21天。

针对革兰氏阴性菌感染的脑膜炎，治疗时长通常为21天，且在脑脊液指标恢复正常后需额外延长14天；然而，若患儿伴有室管膜炎、脑炎或硬膜下积液等并发症，可能需要延长治疗期。

对于铜绿假单胞菌感染，头孢他啶是首选药物，必要时依据药物敏感性试验进行调整；而对于脆弱拟杆菌所致的感染，甲硝唑是标准治疗药物。

第二节　儿童脓毒性休克

一、概述

脓毒性休克（septic shock）作为脓毒症最极端的形式，其特征为由脓毒症诱发的持续性血流分布异常，常常在儿科病例中合并血容量不足的休克表现。值得注意的是，儿童脓毒性休克初期可能血压保持正常，而随着病情进展，血压会呈现难以纠正的降低态势。

二、临床表现

急性起病，多首先出现感染性疾病的症状和体征，随后出现器官功能障碍或休克的表现。器官功能障碍的表现因病原体、感染部位、机体的遗传背景、基础疾病的不同而异。

休克早期多以组织低灌注为主要表现，血压多正常，为休克代偿期，失代偿期则血压降低。低灌注表现为皮肤苍白或花斑纹、四肢凉、外周脉搏快而细弱、毛细血管再充盈时间（capillary refill time, CRT）延长，暖休克亦可表现为四肢温暖、外周脉搏有力、CRT正常或缩短。休克时可有意识改变、少尿、酸中毒等组织缺血、缺氧表现，少数患儿休克来势凶猛，可掩盖原发病的表现。

三、诊断要点

儿童脓毒性休克2024年标准纳入了基于器官功能障碍的菲尼克斯脓毒症评分（Phoenix sepsis score,PSS）：疑似感染的患儿PSS≥2分，诊断为脓毒症；脓毒症患儿PSS心血管评分≥1分，诊断为脓毒性休克。

新标准是基于可疑感染患儿的住院预后数据建立回归模型得出的，可作为诊断标准。但在实际临床工作中，需要早期识别和干预。因此，对感染或疑似感染患儿应关注心率变化及组织低灌注表现，包括心率增快、外周脉搏减弱、CRT＞2s、皮肤花纹、四肢末梢发凉、意识改变（嗜睡、淡漠、烦躁）、尿量减少、代谢性酸中毒、乳酸＞2mmol/L等，提示发生休克的可能。

四、治疗原则

（一）初期复苏治疗目标

脓毒性休克的早期发现、精确诊断与及时干预对优化预后及降低死亡率至关重要。一旦确立脓毒性休克诊断，首要目标是在首个6小时内实现：皮肤冷凝时间不超过2秒，血压恢复至相应年龄段的正常值，心率稳定且周围与中心脉搏一致性良好，四肢温暖，尿量达1mL/（kg·h），以及意识状态保持清晰。

若条件允许，应进一步监测并确保以下指标达标：中心静脉压（CVP）维持在8～12mmHg，中心静脉混合血氧饱和度（$ScvO_2$）不低于70%，心脏指数（CI）保持在3.3～6.0L/（$min·m^2$）的范围内。

对于初期液体复苏期间血乳酸升高的患者，需通过治疗使其恢复正常值，同时保持血糖和钙离子浓度在正常水平。

（二）呼吸、循环支持

1. 呼吸支持

维持呼吸道通畅至关重要，可采用高流量鼻导管或面罩氧疗进行初始支持。若上述措施效果欠佳，应迅速转用无创正压通气，或在必要时提早实施气管插管以保障机械通气。在气管插管前，若发现血流动力学状态不稳定，宜优先进行液体复苏或应用血管活性药物，以防插管操作加剧休克。若患儿对液体复苏及周围正性肌力药物的反应不足，应当果断采取机械通气策略。

2. 循环支持

实施液体复苏策略以优化心脏容量负荷，借助正性肌力药物以强化心肌收缩力。同时，运用血管活性药物调控心脏的压力负荷，旨在提升血液循环效率并确保充足的氧输送。

3. 液体治疗

（1）液体复苏

首选初始剂量为等渗晶体液以20mL/kg给予，在5～10分钟内静脉滴注完毕。随后，需全面评估循环系统的灌注状况改善程度，包括观察意识状态、心率、脉搏、毛细血管再充盈时间、尿量以及血压等指标。

若上述指标未见显著改善，可进行第二次和第三次液体补充，剂量可调整为10～20mL/kg，并酌情减缓输液速率，1小时内总输液量不超过40～60mL/kg。

如效果不佳，或存在毛细血管渗漏或低蛋白血症的情况，可考虑给予等量的5%白蛋白溶液。

接近成人体重的儿童，复苏液体量建议为每次等渗晶体液500～1000mL或5%白蛋白300～500mL，需在30分钟内完成输注。

在整个液体复苏过程中，必须密切监测患儿对容量增加的反应，一旦发现肝肿大或肺部湿啰音，应立即停止输液并使用利尿剂。有条件时，动态监测中心静脉压的变化，若液体复苏后中心静脉压上升不超过2mmHg，表明心脏对容量增加有良好反应，可继续快速补液；相反，若中心静脉压上升过多，可能意味着机体无法承受快速扩容。此外，被动抬腿试验也可用于评估患儿的容量反应性。第一小时的液体复苏不推荐使用含糖液体，若出现低血糖，可按照0.5～1g/kg的葡萄糖剂量进行纠正。

（2）继续和维持输液

脓毒性休克引发的血流动力学失衡，常表现为血液再分布与毛细血管通透性增加，导致体液丧失和长期低血容量状态，这一过程可能持续数日，故需持续且适当地进行液体复苏以维持体内液体平衡。持续静脉输注可采用1/2～2/3等张液体，其剂量需依据血电解质检测结果灵活调配，目标是在6至8小时内以5～10mL/（kg·h）的速率完成输注。采用1/3等张液体进行持续输注，设定24小时内输入速率在2～4mL/（kg·h）之间，之后依据患者状况灵活调整。在确保有效通气的前提下，依据血气分析指标，适时给予碳酸氢钠纠正酸碱平衡，目标是使pH值回升至7.15以上。考虑到患儿的白蛋白浓度及凝血功能状态，应酌情予以胶体液补充，如白蛋白或血浆等。在持续输液及后续阶段，应当持续监测患者循环系统的状况，以评估所给予的液体量是否适宜，并据此及时调整输液策略。

（3）血管活性药物

液体复苏后，若患者仍呈现低血压和灌注不足的状况，有必要考虑采用血管活性药物以提升和保持组织灌注压，进而优化氧输送。

① 多巴胺适用于血容量充足且心率稳定的低灌注、低血压病例，其药效与剂量成正比；中等剂量增强心肌收缩力，适用于心输出量减少的情况；大剂量则用于休克失代偿期，以提升血压。剂量调整应参照血压监测结果，上限不超过20μg/（kg·min）。

② 多巴酚丁胺作为正性肌力药物，适用于心输出量不足的患者，推荐剂量为5～20μg/（kg·min）。若多巴酚丁胺治疗无效，可选用肾上腺素。

③ 小剂量的肾上腺素可产生正性肌力效应，而较大剂量用于对多巴胺无效的休克状态。

④ 在暖休克状态下，首选用药为去甲肾上腺素，剂量范围为0.05～1.00μg/（kg·min）；若需加大剂量维持血压，宜联用肾上腺素或采用肾上腺素替换去甲肾上腺素。

⑤ 米力农作为一种磷酸二酯酶抑制剂，兼有增强心肌收缩力和扩张血管的作用，特别适用于低排高阻型休克。初始负荷量为25～50μg/kg，随后持续静脉输注0.25～1.00μg/（kg·min）。

⑥ 当心输出量下降、外周血管阻力升高但血压尚正常时，可联合使用正性肌力药物和硝普钠等扩血管药物，以减轻心室后负荷，促进心室射血和提高心输出量。硝普钠等短效制剂使用时需从小剂量开始，并避免光照。

在脓毒性休克的治疗中，宜优先选择中心静脉或骨髓腔途径来输注血管活性药物，若未能建立，则可暂时借助外周静脉通路，以免因建立中心静脉通路而延误药物的使用。

五、抗感染药物的合理应用

诊断脓毒症休克后1小时内给予经验性抗感染治疗，及时清除感染病灶。抗菌药物延迟应用或剂量不足与细菌性脓毒症的病死率密切相关。依据患儿感染部位、病史、当地病原体流行病学和药敏特点，尽量选择覆盖可能病原微生物的抗感染药物。一旦明确病原体，应更换为敏感的药物。尽快清除病灶，如清创、引流、病灶冲洗、修补、去除感染装置等。长期住院治疗、血液肿瘤和接受免疫抑制剂治疗的患儿，需评估耐药菌感染风险，联合应用覆盖耐药菌的抗菌药物。建议根据药代动力学、药效学及药物特性优化抗感染治疗策略，并且每日评估，根据患儿的感染部位、病原学结果、疗效和（或）感染源清除等来决定抗感染药物的使用时间。

尽可能在使用抗感染药物前采集病原学检测标本。病原学检测对于抗感染药物的选择和脓毒性休克的救治非常重要。尽可能在使用抗感染药物之前采集标本，包括双部位血培养、呼吸道分泌物、胸腔积液、腹腔积液、尿液或脑脊液培养等，但不能因采集标本困难而延误抗感染治疗。病原学检测还包括抗原、血清抗体和核酸等。建议在常规检测方法未获得病原学诊断及经验性抗感染治疗无效时，进行病原微生物二代测序技术检测。

第三节 肺炎

一、概述

肺炎在小儿群体中属于主要的常见病症，特别是在婴幼儿期更为多发，对婴幼儿的生存构成严重威胁。婴幼儿期肺炎频发主要归因于其呼吸系统独特的生理解剖特征，如气道狭小，支气管腔黏液分泌不足，纤毛运动功能欠佳，肺部弹性组织发育不全，血管丰富导致易充血，以及肺间质活跃而肺泡数量有限、含气量不足，使得气道易受黏液阻塞等。此外，此阶段儿童的免疫系统尚不完善，防御机制未充分发育，因而更易遭受感染，如传染病、腹泻，以及营养不良、贫血和佝偻病等疾病的侵袭。这些内在的脆弱性不仅增加了婴幼儿罹患肺炎的风险，而且使得病情往往更为严重。特别是在一岁以下的婴儿中，由于免疫功能低下，肺炎易于弥漫、融合，波及双肺。相对而言，年龄较大且体质较强的孩子，随着机体反应性的逐步成熟，其局限感染的能力增强，肺炎病灶通常更大，若局限于单叶，则表现为大叶性肺炎。

二、临床表现

（一）一般症状

疾病发作态势各异，可表现为急性或渐进性发展。急性发作者常伴发热、厌食或呕吐，神志改变（如过度嗜睡或烦躁不安），以及呼吸急促等症状。前期可能有轻微的上呼吸道感染症状，持续数日。初期体温通常波动于38～39℃，部分病例甚至可达40℃，常见发热类型为弛张热或不规则发热。相比之下，婴幼儿往往呈现起病缓慢的特点，体温升高不显著，咳嗽及肺部临床体征相对隐匿。此阶段，婴儿常出现食欲减退、吮乳困难、呕吐或呼吸窘迫等症状。

（二）特殊症状

早期即显现的咳嗽症状与喉部痰鸣音颇为显著。呼吸频率显著加快，可达到每分钟40～80次，伴随着呼吸与脉搏比率从1∶4逐渐升高至接近1∶2。呼吸窘迫是常见的临床表现，重症患者在呼气时可能伴有呻吟、鼻翼扇动、胸骨上窝、锁骨上窝和肋间隙的吸气性凹陷，以及口唇或甲床的青紫。部分儿童会呈现头部后仰的姿态以改善通气，当试图被动地使其颈部前屈时，会遇到明显抵抗。

初期胸部体征往往不典型，可能仅表现为呼吸音稍有增粗或减弱。随着病情发展，可出现中至粗湿啰音，伴有轻微叩诊浊音。数日后，可能闻及细湿啰音或捻发音。当病灶扩展，管状呼吸音的出现伴随叩诊浊音增多，提示肺部病变的进展。一侧肺部叩诊呈现实音或（及）呼吸音消失时，需警惕胸腔积液或脓胸的发生。

世界卫生组织的儿童急性呼吸道感染防控策略特别指出，呼吸频率增快是诊断肺炎的关键指标。具体定义为：

2个月以下婴儿呼吸次数≥60次/分；

2～12个月婴儿呼吸次数≥50次/分；

1～5岁儿童呼吸次数≥34次/分。

在重症病例中，观察到更多的系统性表现和体征。

1. 消化系统症状

消化系统症状尤为突出，常伴有呕吐、腹泻和腹痛等症状。呕吐往往紧随剧烈咳嗽发生。严重的腹胀可能导致膈肌上抬，进一步压迫肺部，从而加剧呼吸窘迫。值得注意的是，下叶肺炎有时可诱发急性腹痛，需与腹部外科急症进行鉴别诊断，以避免误诊。

2. 循环系统症状

重度肺炎患者可能出现脉搏增快，频率可能在140～160次/分，伴随心音减弱。若观察到患者心率在160～200次/分，且此现象与体温上升及呼吸急促不成比例，同时伴有显著的肝脏肿大或短期内明显增大，皮肤苍白，口唇发绀，以及面部和四肢水肿，尿量减少，可能是充血性心力衰竭的临床表现。另外，四肢冰冷、口唇周围泛白、脉搏虚弱，这往往是外周循环衰竭的迹象。

3. 神经系统症状

烦躁与嗜睡症状时常交替出现，尤以婴幼儿惊厥为典型，其主要诱因为高温刺激或钙质缺乏。若惊厥期间伴随显著的过度睡眠或焦躁状态，以及意识模糊，甚至出现强直性肌肉痉挛、偏瘫等神经学体征，则提示可能并发了中枢神经系统的病理变化，如脑膜炎、脑炎、中毒性脑病等。

三、诊断要点

急性发病、呼吸道症状与体征通常使得临床诊断较为明确，但为进一步确认，可采用胸部X线检查，进行气管分泌物细菌培养及咽拭子病毒分离以辅助确定病原体。

此外，病原学鉴定还可借助抗原与抗体检测。若白细胞计数显著增高，伴中性粒细胞比例上升，加之血清C反应蛋白水平升高，常提示细菌性肺炎的可能性。反之，外周血白细胞数量降低或保持正常，往往提示病毒感染导致的肺炎。关于各种肺炎的鉴别诊断可参阅表13-2。

在婴儿时期，常需与肺结核及其他引起呼吸困难的病症做鉴别。

① 在肺结核的诊断过程中，家庭成员的结核病史、结核菌素试验结果以及持续的临床监测至关重要。肺结核的影像学特征常表现为显著的肺部异常，与轻微的临床症状形成鲜明对比，此现象颇为典型。

② 关于引发呼吸困难的其他疾病，如喉部阻塞性病变，通常伴有声音嘶哑、哮吼及吸气性呼吸困难等症状。若患者出现深呼吸现象，需排查是否存在酸中毒的可能性；支气管哮喘所致的呼吸困难主要表现在呼气阶段；婴儿阵发性心动过速虽表现出气促和紫绀等症状，但其特征性的阵发性心动过速，结合心电图检查，能提供明确的诊断依据。

表 13-2　主要急性肺炎临床鉴别要点

	大叶肺炎（肺炎链球菌）	支气管肺炎（肺炎链球菌等）	金黄色葡萄球菌肺炎	腺病毒肺炎	副流感病毒肺炎	毛细支气管炎	支原体肺炎
多发年龄	较大儿童	婴幼儿	任何年龄	6个月～2岁	婴儿	小婴儿	儿童，幼儿
热型	突然起病，稽留高热	不定	弛张	稽留或弛张高热	中度热	低热或无热，偶有高热	不规则
发热日数	2周左右	1～2周	1～3周	1～3周	1～8天	1～5天	1周以上
一般病情	较重，可见休克	较轻	中毒较重，可见皮疹	中毒较重，早期嗜睡	较轻	喘重	频咳

续表

	大叶肺炎（肺炎链球菌）	支气管肺炎（肺炎链球菌等）	金黄色葡萄球菌肺炎	腺病毒肺炎	副流感病毒肺炎	毛细支气管炎	支原体肺炎
肺部体征	早期体征不明显	弥漫	弥漫	3～5天后体征方显	弥漫	气肿，喘鸣，多啰音	较少或局限
X线所见	全叶或节段	多为斑片状	常见脓肿、肺大疱、脓气胸	大片较多，重者有积液	小片较多，可见气肿	多肺气肿或点片影	单侧斑片影或实变影
白细胞计数	明显增高	多数见增加	增加或下降	多数正常或减少	多数正常或减少	多数减少或正常	多数正常或偏高
青霉素或头孢类抗生素治疗	可有效	可有效	大剂量可能有效	无效	无效	无效	无效

四、治疗原则

强化护理措施以保障充分休息、营养摄取和液体平衡，同时着力控制感染并避免并发症的发生。对症疗法涵盖镇静、祛痰平喘、心脏支持、氧气治疗等一系列干预措施。

轻度支气管肺炎患者通常适合在门诊或居家环境中进行管理。采用中药的宣肺、清热、化痰疗法，以及抗菌药物治疗，患儿通常1～2周逐渐康复。然而，对于重症病例，必须密切关注并及时处理一系列可能的并发症，如低氧血症、中毒性脑病、心力衰竭、呼吸衰竭、水电解质失衡，以及气胸、脓气胸等严重状况。因此，针对性的治疗策略显得至关重要。

营造宁静、清洁的环境至关重要，同时需以悉心的护理确保患者情绪稳定。室内需定时通风，以保持空气新鲜，并维持适宜的温湿度，如温度在20℃左右，相对湿度在60%左右。对于烦躁的患者，可谨慎使用氯丙嗪合剂、苯巴比妥或水合氯醛等镇静药物，但必须控制剂量，以免抑制咳嗽反射导致痰液潴留。呼吸兴奋剂应避免使用，因其可能加重患儿的烦躁状态。

在营养管理方面，保证充足的营养摄入是基础，可提供人乳、牛乳、米汤、菜汤、果汁等流质食物，并辅以维生素C、A、D以及复合维生素B等补充剂。特别是对于长期患病的儿童，应注意补充钙剂，积极预防营养不良的发生，以支持其康复。

五、抗感染药物的合理应用

对于疑似细菌性肺炎的住院儿童患者，推荐在获取标本进行细菌培养的前提下，预先实施抗菌药物治疗。首选药物为青霉素类或头孢菌素类，其使用时间应持续至患者体温恢复正常后的5～7天。对危重患儿还可根据药物说明书增加剂量。通常在使用3天后不见效时，根据细菌培养和药敏结果改用其他抗菌药物。怀疑为非典型病原体感染的患儿，应给予大环内酯类抗生素。对原因不明的病例，可先联合应用两种抗菌药物，一般选用β-内酰胺类联合大环内酯类。在明确病原体后，给予针对性治疗。

不同年龄的肺炎患儿经验性抗菌药物治疗见表13-3。

表 13-3　不同年龄肺炎患儿经验性抗菌药物治疗

年龄组	门诊患儿	未观察到肺叶或肺小叶的弥漫性浸润现象，同时亦无胸膜积液的临床表现	住院患儿，有脓毒症体征、肺泡浸润、大量的胸膜渗出或三者皆具备
出生～产后20天	收入院	氨苄西林，可联合使用或不用头孢噻肟	氨苄西林，可联合使用或不用头孢噻肟
3周～3个月	未观察到体温升高情况，患者遵医嘱服用红霉素，一旦出现发热或氧合状态恶化，需立即实施住院干预	在治疗过程中，若患者未出现发热症状，推荐采用静脉给药的方式给予红霉素治疗；然而，一旦患者出现发热反应，建议联合应用头孢噻肟或头孢呋辛以增强疗效	静脉使用头孢噻肟或头孢呋辛
＞3个月～5岁	对于疑似细菌性肺炎的病例，可选用口服阿莫西林、阿莫西林/克拉维酸或头孢羟氨苄、头孢克洛作为治疗方案；病毒性肺炎患儿，则不推荐应用任何抗菌药物；在考虑非典型病原体感染的情况下，宜采用大环内酯类抗菌药物进行治疗	在病毒性肺炎的儿童患者中，应避免应用抗菌药物；然而，若存在细菌性肺炎的临床疑虑，可考虑采用氨苄西林进行静脉给药治疗；而对于非典型病原体引起的感染，则推荐使用大环内酯类抗菌药物	静脉滴注头孢噻肟或头孢呋辛后若疗效欠佳，应推测可能涉及耐药菌株的感染，此时宜转而采用如万古霉素等替代疗法
＞5～15岁	口服红霉素、克拉霉素或阿奇霉素	在存在明确的细菌感染迹象如白细胞计数升高、寒战以及门诊治疗中大环内酯类药物应答不佳的情况下，可考虑采用静脉滴注红霉素或口服阿奇霉素。若必要，可联合应用阿莫西林或二代头孢菌素以增强抗菌效果	静脉滴注头孢噻肟或头孢呋辛作为首选治疗方案，若患者临床状况未见显著改善，则可酌情加入阿奇霉素以增强疗效

由于氨基糖苷类抗菌药物可能引起严重的耳毒性与肾毒性，故在肺炎儿童的治疗中，首选替代方案显得尤为重要。同时，鉴于喹诺酮类药物可能对骨骼生长产生潜在危害，18岁以下的青少年不应使用此类药物。再者，考虑到四环素类药物可能导致牙齿变色及牙釉质发育障碍，此类药物应避免用于8岁以下儿童的治

疗。对于6个月以下婴儿的肺炎，阿奇霉素的治疗效果及安全性尚缺乏充分的证据，因此在应用时需格外谨慎。

对于小儿轻症肺炎的治疗，首选药物为青霉素类以及第一代或第二代头孢菌素。对于对青霉素过敏的患儿，推荐选用大环内酯类抗菌药物。当肺炎疑似由支原体或衣原体引起时，大环内酯类药物应作为一线治疗药物。

医院获得性肺炎及重症肺炎病例往往涉及耐药菌株的感染，其抗菌药物治疗策略通常如下：

① 肺炎链球菌常为早发的院内获得性肺炎或重症社区获得性肺炎的病原，选用阿莫西林/克拉维酸或第二代、第三代头孢菌素，备选万古霉素或利奈唑胺。

② 金黄色葡萄球菌肺炎选用万古霉素、利福平，必要时可选用利奈唑胺。

③ 有结构性肺疾病或呼吸机相关性肺炎常为铜绿假单胞菌、肺炎克雷伯菌或肠杆菌属细菌，宜用第三代头孢菌素或头孢哌酮/舒巴坦，必要时可选用碳青霉烯类。

抗菌药物治疗期宜至体温完全恢复正常后的5～7日，以确保感染得到有效遏制。然而，过度或不恰当的抗菌药物应用可能导致肠道微生态失衡，诱发耐药性菌株，甚至诱发真菌感染。对于年龄稍大、病情轻微的患儿，以及在磺胺药物耐药情况不严重的地区，可推荐选用复方磺胺甲噁唑等药物。

第四节　支气管炎

一、概述

婴幼儿期的急性支气管炎，亦称急性气管支气管炎，往往表现出较高的发病率和严重程度，时常伴随或继发于多种呼吸道感染。此病症在麻疹、百日咳等急性传染病中作为临床特征之一出现。通常情况下，当支气管受到炎症侵袭时，气管难以幸免，若炎症累及毛细支气管，则其病理变化及临床症状与肺炎极其相似。

值得一提的是，毛细支气管炎是一种在2岁以下婴幼儿中较为普遍的下呼吸道感染疾病，尤其在2～6个月的婴儿中发病率很高。单纯毛细支气管炎在临床实践中往往因未波及肺泡和肺泡间隔而难以识别，故在中国被归类为一种独特的肺炎形式，通常称为喘息性肺炎。

该病的病原体涉及病毒、肺炎支原体以及细菌，有时为混合感染。众多可导致上呼吸道感染的病毒可能成为支气管炎的源头，而在病毒性感染的基础上，致病细菌常引发继发性感染。肺炎链球菌、A群溶血性链球菌、金黄色葡萄球菌和流感嗜血杆菌是较常见的细菌种类，偶见百日咳杆菌、沙门菌或白喉棒状杆菌。此外，环境中的污染物质、空气质量下降以及持续暴露于有害气体可能导致支气管黏膜受到刺激并诱发炎症。

二、临床表现

疾病初期常表现为上呼吸道感染征象，偶有突发的频繁干咳，随后可发展为支气管黏液分泌增加。体检时，胸部听诊可闻及干湿性啰音，主要为不固定的中等水泡音，有时仅局限于一侧。婴幼儿因咳嗽反射不成熟，常会吞咽痰液。病情轻微者无显著病态表现，但重症患儿可能出现38～39℃的发热，极少数高达40℃，通常在2～3天后退热。

患儿常感疲劳，睡眠和食欲受到影响，甚至伴发呕吐、腹泻、腹痛等消化系统症状。咳嗽持续时间一般为7～10天，有时延长至2～3周，或呈现反复发作的特点。未经适当治疗，该病可能进展为肺炎。

血常规中的白细胞计数通常正常或轻微降低，若升高则提示可能存在继发性细菌感染。

健康状况良好的儿童较少并发严重病症，然而在营养不良、免疫功能低下的儿童以及患有先天性呼吸道畸形、慢性鼻咽炎、佝偻病等基础疾病的个体中，更易并发肺炎、中耳炎、喉炎、鼻窦炎等。

三、诊断要点

根据呼吸道症状、体征，结合辅助检查，一般可诊断。

早期辨识重症支气管炎与肺炎颇具挑战，尤其是在呼吸急促的表现上。如2月龄以下婴儿的呼吸频率超过60次/分钟，2～12月龄幼儿超过50次/分钟，以及1～5岁儿童超过40次/分钟。

此外，若听诊时发现细湿啰音或捻发音，且咳嗽后这些体征无显著改善，肺炎的可能性增大。此时，胸部X线检查成为确诊的重要手段。同时，临床诊断过程中必须排除诸如气管异物、肿瘤压迫等其他可能的病因。

四、治疗原则

（一）一般治疗

室内经常通风，保持一定的温度和湿度，饮食应保证足够的摄入量。有中重度呼吸困难者，尤其是高危人群，建议住院治疗。为促进患儿呼吸道分泌物的顺利排出，宜定期改变其体位，并鼓励其多饮水，同时维持适宜的环境湿度。

（二）对症治疗

对于急性支气管炎，通常避免应用镇咳药，以防止干扰痰液的排出。当痰液呈现黏稠状态时，可适当地采用祛痰药物进行治疗。喘息者可吸入支气管舒张剂或糖皮质激素，喘息严重者可加用糖皮质激素短期口服。当血氧饱和度持续低于92%时给予吸氧，必要时给予高流量鼻导管吸氧治疗。对于喘憋严重者，可试用支气管舒张剂，无效时不再重复使用。

五、抗感染药物的合理应用

引起急性支气管炎的病原体多为病毒，一般不采用抗菌药物。毛细支气管炎多为呼吸道合胞病毒（respiratory syncytial virus, RSV）感染所致，目前尚缺乏明确有效的抗呼吸道合胞病毒药物。利巴韦林为广谱抗病毒药物，但对RSV毛细支气管炎的有效性尚不明确。支原体感染者可应用大环内酯类抗菌药物。继发细菌感染者，可酌情应用抗菌药物。

第五节　急性上呼吸道感染

一、概述

急性呼吸道感染通常分为急性上呼吸道感染（upper respiratory tract infection, URTI）和急性下呼吸道感染（lower respiratory tract infection, LRTI）。急性上呼吸道感染涵盖鼻腔、咽喉部位的急性炎症，常被临床以“感冒”“鼻炎”“急性鼻咽炎”“急性咽炎”或“急性扁桃体炎”等术语诊断，统称“上感”，在儿童群体中为非常常见的急性感染性疾病。

此类感染往往伴发并发症，可能波及邻近组织，包括喉、气管、支气管、肺部、口腔、鼻窦、中耳、眼部以及颈部淋巴结等。值得注意的是，尽管鼻咽部的原发症状可能已减轻或消退，其衍生的并发症仍可能持续存在或进一步恶化。

对上呼吸道感染及其并发症的临床特点应作全面的观察和分析，早诊断、早治疗，提高疗效，避免贻误病情。各种病毒、细菌及支原体均可引起急性上呼吸道感染，但90%以上为病毒感染，病毒感染后常诱发细菌感染，其中以溶血性链球菌最为常见，其次为肺炎链球菌和流感嗜血杆菌等病原体。

二、临床表现

疾病表现的严重性具有显著差异，通常表现为大龄儿童病情较轻，而婴幼儿期的病例往往更为严重。潜伏期通常为2～3天，但偶尔也可能延长。

对于轻微的呼吸道感染，主要症状局限于鼻部，如清水样鼻涕、鼻塞、打喷嚏，有时伴有流泪、轻微咳嗽或咽喉不适，这些症状大多在3～4天内自行消退。如果感染扩散至鼻咽区域，患者可能表现出发热、咽痛、扁桃体炎症，以及咽后壁淋巴组织的充血和增生，局部淋巴结有时会轻微肿大。发热状态可持续2～3天，甚至长达1周。值得注意的是，在婴幼儿群体中，此病常常诱发呕吐和腹泻，这一临床表现被称为“胃肠型感冒”。

在重症上呼吸道感染期间，体温可升至39～40℃甚至更高，伴随症状包括寒战、头痛、全身乏力、食欲显著减退以及睡眠障碍。患儿鼻咽部的分泌物可能导致频繁咳嗽。

若出现咽部充血并伴发疱疹和溃疡，则被定义为疱疹性咽炎。病情恶化时，扁桃体可能出现明显的红肿及滤泡状脓性渗出物，加剧咽痛和全身不适，鼻咽分泌物逐渐变稠。同时，颌下淋巴结肿大并伴有显著压痛。应当警惕炎症扩散至鼻窦、中耳或气管，全身症状也将更为严重。

高热惊厥和急性腹痛是需要特别关注并进行鉴别诊断的并发症。急性上呼吸道感染导致的高热惊厥多发生在幼儿，通常在发病后1～2天内一次性发作，罕见复发。急性腹痛可能表现剧烈，常见于脐周，无明显压痛，早期即出现，多数为短暂性，可能与肠蠕动增强相关；但也可持续存在，其症状有时与阑尾炎相似，这往往是由急性肠系膜淋巴结炎所致。

急性扁桃体炎作为急性咽炎的一种特殊类型，其临床进程及并发症具有独特性，故可独立定义为一种疾病，亦可归属咽炎范畴。该病若由病毒引发，扁桃体常呈现斑点状白膜，同时观察到软腭与咽后壁的小溃疡，双侧颊黏膜充血并伴有零星出血点，黏膜整体保持平滑，有助于与麻疹相区别。若由链球菌感染所致，多见于2岁以上儿童，发病时全身反应显著，包括高热、寒战、恶心、头痛、腹痛等症状。咽喉疼痛程度不一，伴吞咽障碍，扁桃体弥漫性肿胀，或伴有滤泡状脓性渗出，舌质红、苔厚，且颌下淋巴结肿大、触痛。如未及时妥善治疗，可能并发鼻窦炎、中耳炎和颈部淋巴结炎。

三、诊断要点

了解当地疾病的流行情况对诊断有帮助。注意与流感和消化系统疾病相鉴别。当体温显著升高而白细胞计数偏低时，通常提示急性病毒性上呼吸道感染，需结合当地疫情和患儿接触史以排除流感、麻疹、疟疾、伤寒及结核等疾病。若白细胞计数持续上升，细菌感染的可能性增大。尽管在某些病毒感染初期，白细胞计数也可能升至15×10^9/L左右，但中性粒细胞比例很少超过75%。一旦出现白细胞计数极度升高的现象，应警惕细菌性肺炎、传染性单核细胞增多症或百日咳等病症。对于急性咽炎患者，若伴有皮疹、全身淋巴结肿大以及肝（脾）肿大，检测外周血涂片中的异型淋巴细胞是诊断传染性单核细胞增多症的重要步骤。

四、治疗原则

（一）常规管理

包括充足的休息，保持室内空气流通，适度的液体摄入以维持电解质平衡，以及严格的隔离措施以防交叉感染，同时密切关注并预防可能的并发症。

（二）病因治疗

病毒感染是急性上呼吸道感染的主要原因，此类疾病通常具有自限性。针对普通感冒，目前尚未发现特效的抗病毒药物。但如确诊为流感病毒感染，磷酸奥司他韦口服疗法可作为标准治疗。对于细菌性上呼吸道感染，或者病毒性感染后继发细菌感染的患儿，适时应用抗菌药物治疗是必要的。

（三）对症治疗

2月龄以上儿童发热伴明显不适或高热者可使用退热药物，如对乙酰氨基酚。对发热儿童进行适当的护理可以改善患儿的舒适度，如温水外敷额头、温水浴等。对于出现热性惊厥的患儿，应当采取抗惊厥措施。而对于鼻塞，可根据病情适当使用减充血药物进行干预。

五、抗感染药物的合理应用

急性上呼吸道感染主要为病毒感染，属于自限性疾病，通常无需特殊干预，经适度的早期抗病毒或对症支持治疗即可康复。临床实践中，常选用的抗病毒药物有奥司他韦（oseltamivir），系神经氨酸酶抑制剂，对甲、乙型流感病毒均有效，疗程共5天。

抗菌药物对于病毒性急性上呼吸道感染非但无效，还可引起机体菌群失调，必须避免滥用。当病情重、合并细菌感染或有并发症时，可加用抗菌药物，通常选用青霉素类、头孢菌素类及大环内酯类药物进行治疗，其标准疗程为3～5天。若经过3天的治疗后症状未见改善，宜评估是否存在其他病原体导致的感染的可能性。

第六节　急性感染性喉炎

一、概述

急性感染性喉炎（acute infectious laryngitis）是一种涉及喉部黏膜弥漫性急性炎症的疾病，其主要临床表现为特殊的犬吠样咳嗽、声音嘶哑、喉鸣以及吸气时的呼吸困难。在某些病例中，该病可能进一步蔓延至气管或支气管，形成急性喉气管支气管炎。此病症在冬春季节尤为常见，婴幼儿是其高发人群。

二、临床表现

急性发病，临床表现显著，患者可能出现高热、类似犬吠的剧烈咳嗽、声音嘶哑、吸气期喉鸣及胸骨上窝、肋间隙的吸气性凹陷。病情恶化时，可观察到发绀，患儿焦虑烦躁，面色苍白，心率增快。体格检查发现咽部充血，间接喉镜检查显示喉部及声带存在不同程度的红肿和水肿。症状通常在白天有所缓解，但夜间休息时会加剧。对于喉梗阻严重者，如未得到及时救治，可能导致窒息甚至死亡。根据吸气性呼吸困难的程度，通常将喉梗阻分为4度。见表13-4。

表 13-4　喉梗阻分度

分度	临床表现
Ⅰ度	活动后出现吸气性喉鸣和呼吸困难，肺部听诊呼吸音及心率无改变
Ⅱ度	安静时亦出现喉鸣和吸气性呼吸困难，肺部听诊可闻及喉传导音或管状呼吸音，心率加快
Ⅲ度	除上述喉梗阻症状外，因缺氧而出现烦躁不安、口唇及指（趾）发绀、双眼圆睁、惊恐万状、头面部出汗，肺部呼吸音明显降低，心率快，心音低钝
Ⅳ度	渐显衰竭、昏睡状态，由于无力呼吸，吸气性凹陷可不明显，面色苍白发灰，肺部听诊呼吸音几乎消失，仅有气管传导音，心律不齐，心音钝、弱

三、诊断要点

急性发病所呈现的特征，如犬吠样咳嗽、声带麻痹导致的嘶哑、喉部喘鸣以及吸气性呼吸困难等症状，通常使得诊断相对明确。然而，为了确保诊断的精确性，需仔细与其他疾病（如白喉、急性会厌炎、喉痉挛、喉或气管异物，以及先天性喉部畸形等可能引发的喉梗阻）相鉴别。

四、治疗原则

（一）一般治疗

确保充足的休息和液体摄入，维持呼吸道畅通，以避免缺氧状况恶化。

（二）糖皮质激素治疗

具有抑制炎症、缓解过敏反应及遏制变应性进程的作用，可减轻喉部水肿，从而改善喉梗阻。Ⅱ度以上喉梗阻患儿均需使用糖皮质激素治疗，常用药物有泼尼松龙或泼尼松、地塞米松、氢化可的松，以及雾化吸入糖皮质激素（如布地奈德混悬液）。

（三）控制感染

多为病毒感染，如考虑为细菌感染，应及时选用适当且足量的广谱抗菌药物治疗。

（四）对症治疗

缺氧者给予吸氧；镇静剂可能缓解烦躁不安，但会掩盖缺氧的症状，原则上应避免使用；痰多者可选用祛痰药。

对于经过初步干预后仍表现出显著低氧症状，或遭遇Ⅲ度以上喉阻塞的患儿，应及时采取气管插管并给予机械通气，以保障呼吸顺畅。在某些情况下，为了确保有效的通气和防止并发症的发生，可能需要进行紧急气管切开术。

五、抗感染药物的合理应用

急性感染性喉炎是一种常见的喉部疾病，多由病毒感染引起，少数为细菌感染。在治疗急性感染性喉炎时，抗感染药物的合理应用至关重要，以下是相关要点：

（一）抗菌药物的使用指征

在仅由病毒所致的急性感染性喉炎病例中，不应常规应用抗菌药物。唯有当临床表现为血白细胞计数显著增加、咽部发现脓性分泌物或患者咳嗽带有黄色痰液等明确的细菌感染征象时，方可考虑适量使用抗菌药物。

（二）药物选择

可选择的抗菌药物包括青霉素、第一代头孢菌素、大环内酯类。例如，阿莫西林适用于敏感菌引起的细菌性感染，通过抑制细菌细胞壁的合成来发挥杀菌作用；头孢克洛是一种头孢菌素类抗菌药物，适用于上、下呼吸道感染，通过干扰细菌细胞壁的合成来杀菌；阿奇霉素是大环内酯类抗生素，主要通过抑制细菌蛋白质的合成来发挥作用。

对于症状较轻的患者，可口服抗菌药物；对于病情危重，表现出呼吸窘迫症状，具有潜在窒息危险的患者，应当立即采取静脉用抗菌药物治疗，通常首选青霉素、大环内酯类或头孢菌素类药物。在病情极其严重的情况下，可考虑联合使用两种或两种以上的抗菌药物以增强疗效。

（三）抗病毒药物的使用

在常规情况下，抗病毒干预通常非必需。然而，对于免疫系统受损的患者，建议尽早实施抗病毒疗法。由于奥司他韦展现出对甲型和乙型流感病毒等的广谱抑制效果，能有效缩短疾病持续时间，因此可作为优选药物。

第七节　化脓性脑膜炎

一、概述

化脓性脑膜炎（purulent meningitis, PM），简称化脑，系由化脓性细菌所致的脑膜炎。此疾患常伴随或继发于脓毒症，有时亦可独立表现为局部感染。主要发生在儿童时期，是常见的危及生命的感染性疾病之一，迄今仍具有较高的死亡率与致残率。早期诊断以及及时合理的抗菌药物治疗决定患儿的预后。

化脓性脑膜炎的发病率与年龄、社会经济状况、地理分布和免疫接种状况有关。近年来，由于抗菌药物的广泛使用，本病的发病率已有所下降。不同病原体所致的脑膜炎的发病率随着免疫接种的实施而改变。随着新生儿重症监护技术的应用和生存率的提高，由院内感染引起的新生儿脓毒症和化脓性脑膜炎逐渐增多，成为该病发病的主要原因。

发达国家的新生儿化脓性脑膜炎主要由B群链球菌引起，其次是一些革兰氏阴性肠杆菌。然而，在发展中国家，尽管革兰氏阴性肠杆菌和金黄色葡萄球菌持续担任主要病原体的角色，但脑膜炎双球菌所致的脑膜炎病例呈现上升趋势。在医疗机构内，常见的感染源包括克雷伯菌、沙门菌、肠杆菌科细菌、铜绿假单胞菌、荧光假单胞菌以及沙雷菌等。

二、临床表现

一般在发热等感染症状的同时，出现神经系统受累征象时，要警惕细菌性脑膜炎的可能。注意不同年龄患者的临床表现。

新生儿期的化脓性脑膜炎临床症状往往呈现非特异性，尤其在早产儿中更为常见，其主要表现为皮肤苍白、精神萎靡、活动减少、哭声微弱、呕吐、发热或体温调节困难等征象。特殊临床特征包括：

① 中枢神经系统异常：如出现神经紧张、易激动、阵发性惊厥、尖锐的哭声、过度嗜睡乃至意识模糊等。

② 新生儿颅内压升高：表现为前囟门张力增加，呈现饱满或凸起的征象，同时可能伴有骨缝异常增宽，考虑到新生儿颈部肌肉发育尚不成熟，颈部强直的情况相对罕见。

③ 惊厥：呈现非典型的临床特征，主要表现为双眼对视、视轴偏斜、眼球上翻以及眼睑颤动，偶可观察到类似吸吮的轻微面肌抽搐。

④ 脓毒症的表现，如黄疸、肝大、腹胀及休克等。

⑤ 患者可能周期性出现发绀和呼吸暂停现象，伴随单侧或局限性肢体的痉挛发作。

⑥ 婴儿可出现：

a. 尖叫、烦躁、易激惹、嗜睡及昏睡；

b. 惊厥；

c. 前囟紧张、饱满或隆起；

d. 皮肤出现紫癜。

⑦ 2岁以上小儿可出现：

a. 发热、头痛；

b. 惊厥、意识改变；

c. 脑膜刺激征或神经局灶性症状。

三、诊断要点

主要根据上述临床表现及辅助检查。

（一）外周血象

白细胞计数及中性粒细胞比例显著增加，而在重症情况下，白细胞总数可下降至4×10^9/L以下，同时伴随血小板数量的减少。测定血清C反应蛋白，有条件时进行血清降钙素原测定，以协助诊断。

（二）血培养

在检测脓毒症方面展现出较高的阳性率，区间估计通常为45%～85%，尤其在早发型病例及未经抗菌药物治疗的初期疾病状态中更为显著。此外，尿液、皮肤以及病变部位分泌物的培养结果有时也能呈现阳性。

（三）脑脊液检查

在存在临床疑似化脓性脑膜炎的情况下，若无明确的禁忌证，应当尽早实施腰椎穿刺，以获取脑脊液样本进行检测。然而，当临床表现提示颅内压显著增高，或者腰穿操作可能导致脑疝发生、生命体征不稳定时，诊断性腰椎穿刺应当延迟进行。

1. 表征多样

呈现混浊、毛玻璃状外观，偶尔清澈，部分病例可见血性变化；婴儿时期白细胞计数通常超过20×10^9/L，儿童则超过10×10^9/L，且多形核粒细胞比例大于60%；压力在新生儿中常高于0.69～1.96kPa，而儿童的潘氏试验往往呈阳性。

2. 生化特征

蛋白质浓度常超过 1.5g/L，若超过 6g/L，提示脑积水可能性增大；葡萄糖水平低于 1.1mmol/L，氯化物水平下降至 100mmol/L 以下；乳酸脱氢酶活性升至 1000U/L 以上，尤其 LDH4 和 LDH3 的增加，伴随 LDH1 和 LDH2 的降低，具有临床意义。

3. 微生物检测

大肠埃希菌和无乳链球菌的直接涂片阳性率分别为61%～78%和85%，阳性培养结果对于确诊具有重要意义。

4. 免疫学分析

利用乳胶凝集试验、对流免疫电泳等技术检测已知抗体对应的抗原，以及运用免疫荧光技术，以辅助诊断。

5.聚合酶链反应技术

近期研究表明，PCR技术在新生儿化脓性脑膜炎的病原菌鉴定中展现出较高的准确性。

（四）头颅超声波成像技术

对于鉴别脑室炎、硬膜下积液、脑脓肿以及脑积水等疾病具有重要的诊断价值。

（五）放射性核素脑成像技术

其在评估多发性脑脓肿的诊疗中展现出显著的实用价值。

（六）磁共振成像技术

在多房性和多发性小脓肿的检测中，磁共振成像技术展现出了显著的优势。

四、治疗原则

化脓性脑膜炎的预后极差，治疗策略旨在初次用药后的24小时内消除脑脊液中的病原体。因此，选择对病原菌具有高度敏感性，并能有效穿透血脑屏障的抗菌药物至关重要。在疾病急性期，宜采用静脉给药的方式，确保早期应用、剂量充足且治疗周期恰当。

五、抗感染药物的合理应用

在处理疑似化脓性脑膜炎的病例时，推荐患者入院后1小时内开始静脉给药，选用足剂量、能有效穿透血脑屏障并具备杀菌活性的抗菌药物。需要强调的是，必须迅速进行血液和脑脊液的培养和检测。若因影像学检查等任何原因导致腰椎穿刺操作推迟，即便诊断尚未确立，在采集血培养样本后，应对疑似患者即时实施经验性抗菌治疗。

（一）抗菌药物的初始经验治疗和调整

抗菌药物的选择须基于患儿的年龄、细菌入侵途径、颅外感染灶，以及所在地区脑膜炎常见病原菌的分布，同时充分考虑社区感染菌株的耐药状况。

在经验性治疗初期，通常采用联合用药策略。鉴于中国肺炎链球菌脑膜炎的普遍性，且其对青霉素和第三代头孢菌素的高耐药率，故推荐选用第三代头孢菌素联合万古霉素。

对于头孢菌素过敏的患儿，在经验性治疗阶段，治疗方案应涵盖其他可能的病原体，可以考虑使用美罗培南作为替代药物。

婴儿期的大肠埃希菌化脓性脑膜炎病例中，耐药性问题突出，目前针对此类脑膜炎的经验疗法尚无共识。欧美临床指南倾向于推荐使用第三代头孢菌素或美罗培南，有的建议将第三代头孢菌素与氨基糖苷类药物联用。若怀疑为高度耐药的大肠埃希菌感染，初始治疗可选用第三代头孢菌素联合美罗培南。一旦获得脑脊液革兰氏染色或培养的检测结果，应依据病原体的药敏测试结果并结合前期经验治疗的反应，适时调整治疗方案。

（二）抗菌药物的疗程

对于所有罹患化脓性脑膜炎的儿童患者，均需贯彻全程的抗菌药物疗法；在病原体未确定的情况下，基于临床反应，通常推荐的治疗期限不应少于14天。若经完整疗程后治疗效果不明显，应当深入探究原因，排查可能存在的其他感染病灶及并发症，据此判断是否需要延长抗菌药物治疗时间或调整治疗策略。

（三）停药指征

化脓性脑膜炎的停药标准尚未确立，目前的停药策略多基于临床实践。考虑到国际和国内的科研进展及我国的具体情况，推荐在规范化疗程完成后，若患者临床症状和体征完全消退，体温连续1周以上保持正常，且脑脊液呈现以下特征，可考虑停用抗菌药物：

① 压力适中、细胞计数不超过20个且以单核细胞为主；

② 蛋白质和葡萄糖恢复正常；

③ 脑脊液培养结果为阴性；

④ 无神经系统并发症。

已有文献指出，即使在标准疗程结束后，脑脊液的常规和生化指标轻微异常仍是普遍现象，这些异常并不直接关联预后不良或复发风险。因此，对于无并发症的病例，如果所有临床和实验室指标均符合停药条件，即使脑脊液蛋白水平低于1g/L，或者脑脊液糖分高于2.0mmol/L，也可考虑停止治疗，但务必进行严格的随访监测，防止复发。

表 13-5　化脓性脑膜炎抗菌药物治疗方案

细菌类型	药敏结果	标准治疗	替代治疗	疗程（d）
肺炎链球菌	青霉素敏感	青霉素或阿莫西林	头孢曲松或头孢噻肟	10～14
	青霉素耐药			
	三代头孢菌素敏感	头孢曲松或头孢噻肟	美罗培南或头孢吡肟	10～14
	头孢菌素不敏感	万古霉素+头孢曲松和（或）头孢噻肟或利福平+头孢曲松和（或）头孢噻肟或万古霉素+头孢曲松和（或）头孢噻肟+利福平	利奈唑胺和（或）万古霉素+莫西沙星	10～14
脑膜炎奈瑟菌	青霉素敏感	青霉素或阿莫西林	头孢曲松或头孢噻肟	7
	青霉素耐药	头孢曲松或头孢噻肟	头孢吡肟或美罗培南或氯霉素或环丙沙星	7
李斯特菌	无	阿莫西林或氨苄西林	复方磺胺甲噁唑或莫西沙星或美罗培南或利奈唑胺	至少21
流感嗜血杆菌	β-内酰胺酶阴性	阿莫西林或氨苄西林	头孢曲松或头孢噻肟	7～10
	β-内酰胺酶阴性且氨苄西林耐药	头孢曲松或头孢噻肟+美罗培南	环丙沙星	7～10
	β-内酰胺酶阳性	头孢曲松或头孢噻肟	头孢吡肟或氯霉素或环丙沙星	7～10
金黄色葡萄球菌	甲氧西林敏感	氟氯西林或萘夫西林或苯唑西林	万古霉素或利奈唑胺或利福平或磷霉素	至少14
	甲氧西林耐药	万古霉素	复方新诺明或利奈唑胺或利福平或磷霉素	至少14
	万古霉素耐药	利奈唑胺	利福平或磷霉素或达托霉素	至少14
大肠埃希菌	三代头孢菌素敏感	头孢曲松或头孢噻肟	头孢吡肟或美罗培南或氨曲南或复方磺胺甲噁唑或阿米卡星	至少21
	头孢菌素不敏感	美罗培南	阿米卡星或氨曲南或复方磺胺甲噁唑	至少21
无乳链球菌	无	青霉素G或氨苄西林	头孢曲松或头孢噻肟或阿米卡星	14～21

注　用药方案应依据药敏试验结果制订。

对于涉及超出常规用药范围的药物，使用前需充分告知患者潜在风险；当面对李斯特菌感染时，若单药治疗效果欠佳，可酌情联合氨基糖苷类抗菌药物。

大肠埃希菌和无乳链球菌感染的情况亦可如此，视临床需求考虑加入氨基糖苷类药物。

然而，考虑到这类药物可能引起的耳毒性等副作用，特别是对6岁以下儿童，应谨慎施治，严密监测不良反应，并确保遵循医疗法规进行充分的信息披露。

不推荐利福平、复方磺胺甲噁唑或磷霉素作为单一疗法。

氯霉素和喹诺酮类药物可作为耐药性肺炎链球菌、脑膜炎球菌和流感嗜血杆菌的替代选项，但由于其不良反应及超说明书使用的问题，应尽量限制其应用。

若肺炎链球菌对头孢曲松或头孢噻肟呈现高耐药性，即最低抑菌浓度达到或超过4.0mg/L，可考虑联用利福平。

对于耐甲氧西林的金黄色葡萄球菌所致的脑膜炎，选用万古霉素时，可考虑辅以利福平。

表 13-6 细菌性脑膜炎常用抗菌药物推荐剂量

抗菌药物	剂量[mg/（kg·d）]	用 法
头孢曲松	100，最大剂量[①]4g/d	每12h 1次
头孢噻肟	300，最大剂量8至12g/d	每6h 1次
万古霉素	60，实现10～15mg/L的谷浓度	每6h 1次
青霉素G	30～40[②]，最大剂量2400万U/d	每4～6h 1次
氨苄西林	200～300，最大剂量12g/d	每4～6h 1次
美罗培南	120，最大剂量6g/d	每6～8h 1次
阿米卡星	15～30，最大剂量1.5g/d	每8h 1次
利福平	20，最大剂量600mg/d	每12h 1次
利奈唑胺	30，≥12岁600mg/d	每8h 1次，≥12岁12h 1次

注 ①最大剂量不超过成人剂量；②单位为万U/（kg·d）。

第八节 泌尿系统感染

一、概述

尿路感染（urinary tract infection, UTI）即尿道系统感染，是一种由细菌侵入尿路所致的炎性反应。感染可累及上、下泌尿道，分别为肾盂肾炎和膀胱炎，因其定位困难，故统称为UTI。

小儿时期发生的尿路感染是一种普遍的感染性疾病，其显著特征在于与泌尿系统异常，尤其是膀胱输尿管反流的紧密关联。UTI的反复发作常导致肾瘢痕的形成，而这些病理变化在个体成年后，可能会引致高血压乃至终末期肾功能衰竭。因此，要及时诊断和治疗所有的UTI患儿，寻找其潜在的病因，预防复发及肾瘢痕形成，改善预后。

二、临床表现

（一）新生儿期

临床特征往往表现为全身不适，常见症状包括体温升高、食欲减退、皮肤苍白、恶心、呕吐、腹泻及腹部胀气等非特异性的症状。还可有生长发育停滞、体重增长缓慢，甚至抽搐、嗜睡等，黄疸可能是新生儿UTI的早期表现。一般局部泌尿系症状不明显，据报道，第一周内发热的新生儿中，13.6%的患儿有UTI。

因此要提高警惕，对原因不明的发热应及早做尿常规及血、尿培养以明确诊断。

（二）婴幼儿期

以全身症状为主，如发热、反复腹泻等。尿频、尿急、尿痛等尿路症状及耻骨上、腹部或腰部疼痛表现随年龄增长（一般2岁后）逐渐明显。因症状不典型，需要高度警惕，对排尿时哭闹、顽固性尿布疹、尿味难闻、腹痛、血尿等应考虑本病，对所有不明原因发热的婴幼儿都要及时进行尿液检查。

（三）儿童期

症状相对明显。下尿路感染常以尿频、尿急、尿痛等典型的尿路刺激征为临床表现，偶见终末血尿和遗尿现象，患者可能主诉腹痛或耻骨区疼痛。然而，其全身症状通常不显著。相比之下，上尿路感染的全身反应更为突出，常见发热、寒战、全身乏力、恶心、腹泻等症状，往往伴随腰痛和肾区叩击痛，且在某些情况下可合并下尿路刺激症状。部分患儿可伴有血尿，但蛋白尿和水肿多不明显，一般不影响肾功能。急性局灶细菌性肾炎是严重的肾盂肾炎表现，也叫急性叶性肾炎，表现为胁肋部疼痛、发热，病情快速恶化进入脓毒症状态。

小儿UTI分为首次发作及复发。反复发作的患儿可表现为间歇性发热、腰酸、乏力、消瘦及肾功能受损甚至慢性肾衰竭表现，如进行性贫血、夜尿增多等。局部尿路刺激症状可无或间歇出现，脓尿及细菌尿可有或表现不明显。患儿多合并尿反流或先天性尿路结构异常，若能早期矫治，可减少肾损害。

三、诊断要点

（一）实验室检查

1. 尿常规

清洁中段尿离心后白细胞≥5个/HP或亚硝酸盐/白细胞酯酶阳性，需结合临床判断。注意避免标本污染（如混入粪便或水）导致假阳性。

2. 尿培养

确诊的金标准。清洁中段尿培养菌落数＞10^5cfu/mL（女童）或＞10^4cfu/mL（男童）可确诊。对普通培养阴性但高度怀疑患病者，需进行L型细菌或厌氧菌培养。

（二）影像学评估

1. 超声检查

所有发热性UTI患儿均需进行泌尿系超声，以筛查先天性畸形（如肾积水、输尿管扩张）。

2. 肾静态扫描（DMSA）

用于急性肾盂肾炎的诊断，DMSA被公认为具有高敏感性和特异性，故被视为金标准。为评估肾组织的长期影响，通常建议在感染缓解后3～6个月进行复查，以检测潜在的肾瘢痕形成。

3. 排泄性膀胱尿路造影（MCU）

确诊膀胱输尿管反流（VUR）的金标准。小于2岁的发热性UTI或超声异常者需常规行MCU。

四、治疗原则

尿液样本获取后，应及时启动抗菌药物治疗，以避免菌血症和脓毒症等并发症。有研究表明，在发热症状出现的48～96小时内启动治疗，对减少瘢痕形成的不良后果并无显著影响。

口服与静脉给药方式在缓解发热持续时间、UTI复发率以及UTI相关肾损伤方面无统计学差异，因此，门诊口服疗法被推荐为主要治疗手段。

然而，以下情况需考虑住院并采用静脉注射抗菌药物：新生儿期、病情危重的儿童、实验室指标显示重度感染、免疫缺陷、口服药物不耐受、治疗依从性差、既往存在尿路异常或口服抗菌药物治疗无效的病例。在静脉注射抗菌药物使用3～4天后，条件允许时可转为口服治疗方案。

五、抗感染药物的合理应用

初始抗菌药物治疗通常基于经验性策略，首选静脉给药方案为第三代头孢菌素。在转为口服治疗时，第一代头孢菌素或阿莫西林/克拉维酸是常见的选择。鉴于萘啶酸和呋喃妥因在血浆中的治疗浓度不足，它们不宜用于发热性尿路感染的儿童患者。

对于下尿路感染，推荐短期（如2～4天）口服抗菌药物。对于急性肾盂肾炎的儿童，推荐的疗程为7～14天，可采用先静脉后口服的序贯疗法。

所有尿路感染患儿应在启动抗菌药物治疗后的72小时内接受复查，以评估临床效果。无症状的儿童无须常规进行尿培养，且无症状菌尿一般不推荐使用抗菌药物治疗。见表13-7及表13-8。

表 13-7　不同致病病原体和耐药性模式可采用的抗菌药物治疗

病原体	治　疗
肠杆菌	氨苄西林/舒巴坦或阿莫西林/克拉维酸，第三代头孢菌素类，氨基糖苷类
产广谱β-内酰胺酶的肠杆菌科	氨苄西林/舒巴坦或阿莫西林/克拉维酸或哌拉西林/他唑巴坦，氨基糖苷类，碳青霉烯类
产耐碳青霉烯酶肠杆菌科	多黏菌素，氨曲南+头孢他啶/阿维巴坦
铜绿假单胞菌	头孢他啶，哌拉西林/他唑巴坦，碳青霉烯类耐药菌株：β-内酰胺+氨基糖苷、β-内酰胺+环丙沙星、头孢他啶/阿维巴坦
肠球菌属	氨苄西林/舒巴坦+庆大霉素，万古霉素+庆大霉素，氨苄西林/舒巴坦+头孢曲松，万古霉素耐药：利奈唑胺或替加环素
产头孢菌素酶的病原体	第四代头孢菌素，氨基糖苷类，碳青霉烯类
多药耐药病原体	碳青霉烯类，产生碳青霉烯酶菌株：头孢他啶/阿维巴坦、多黏菌素+碳青霉烯、多黏菌素+替加环素、美罗培南/韦博巴坦

表 13-8　治疗及预防性抗菌药物的应用剂量及副作用

药物	剂　量	副作用	禁忌证
SMZ-TMP	治疗剂量：40/8mg/（kg·d），分2次 预防剂量：10/2mg/（kg·d），每日1次	胃肠道副反应（恶心、呕吐、腹泻）、史蒂文-约翰逊综合征、黄疸、医源性狼疮、白细胞减少和血小板减少	葡萄糖-6磷酸脱氢酶缺乏症
硝基呋喃妥因	预防剂量：每次1～2mg/kg，每日1次	肝毒性、肺毒性、神经病变	肌酐清除率＜30mL/min肾盂肾炎
头孢唑林	预防剂量：每次10mg/kg	胃肠道副反应（恶心、呕吐、腹泻）、头痛、皮疹	
阿莫西林	治疗剂量：20～40mg/（kg·d），分2～3 次口服；静脉：100mg/（kg·d） 预防剂量：10mg/kg，每日 1 次	同上	
磷霉素	治疗剂量：＜1岁为1g，1～12 岁为2g，＞12岁为单次或每1～3d 重复1次	胃肠道副反应（恶心、呕吐、腹泻）外周静脉炎	肾盂肾炎

第九节　水痘

一、概述

水痘（varicella）又称水疱疹，是一种由水痘-带状疱疹病毒引发的高传染性儿童期疹病，以皮肤及黏膜上依次出现并共存的斑疹、丘疹、疱疹和结痂为典型临床特征。尽管此疾患与带状疱疹均由同一种病毒所致，但在临床上表现为两种不同的疾病状态：水痘为初次感染，而带状疱疹则为病毒再激活感染。

二、临床表现

（一）典型水痘

前期可能出现发热、乏力及食欲减退等症状，随后24～48小时内皮疹显现。

皮疹特征表现为：首先在头部、面部和躯干发病，随后渐次蔓延至四肢，远端较少，整体呈向心性分布；初始为红斑和丘疹，继而转为清亮的水疱，约24小时后水疱变得混浊并中心下陷，易破裂，通常在2～3日内快速结痂；皮疹分期出现，伴有剧烈瘙痒，在病情最严重时，可见斑疹、丘疹、疱疹和结痂共存的表现；此外，黏膜部位如口腔、眼结膜及生殖器也可能出现皮疹，且易于破溃形成浅溃疡。

水痘属于自限性疾病，全身反应及皮疹症状相对较轻，通常在10天内自然痊愈，皮疹脱痂后一般不会留下瘢痕。

（二）重症水痘

常见于免疫功能缺陷的儿童患者，其特征表现为持续的高热和显著的全身毒性症状。皮疹频发，倾向融合形成大疱状或出血性皮损，且可能并发感染，伴有血小板减少，进而导致急性紫癜的发生。

（三）先天性水痘

妊娠早期的母亲若遭受水痘感染，可能会致使胎儿出现多种先天性畸形。而若孕妇在感染后不久即分娩，新生儿则有可能患上水痘。

三、诊断要点

对于先前身体健康的患儿，水痘的诊断主要依赖临床表现，包括详尽的病史、流行病学背景以及特征性的皮疹，通常无须额外的实验室检测即可确立诊断。在有神经系统并发症的儿童和无并发症的带状疱疹儿童中，脑脊液内的蛋白质浓度呈现轻至中度的升高，伴随而来的是淋巴细胞数量的轻微增多。

鉴别诊断时应考虑由其他病原体，如单纯疱疹病毒、肠道病毒或金黄色葡萄球菌等引起的疱疹性皮肤损害，以及药物反应、疱疹样皮炎（慢性、有荨麻疹、残留色素沉着）等。有时带状疱疹易与单纯疱疹的线状皮疹或接触性皮炎相混淆。

四、治疗原则

水痘作为一种自限性疾病，在无并发症的情况下，治疗策略主要聚焦于支持疗法和症状缓解。患儿需实施隔离，并接受细致的护理，包括频繁更换清洁内衣、修剪患儿指甲，以及在必要时佩戴手套以防止抓挠和降低继发感染的风险。保持室内空气流通，确保充足的水分摄入和提供易消化的食物也至关重要。

对于皮肤瘙痒，可局部应用炉甘石洗剂，若瘙痒难忍，可酌情给予适量的镇静剂。

阿昔洛韦作为首选抗病毒药物，宜尽早使用，通常应在皮疹发生后的48小时内开始使用。推荐口服剂量为20mg/kg，每日4次，连续服用5天；对于重症病例，则需静脉注射，剂量为10～20mg/kg，每8小时1次，治疗期为7至10天。

伐昔洛韦在皮疹出现的48h内开始用药效果佳。美国FAD推荐2岁以上儿童使用，20mg/kg，每8h给药1次，继发细菌感染时给予抗菌药物治疗。

五、抗感染药物的合理应用

阿昔洛韦对水痘-带状疱疹病毒感染的治疗有效。

然而，对有免疫力的儿童的水痘感染不推荐使用阿昔洛韦抗病毒治疗。美国儿科学会对无并发症的儿童水痘病例也不推荐常规使用阿昔洛韦疗法。

对重症或有并发症或免疫受损的病例应注射给药，美国FDA推荐的剂量为30mg/kg·d，静脉内给药，一日量分为3次给药，或按500mg/m^2·d给药，每次输入时间应在1小时以上。

对于免疫受抑制的患者或新生儿，应尽早开始胃肠道外给药治疗。疗程为7天或无新皮疹出现达48小时。

需要注意的是，对于已经发病的患儿，水痘免疫球蛋白无使用价值。阿昔洛韦以每日80mg/kg的剂量经口给药，在免疫功能正常的儿童水痘患者中显示出温和的疗效，且未观察到显著的不良反应。然而，其治疗效果的实现关键在于必须在水痘症状出现后的24小时内及时启动治疗。

对于13岁或更大儿童和年龄为12个月或12个月以上并且过去有慢性皮肤或肺部疾病、正在接受短期或间歇性或吸入性肾上腺皮质激素制剂、接受长期的水杨酸制剂治疗或可能是家庭中继发病例的儿童，可按“口服阿昔洛韦每次20mg/kg，最大每次800mg，每日4次，共5天”的方案给药。早期治疗至关重要，理想情况下，应在皮疹发生后48小时内开始治疗。

第十节　流行性腮腺炎

一、概述

流行性腮腺炎（mumps）属于急性呼吸道传染病，由腮腺炎病毒所引发。其主要临床表现为腮腺的无菌性炎症与肿胀疼痛，同时该病可累及唾液腺及其他多种腺体组织，甚至影响神经系统，造成广泛的病理改变。我国将本病纳入法定丙类传染病管理。

本疾病传染源主要为患儿及无症状携带者，患儿自腮腺肿胀前7日至肿胀后9日的时段内，可通过唾液排出病毒。该病主要通过空气飞沫或直接接触在人与人之间传播，全年均可发病，冬春季为发病高峰季节。

二、临床表现

潜伏期为12～25天，平均为18天。早期病症往往表现为普通症状，如轻微头痛、乏力以及发热，紧接着会出现以耳垂为中心的渐进性腮腺肿大和疼痛。肿胀的腮腺形成类似马鞍的形状，伴随着区域性的胀痛和轻微的压痛感，同时可见腮腺导管口红肿。一般情况下，炎症首先影响单侧腮腺，随后在数日内扩散至对侧，整个肿大过程通常持续4～5天，并在6～10天内逐渐消退。其他唾液腺如下颌下腺可同时肿大。患者可有不同程度发热，热程一般为3～7天，约20%的患者体温始终正常。

腮腺炎病毒因其对腺体和神经组织的特有亲和性，往往导致其进一步侵犯中枢神经系统以及其他内分泌腺和器官，从而引起一系列相关并发症：

① 脑膜脑炎：儿童的最常见并发症之一，其往往在腮腺炎的高发期显现，主要症状包括发热、头痛、恶心、呕吐以及颈部僵硬，伴随克尼格征阳性。脑脊液检查显示典型的无菌性脑膜炎特征。大多数病例预后良好，通常在两周内即可完全康复。

② 睾丸炎：睾丸炎在男孩中最为常见，通常为单侧性。此并发症常在流行性腮腺炎发病后4至5天出现，此时腮腺肿胀开始缓解。初期症状表现为睾丸疼

痛，随后迅速伴随肿胀和明显触痛，有时会合并附睾炎、鞘膜积液以及阴囊水肿。大部分病例伴有明显的全身症状，如突然发热和寒战。炎症约在10天左右自然消退，但约有30%的患儿会发生不同程度的睾丸萎缩。若双侧睾丸均受累，可能导致不育。

③ 卵巢炎：青春期女性中，卵巢炎的发生率大约在5%～7%之间，其临床表现通常轻微，常见症状包括下腹部疼痛伴压痛及月经紊乱。值得注意的是，此类病症通常不会对生育能力产生显著影响。

④ 胰腺炎：重型急性胰腺炎的发生率相对较低，其临床表现往往在腮腺炎的背景下出现，主要症状为剧烈的上腹疼痛和压痛，并伴有发热、寒战、频繁的恶心及呕吐。值得注意的是，由于腮腺炎本身可导致血和尿淀粉酶水平上升，故淀粉酶的升高并不足以确立胰腺炎的诊断，必须进一步进行血清脂肪酶检测，以提高诊断的准确性。

⑤ 耳聋：听神经受损导致的听力障碍较为罕见，通常表现为单侧听力下降，因症状隐匿而难以早期察觉，进而给治疗带来显著挑战，可能导致不可逆的听力损失。

⑥ 其他并发症：心肌炎较为普遍，与此同时，肾炎、乳腺炎、胸腺炎、甲状腺炎、泪腺炎、角膜炎、血小板减少症以及关节炎等则相对罕见，但仍有偶发病例报告。

三、诊断要点

① 通常根据流行病学史、临床症状和体格检查即可作出腮腺炎的诊断。对可疑病例可进行血清学检查及病毒分离以确诊。确诊需要进行病原学诊断。

② 病原学诊断方法包括病毒培养、血清免疫学抗体检测和核酸检测。病毒培养和核酸检测可用唾液、脑脊液、血液、尿液或其他感染组织。

③ 酶免疫法检测血清腮腺炎病毒特异性IgG和IgM抗体在临床中较为常用和方便，IgG抗体由阴转阳或恢复期比急性期抗体滴度升高4倍以上具有诊断价值。

④ 病毒核酸检测比血清免疫学抗体检测更能提供早期诊断依据。

⑤ 外周血中的白细胞计数通常保持在正常范围内，偶有轻微升高，进一步的分类计数显示淋巴细胞比例呈升高趋势。

⑥ 血、尿淀粉酶测定轻至中度升高，但需与胰腺炎相鉴别。

⑦ 鉴别诊断包括化脓性腮腺炎、急性淋巴结炎，其他原因引起的腮腺肿

大，如白血病、淋巴瘤、干燥综合征或腮腺肿瘤等。

四、治疗原则

无特异性抗病毒治疗，以对症处理为主。在疾病急性阶段，患者应注重休息，并保持口腔卫生，适时补充水分与营养，推荐给予流质及易消化的食物，同时需避免食用刺激性强的酸性食品。对于出现高热的患者，可采取解热药物治疗或物理降温措施；若腮腺肿胀疼痛剧烈，可酌情使用镇痛药物缓解症状。睾丸肿痛时可用丁字带托起。中药治疗多用清热解毒、软坚散结的方法。

五、抗感染药物的合理应用

流行性腮腺炎主要由病毒引起，通常无需使用抗菌药物。若要预防继发细菌感染，也应选用针对革兰氏阳性球菌的抗菌药物。

若患者出现化脓性腮腺炎等继发细菌感染的情况，可使用抗菌药物。如青霉素类药物中的阿莫西林，头孢菌素类药物中的头孢唑林钠、头孢甲肟、头孢克肟等，大环内酯类药物中的阿奇霉素、罗红霉素等。

由于流行性腮腺炎主要是病毒感染，抗菌药物对其无效，因此在没有明确细菌感染证据的情况下，不应滥用抗菌药物，以免增加耐药风险。

第十一节　流行性乙型脑炎

一、概述

流行性乙型脑炎（Japanese encephalitis, JE）简称乙脑，系由乙型脑炎病毒所致的一种急性中枢神经系统感染性疾病。乙脑病毒通常在蚊-猪-蚊之间循环，三带喙库蚊为乙脑病毒的主要传播媒介，猪为乙脑病毒的主要扩散宿主，大多数人和动物被带毒蚊叮咬后不发病，称为隐性感染，只有少数人患脑炎。怀胎的母猪感染病毒后可能发生流产，公猪则会发生睾丸炎。因此，乙脑也是严重影响人畜健康的一种自然疫源性疾病。

二、临床表现

本病的病程一般分为5期，即潜伏期、前驱期、极期、恢复期和后遗症期。但各期持续时间的长短在不同患者之间有所不同，各期之间也不一定有十分明确的界限。另外，按照病情的轻重，还可将本病分为轻、中、重和极重4个类型。这样的分期和分型，对治疗、监测以及预后的判断有一定帮助，但对具体患者还要结合实验室检查，采取恰当的治疗措施。

（一）潜伏期与前驱期

本病的潜伏期为6～16天。前驱期一般持续3天左右。在此期，患者出现的症状和体征可能由病毒血症引起。起病多急骤，主要表现有发热、头痛、呕吐、食欲减退、易受激惹、呆滞、嗜睡等。

（二）极期

此期持续7天左右。患者出现高热、寒战、严重头痛、畏光、恶心、呕吐、腹痛、眩晕、躁动、高度兴奋、嗜睡等症状。部分儿童病例常出现抽搐。随着疾病进展，出现客观的神经系统体征，如脑神经麻痹、震颤、共济失调、腱反射亢进、肢体强直、肢体瘫痪（上肢多见）等。患者出现多种意识障碍表现，包括谵妄、精神错乱、嗜睡、躁动、反应迟钝、昏迷。脑组织的炎症和水肿严重时，会造成颅内压显著升高，可导致脑疝，其后果严重，极易导致死亡。颅内压增高的主要表现包括剧烈头痛、突发的喷射状呕吐、面色灰白、意识障碍恶化、迅速出现昏迷、血压升高、脉率减慢、抽搐。脑疝的临床表现因其发生部位不同而异。颞叶钩回疝出现瞳孔不等大、上睑下垂、呼吸节律不齐、昏迷突然加深等症状。小脑扁桃体疝引起眼球固定、瞳孔散大、对光反应消失、血压下降，最终引起呼吸和心跳同时停止。

重症患儿可出现中枢性呼吸和（或）循环衰竭，表现为呼吸节律异常、深浅不一，呼吸暂停乃至最终呼吸停止；循环衰竭表现为血压下降、脉率增快无力、肢体发凉等。

（三）恢复期

极期之后患者进入恢复期（1个月以上）。患儿体温于数日内恢复正常，精神症状好转，部分病例逐渐恢复正常。然而，观察到诸多患儿，尤其是病情极端严重的个案，常常伴随多样化的神经精神障碍，如肢体运动功能障碍、认知及情感功能异常、语言沟通能力丧失，以及自主神经系统功能失调等症状。此后部分症状可逐渐消失，但有些则长期存在，形成后遗症。

（四）后遗症期

各类神经系统及精神方面的异常在半年后仍继续存在，称为后遗症。有些较轻的后遗症经积极的治疗和护理，可逐渐恢复，但有些后遗症则长期存在。

三、诊断要点

在乙脑流行期中，主要根据以下三方面资料进行分析，做出诊断。

（一）流行病学资料

在中国的乙脑疫区，该疾病的流行表现出显著的季节性特征，主要病例暴发通常集中在7、8、9月，而在南方地区，这一现象会提前一个月，且患者群体以儿童为主。

（二）临床表现的特点

发病急骤，体温急剧攀升，常伴有剧烈头痛、喷射性呕吐及嗜睡状态。在发热持续2～3日后，患者可出现一系列中枢神经系统功能障碍，包括但不限于意识模糊、昏迷、惊厥发作、痉挛性瘫痪等症状，严重时可能进展至致命的中枢性呼吸循环衰竭阶段。在流行季节中，对有类似乙脑初热期表现的患儿，要提高警惕，想到乙脑的可能性，以便及早诊断。

（三）实验室检查

对患儿进行外周血白细胞及各类亚群计数检测，并进行脑脊液常规分析。然而，若患儿表现出显著的颅内压升高症状，应避免立即进行腰椎穿刺，以防止可能引发的脑疝。在此情况下，可酌情先采用脱水药物进行处理。放脑脊液的速度宜慢，一次放液量不宜过多。

特异性诊断标准通常建立在早期和恢复期血清抗体滴度4倍及以上升高的基础上。血清学检测手段包括血凝抑制试验（HI）、补体结合试验、免疫荧光法、酶联免疫吸附试验（ELISA）以及中和试验，其中HI和ELISA因操作简便而被广泛采用。目前，最为特异且实用的早期诊断技术为IgM捕获ELISA，该方法能在疾病发生后4天内在脑脊液或血清中检出约75%的特异性IgM，至第7天几乎可达100%，通常这些IgM在3～6个月后逐渐消退。通过早期血清和CSF中的IgM联合检测，可进一步提升阳性检出率。

此外，有研究指出，结合IgM和抗原检测分析脑脊液样本能有效提高早期诊断的准确性。病毒的直接分离也是早期诊断的一种途径，尽管从血液中分离病毒的成功率较低，通常在发病3～7天内可能实现，然而，使用高灵敏度的细胞培养技术从脑脊液中分离病毒则能获得更高的阳性率。根据流行病学资料、患儿的临床特点和脑脊液常规检查的结果，只能做出初步的临床诊断。确定诊断必须符合以下任何一项：

① 在近1个月内未曾接种乙脑疫苗的个体，血液或脑脊液中的抗乙脑病毒IgM抗体阳性。

② 在疾病恢复期，乙脑特异性IgG抗体或中和抗体滴度相较于急性期呈现4倍及以上增长，或者急性期未检测到乙脑IgG抗体而恢复期转为阳性。

③ 通过脑脊液、血液或脑组织样本成功分离出乙脑病毒，结果为阳性。

四、治疗原则

（一）降低体温

以物理降温为主，辅以药物降温；持续高热或超高热（>40℃）时，可短期使用氯丙嗪+异丙嗪，同时监测体温波动，避免过度降温导致寒战。

（二）控制惊厥

首选地西泮，频繁惊厥或持续状态者，可联合苯巴比妥或水合氯醛；同时针对惊厥诱因（如高热、颅内压升高、电解质紊乱）同步处理，避免单纯依赖止痉药。

（三）降颅压治疗

首选20%甘露醇，可联合利尿剂增强效果；严重病例可短期使用地塞米松，但需权衡激素对感染的影响，避免长期使用；同时限制液体入量，保持轻度脱水状态。

（四）呼吸支持

维持气道通畅，防治呼吸衰竭，需密切监测呼吸节律、血氧饱和度。

（五）全身支持治疗

维持内环境稳定，促进恢复，监测血钠、血钾、血糖，及时纠正低钠血症。

（六）抗病毒药物

辅助使用，证据有限。目前无明确特效抗乙脑病毒药物，临床可酌情使用利巴韦林或干扰素-α，但需注意药物不良反应，不推荐作为常规治疗手段。

五、抗感染药物的合理应用

（一）抗病毒药物

目前临床用于乙型脑炎的抗病毒药物以广谱抗病毒药或免疫调节剂为主，需结合患者病情（如重症、免疫状态）谨慎使用，且需密切监测不良反应。

利巴韦林推荐用于治疗重症乙型脑炎（症状表现为持续高热、昏迷、颅内压显著升高等），疗程通常为 5~7 天，不推荐用于轻症患者；干扰素-α 推荐用于早期乙型脑炎（发病48小时内），可减轻病毒载量，疗程 3~5 天，免疫功能低下患者（如老年、合并基础病）可优先考虑。

（二）免疫调节治疗

静脉滴注免疫球蛋白：在病毒性脑炎中的治疗效果尚未完全证实，但对于重症和免疫功能低下的患者，在缺少特异性抗病毒药物的情况下可以试用，剂量为2g/kg，静脉滴注3～5天。免疫增强剂，如胸腺素、转移因子、核糖核酸等可提高患者的免疫力。

（三）呼吸衰竭时的抗菌药物使用

若患者出现呼吸衰竭，且有痰阻等情况，为防止继发感染，必要时可加用抗菌药物。在患者病情严重、免疫力低下或有其他并发症时，需警惕继发感染的发生。当继发感染发生时，应当依据鉴定出的病原体类型，选择适宜的抗菌药物进行治疗。由于乙脑主要是由病毒引起的，而抗菌药物对病毒无效，因此在没有明确细菌感染证据的情况下，应避免滥用抗菌药物，以免增加耐药风险。

（四）个体化治疗

在使用抗感染药物时，应根据患者的具体病情、年龄、身体状况等因素，个体化选择药物种类和调整剂量。

第十二节　案例评析

案例一、支原体肺炎

患儿，女，3岁，体重16kg，2周前无明显原因出现咳嗽，伴发热，热峰为40℃，起初为单声咳，不剧，痰少，伴流涕，无抽搐，无吐泻。在家口服川贝止咳糖浆，效果欠佳。遂到当地医院就诊，查胸部X线提示支气管肺炎。予以“头孢西丁，阿奇霉素”治疗6天，患儿咳嗽较前减轻，但仍有发热。胸部X线提示两肺纹理增粗。予以阿莫西林/克拉维酸静滴治疗1天，效果欠佳。为进一步诊治，入院治疗。既往体健，否认手术、外伤、传染病接触史。

查体

体温37.7℃，脉搏120次/分，呼吸25次/分，血压108/62mmHg；神清，反应可，呼吸平稳，口唇无发绀，四肢末端温暖；咽红，双肺呼吸音粗，双肺可闻及少许湿啰音；心律齐，心音有力；腹软，不胀，未触及包块，肠鸣音正常，肝脾肋下未触及；四肢肌张力正常；生理反射存在，病理反射未引出；手足无皮疹及脱皮。

辅助检查

血液检查：中性粒细胞绝对值5.80×10^9/L，单核细胞百分比11.80%，淋巴细胞百分比23.50%，血红蛋白117g/L，红细胞计数4.37×10^{12}/L，白细胞计数9.01×10^9/L，血小板计数379.00×10^9/L，中性粒细胞百分比64.4%，C反应蛋白11mg/L，丙氨酸氨基转移酶35U/L，天门冬氨酸氨基转移酶37U/L。

肺炎支原体抗体：阳性。

诊断

支原体肺炎。

治疗

表 13-9　患儿入院后用药记录

用药目的	具体药物	用法用量	起止时间
注射用盐酸头孢甲肟	0.8g ivgtt bid	d1～d4	
抗感染	注射用阿奇霉素	0.16g ivgtt qd	d2～d5

续表

用药目的	具体药物	用法用量	起止时间
注射用盐酸头孢吡肟	0.8g ivgtt bid	d5～d8	
止咳平喘	丙卡特罗片	12.5ug po q12h	d3～出院
抗感染	阿奇霉素干混悬剂	0.16g po qd	d6～出院

入院第1天，患儿夜间有发热，最高体温达38.4℃。仍有阵发性咳嗽，血常规示白细胞计数9.01 × 10^9/L，血小板计数379.00 × 10^9/L，中性粒细胞百分比64.4%，C反应蛋白11mg/L。予以头孢甲肟抗感染治疗。

入院第2天，患儿仍有发热，体温最高达38.2℃，咳嗽较剧，无喘息、气促，饮食尚可，大小便正常。且C反应蛋白、白细胞计数等炎症指标仍然很高，痰培养显示肺炎支原体抗体阳性，予以头孢甲肟加阿奇霉素联合抗感染。

入院第3天，患儿仍有发热，咳嗽较剧烈，夜间明显，无喘息、气促，饮食尚可，大小便正常，予以口服丙卡特罗片止咳平喘。

入院第5天，患儿偶有发热，咳嗽较剧烈，复查血常规示单核细胞百分比11.00%，淋巴细胞百分比33.40%，血红蛋白100g/L，白细胞计数6.52 × 10^9/L，血小板计数670.00 × 10^9/L，中性粒细胞百分比55.1%。C反应蛋白13mg/L。无喘息，饮食尚可，大小便正常。C反应蛋白较前升高，更换为头孢吡肟联合阿奇霉素抗感染。

入院第6天，患儿无发热，咳嗽较之前好转，无喘息，饮食尚可，大小便正常。静脉用阿奇霉素改为口服序贯治疗。

入院第8天，患儿无发热，咳嗽较之前好转，无喘息，精神佳，大小便正常。停用阿奇霉素，状况可，予以出院。出院带丙卡特罗片12.5ug 口服，每12小时1次。

患儿入院诊断为支原体阳性肺炎。患儿入院前曾在外院接受抗感染治疗，体温控制效果差，伴咳嗽，且入院时白细胞计数及C反应蛋白较高，考虑到肺炎支原体对呼吸道黏膜上皮完整性的破坏可能为其他病原菌的继发感染创造条件，不能排除混合细菌感染。考虑前期治疗效果不佳，同时入院后第2日肺炎支原体抗体阳性，本次入院时从加强抗感染治疗的角度，起始可选择第三代头孢菌素联合大环内酯类抗菌药物抗感染。治疗一般肺部感染，静脉及口服总疗程为7～10天，严重者可增至3～4周。一般静脉用药5天后改为口服序贯治疗3天，然后停药。

药师监护要点

① 关注患儿体温、血常规及各项炎症指标，及时调整抗菌药物的使用。

② 急性感染时应卧床休息，鼓励患儿多饮水、多进食，供给足够热量、丰富的蛋白质及维生素，增强抵抗力。

③ 接受阿奇霉素治疗期间，很多患儿容易出现胃肠道不良反应，因此须关注患儿有无恶心、呕吐等反应。

案例二、脓毒症

患儿，男，2个月18天，体重7kg。患儿于入院前3天无明显诱因出现发热，体温最高达38.8℃。不伴寒战，偶有咳嗽、无痰、无气喘，无呕吐、腹泻，未见惊厥发作，于当地医院给予口服药物及肌肉注射退热药物治疗2天，体温可暂降至正常，但仍有反复。入院前患儿出现精神差、嗜睡、纳差、少动，伴呻吟，并于半天前出现阵发性双眼凝视，不伴面色青紫及意识丧失，持续数分钟及数十分钟不等。就诊于当地妇幼保健院，行血气分析、胸部X线等检查后诊断为“脓毒症、感染性休克、先天性心脏病、疑似颅内感染、疑似急性尿路感染”，给予扩容（生理盐水每次70mL，共3次）、纠酸、头孢曲松钠、丙种球蛋白2.5g、维生素K_1等治疗。患儿病情仍未改善，为进一步诊治转入院治疗，门诊以“脓毒性休克”收入院。

辅助检查

血常规+C反应蛋白：白细胞计数4.0×10^9/L，血红蛋白106g/L，C反应蛋白158.2mg/L。

血气分析：pH7.36，PCO230mmHg，K^+4.5mmol/L，Na^+131.3mmol/L，Ca^{2+}1.01mmol/L。

胸片：支气管炎，腹部肠形不规则。

诊断

1. 脓毒症；2. 休克（脓毒性休克）；3. 先天性心脏病（室间隔缺损，卵圆孔未闭，主动脉瓣右冠瓣脱垂伴轻度反流）；4. 肺炎。

治疗

表 13-10　患儿入院后用药记录

用药目的	具体药物	用法用量	起止时间
扩容	0.9%氯化钠注射液	70mL once ivgtt 3次	d1
	注射用美罗培南+5%葡萄糖注射液10mL	0 14g ivgtt q8h	
抗感染	注射用万古霉素+5%葡萄糖注射液15mL	0 14g ivgtt q12h 0 14g ivgtt q8h 0 105g ivgtt q6h	d1～8 d8～9 d9～28
	注射用头孢曲松钠+0.9%氯化钠注射液15mL	0 35g ivgtt ql2h	d7～28
血管活性药物	注射用多巴酚丁胺	20mg once ivgtt	d1
镇静	10%水合氯醛口服溶液	3 5mL once prn	d1～19
镇静止惊	注射用苯巴比妥	140mg once iv 20mg iv ql2h	d7、d8～22
	苯巴比妥片	20mg 胃管给药 ql2h	d22、d23 d28、d29
	注射用咪达唑仑	2mg once ivgtt	d1～18
抗惊厥	左乙拉西坦片	0 07g胃管注入q12h	d5～7
		0 2g胃管注入q12h	d7～23
脱水，减轻脑水肿	20%甘露醇注射液	20mL ivgtt q8h	d1～17
		20mL ivgtt q12h	d17～22
	甘油果糖氯化钠注射液	20mL ivgtt q8h	d1～17
		20mL ivgtt ql2h	d17～23
营养心肌	注射用磷酸肌酸钠+葡萄糖注射液10mL	1g ivgtt qd	dl～8
	注射用维生素 C+葡萄糖注射液10mL	1g ivgtt qd	d1～18
支持治疗	人血白蛋白	5g once ivgtt	d1～5
	静脉注射人免疫球蛋白	5g once ivgtt	d1
预防应激性溃疡	注射用奥美拉唑钠	7mg iv qd	d1～4
抗炎治疗	地塞米松注射液	1 5mg iv q6h	d1～5
抗凝治疗	那曲肝素钙注射液	30IU iv qd	d1～13
退热	布洛芬混悬液	2mL once po	d1、d7、d8、d10

续表

用药目的	具体药物	用法用量	起止时间
雾化治疗	吸入用布地奈德混悬液	1mg雾化q4h	d16
护肝	复方甘草酸苷注射液	12mL ivgtt qd	d21～23

药师点评

该患儿入院时已出现脓毒性休克，入院1小时内使用万古霉素联合美罗培南抗感染治疗，同时使用生理盐水快速静脉滴注扩容，10%水合氯醛镇静。继以血管活性药物多巴酚丁胺提高心输出量，低分子肝素钙皮下注射预防血栓形成。休克快速纠正后，考虑患儿存在先天性心脏病，予以减速扩容。患儿感染症状重，感染指标高，入院后16小时开始使用连续血液净化治疗。同时予以输注人免疫球蛋白5g封闭病原抗体，地塞米松抗炎，奥美拉唑预防应激性溃疡。

早期识别与迅速诊断脓毒性休克，及时干预，对于提高生存率及优化预后至关重要。确诊脓毒性休克后，目标应在第一个6小时内实现：毛细血管再充盈时间缩短至2秒以内，血压与心率稳定，周围与中心循环波动一致，患者四肢温暖无冷感，并保持正常的意识状态。

治疗措施包括：

① 呼吸、循环支持。开放气道，提供氧气，进行液体复苏，复苏后继续和维持输液。液体复苏后需注意，如果休克纠正后液体负荷过多，需要利尿剂治疗，防止总液量负荷超过体重的10%，如果利尿剂治疗无效，可予以连续血液净化治疗。

② 积极抗感染治疗，诊断脓毒性休克1h内应静脉使用抗菌药物。

③ 必要时使用肾上腺皮质激素。对液体复苏无效、儿茶酚胺抵抗型休克，可予以氢化可的松治疗。

④ 控制血糖。注意应激性高血糖的发生，可予以胰岛素静脉输注，婴儿还需注意低血糖的问题。

⑤ 抗凝治疗。深静脉栓塞常常源于脓毒性休克所引发的内皮细胞功能障碍，此状况常伴有凝血机制的失调；此外，临床治疗过程中实施的深静脉置管操作，亦是促进深静脉栓塞发生的因素之一。

⑥ 其他支持治疗。连续血液净化、体外膜肺氧合、使用血液制品、丙种球蛋白、镇静镇痛、营养支持等。

该患儿入院后腰穿见脑脊液性状（标本不合格，未送检），后初步考虑化脓性脑膜炎，同时患者合并肺炎，予以万古霉素联合美罗培南治疗，美罗培南使用剂量为20mg/（kg · 次）q8h，万古霉素使用剂量为20mg/（kg·次）q12h，均未达到脑膜炎最大使用剂量和短给药间隔的用法。入院第4天，患儿脑脊液培养显示为肺炎链球菌，支持化脓性脑膜炎诊断，药敏试验显示对万古霉素敏感，继续原治疗方案治疗。入院第7天，患儿症状加重，复查脑脊液无改善，增加万古霉素剂量至60mg/（kg·d），并将美罗培南更换为头孢曲松。入院第9天，因感染指标仍高，将万古霉素给药间隔缩短至6小时，每日总剂量不变。入院第16天复查脑脊液，显示脑脊液微浑浊、无色、细菌阴性，结合患儿临床症状改善，提示抗感染治疗有效。

严重脓毒症是指脓毒症合并脏器功能不全和组织低灌注，在休克复苏治疗过程中已覆盖脏器功能不全和组织低灌注的治疗。不论是严重脓毒症还是脓毒性休克，抗感染治疗都非常重要。肺炎链球菌感染的化脓性脑膜炎，对青霉素耐药者，考虑头孢曲松，必要时联合万古霉素治疗，2周为1个疗程。虽然头孢曲松说明书中说明该药为每天使用1次，但在化脓性脑膜炎时，建议使用100mg/（kg·d），分2次使用。该患儿在抗感染治疗方案调整为万古霉素联合头孢曲松，且使用脑膜炎剂量后，临床症状（发热、抽搐等）明显好转，疗程已足且临床症状治愈后予以停药。

药师监护要点

关注患儿体温、神经系统症状、脑脊液生化和培养情况，及时调整抗生素的使用。

万古霉素使用时应注意监测血药浓度，同时注意监测肾功能、听力变化。万古霉素和头孢曲松钠引起药品不良反应较为常见，当临床表现为无法归因于单一原发病的症状时，应考虑两种药物相互作用导致的不良反应的可能性。

脓毒症的抗感染治疗应尽早开始，诊断明确后1小时内给予经验性抗感染治疗，避免等待休克纠正后再开始抗感染治疗。合并休克的患者，应同时给予抗感染治疗和休克复苏治疗。液体复苏治疗后注意患儿尿量变化，并评估肝肾功能，以调整用药剂量。

案例三、新生儿脓毒症

患儿，女，20天，体重4.4kg。患儿系G2P1，孕39+3w，足月顺产，出生体重3550g，否认窒息抢救史，Apgar评分不详，出生后混合喂养至今。出生后24小时排胎便，大便3天内转黄。患儿1周前因“右耳流血流脓、颈部及右耳后可扪及脓疮”就诊，于耳鼻喉科行内镜检查及磺胺醋酰钠+氢化可的松滴眼液治疗后好转。2天前患儿受凉后出现咳嗽，为阵发性连声咳。夜间较剧，喉间有痰鸣声，伴鼻塞、喷嚏，无气促、呼吸困难、面色青紫，无呕吐、腹胀、腹泻等症状。家长未予治疗。今晨患儿出现发热，体温最高38.3℃，喂养差，无抽搐、嗜睡等，门诊以“新生儿肺炎”收治入院。

辅助检查

血常规+C反应蛋白：白细胞计数8.61×10^9/L，中性粒细胞百分比61.3%，淋巴细胞百分比53.8%、血小板计数280.00x10^9/L，C反应蛋白55mg/L。

生化检查：总胆红素40.5μmol/L，直接胆红素13.9μmol/L，总蛋白53.2g/L。

血气分析：pH7.43，PCO237.00mmHg。

胸部X线：两肺纹理增多、模糊，请结合临床。

诊断

1. 新生儿脓毒症；2. 新生儿重症肺炎；3.肺大疱；4.心力衰竭早期。

治疗

表 13-11　患儿入院后用药记录

用药目的	具体药物	用法用量	起止时间
抗感染	注射用头孢噻肟钠+5%葡萄糖注射液20mL	0.2g ivgtt bid	d1～2
	注射用美罗培南+0.9%氯化钠注射液20mL	0.1g ivgtt q8h	d2～8
	注射用盐酸万古霉素+5%葡萄糖注射液20mL	0.045g ivgtt q8h	d5～8
抗感染	注射用美罗培南+氯化钠注射液10mL	0.088g ivgtt q8h	d8～19
	注射用盐酸万古霉素+5%葡萄糖注射液20mL	0.058g ivgtt q8h	d8～19
	注射用甲泼尼龙琥珀酸钠+5%葡萄糖注射液20mL	5mg ivgtt q12h	d3～6
抗炎	注射用甲泼尼龙琥珀酸钠 葡萄糖注射液20mL	5mg ivgtt qd	d6～8
	注射用甲泼尼龙琥珀酸钠+5%葡萄糖注射液10mL	5mg iv	d8～10
抗过敏	苯海拉明口服液	1mL po tid	d1～7
	盐酸氨溴索注射液+5%葡萄糖	15mg ivgtt qd	d5～8
止咳祛痰	盐酸氨溴索注射液+5%葡萄糖 注射液5mL	15mg ivgtt qd	d8～12

续表

用药目的	具体药物	用法用量	起止时间
雾化	0.9%氯化钠注射液+吸入用布地奈德混悬液+注射用糜蛋白酶	2mL+0.5mg+2000U 雾化q8h	d5～8
	0.9%氯化钠注射液+吸入用布地奈德混悬液+吸入用复方异丙托溴铵溶液	2mL+0.5mg+250μg 雾化q8h	d8～19
对症支持	5%葡萄糖注射液+注射用辅酶A+ATP注射液	30mL+50U+10mg ivgtt qd	d1～8
	5%葡萄糖注射液+注射用辅酶A+ATP注射液	5mL+50U+10mg ivgtt qd	d8～14
	5%葡萄糖注射液	15mL po q3h	d5～6
	5%葡萄糖注射液	10mL po q3h	d7～8

药师点评

患儿初始明确为新生儿肺炎时，给予头孢噻肟治疗，患儿仍然发热，体温最高为38.8℃，降钙素原20.62ng/mL，高度怀疑脓毒症。停用头孢噻肟，改用美罗培南。血培养回报为MRSA（+），明确为脓毒症，加用万古霉素抗感染治疗。3天后复查血培养阴性，但体温有反弹，最高达38℃，血常规示白细胞计数升高，因此增加万古霉素剂量以加强抗感染治疗。患儿病情逐渐好转，转至新生儿病房治疗。

本患儿临床表现、体格检查、实验室检查、影像学检查等均支持新生儿生后感染性肺炎。感染前有着凉的诱因，另外的常见感染途径是血行感染，并且1周前患儿发生右耳流血流脓、颈部及右耳后可触及脓肿。因此，病原学方面主要考虑金黄色葡萄球菌、大肠埃希菌，也可能合并呼吸道合胞病毒、腺病毒等，故暂予头孢噻肟抗感染。但本品对金黄色葡萄球菌的活性差，对铜绿假单胞菌无抗菌活性，难以覆盖新生儿肺炎的常见病原菌。经验性治疗时，应选用广谱抗菌药物，之后根据药敏结果再降阶梯为针对性治疗。

综合评价患儿的病情较重后，及时将头孢噻肟改为美罗培南治疗。美罗培南为碳青霉烯类抗菌药物，抗菌谱广，对革兰氏阳性菌、革兰氏阴性菌及厌氧菌都很敏感，并且对β-内酰胺酶稳定。随着降钙素原、血常规、血培养等结果快速回报，明确为MRSA感染，临床及时加用万古霉素。万古霉素是目前治疗MRSA的首选药物。也可以选用去甲万古霉素、替考拉宁（新生儿血管内感染不推荐使用利奈唑胺）。而去甲万古霉素和万古霉素相比，不良反应相当，但疗效不如万古霉素稳定；替考拉宁在新生儿中应用的资料仍少，蛋白结合率高，不良反应、疗效都和万古霉素相当，但万古霉素有合适的浓度监测方法，因此，临床更倾向于选用万古霉素。

针对由MRSA引发的肺炎，其抗菌治疗的周期会依据病情的严重程度而有所不同，一般被设定在7～21天这个范围之内，不过短期的治疗方案并未得到广泛推荐，针对中度至重度的病例，建议的治疗时长大多时候会延长至2周甚至3周。在极端情形下，治疗时长甚至可延长至28天。倘若伴有菌血症，那么疗程不应少于14天。因此，本患儿的MRSA治疗应使用万古霉素至少14天。

患儿改用美罗培南后，近2天体温下降明显。但是呼吸仍急促，加用甲泼尼龙静脉滴注平喘治疗。

对于一般的细菌性肺炎，无须使用糖皮质激素。在处理重症细菌性肺炎时，除了及时采用有效的抗菌药物，以下情形可酌情辅助使用糖皮质激素：

① 当患者出现重度中毒症状，如休克、中毒性脑病或持续性超高热等临床表现；

② 若患者伴有显著的支气管痉挛或大量分泌物阻塞；

③ 对于早期胸腔积液病例，为避免胸膜粘连，可选择局部应用。

糖皮质激素的短期治疗通常限制在3～5天。常规剂量为静脉注射氢化可的松5～10mg/kg或口服泼尼松1～2mg/kg。若疗程超过5至7天，停药时需逐步减量。然而，对于病毒性肺炎，一般不推荐使用激素。只有在毛细支气管炎引发严重喘憋的情况下，才可考虑短期应用糖皮质激素。另外，目前认为，支原体引起肺损伤的机制包括直接侵犯和免疫损伤，前者是病原体侵犯、黏附、释放毒素等直接损伤呼吸道黏膜，后者是因为支原体感染后激发细胞介导的免疫反应，造成肺组织和其他靶器官的损伤。早期使用糖皮质激素能有效调控机体的免疫炎性反应，从而缓解中毒症状，加速胸腔积液的吸收。此外，它还有助于降低胸膜粘连的程度以及降低闭塞性细支气管炎的发生率。而本例患儿，虽胸部X线未示胸腔积液，但因可能合并有脓毒症、肺发育尚未完善等问题导致呼吸不畅，咳嗽较剧，阵发性连声咳且近日体温持续在38℃以上，因此于1月7日给予甲泼尼龙5mg q12h。患儿体重为4.4kg，因此目前用药剂量大约是2mg/（kg·d），分2次服用。

药师监护要点

① 关注患儿呼吸、体温、肺部体征、血培养、喉养等情况，及时调整抗菌药物的使用。

② 对于并发脓胸的MRSA肺炎患儿，抗MRSA治疗的同时应进行胸腔引流。同时，营养支持、对症处理等对于MRSA的治疗也非常重要。

③ 使用万古霉素时，需注意若滴速过快，可造成“红人综合征”，所以滴注时间必须大于1小时，且浓度不能超过5mg/mL、每次静脉滴注时应更换静脉滴注部位。药液渗漏于血管外可引起坏死，所以在给药时应慎重，不要渗漏于血管外。做好万古霉素血药浓度监测，首次监测时推荐同时检测药峰浓度。监测时机：第4剂时或给药后的第3～4个维持剂量时监测，给药前抽取谷浓度，给药结束后1～2h抽取峰浓度；谷浓度＞30mg/L时警惕肾毒性发生。在患者接受万古霉素治疗期间，若观察到连续的多次血清肌酐水平显著升高，相较于基线值增加至少0.5mg/dL或超过50%，且这种升高的现象无法归因于其他已知因素，此情况应当引起关注，则可以认定发生了万古霉素肾毒性，尤其是接受大剂量万古霉素或具有发生肾毒性风险的患者或新生儿。

④ 激素治疗可能发生以下不良反应：

a.类肾上腺皮质功能亢进综合征，临床特征常包括满月脸、水牛背、向心性肥胖、皮肤变薄、痤疮、多毛症、水肿、血钾水平降低，以及高血压和糖尿病等并发症。

b.诱发或加重感染。

c.消化系统并发症不容忽视，可能引发或加剧消化性溃疡，严重时可导致出血或溃疡穿孔等严重并发症；部分病例可能会引发胰腺炎或脂肪肝。

d.在心血管系统方面，长期且大剂量使用可能导致高血压以及动脉粥样硬化的发生。

e.骨质疏松、椎体压缩性骨折、病理性骨折、骨缺血性坏死（常见部位为股骨头）、肌肉萎缩、伤口愈合延迟、影响生长发育等。

f.其他：可产生欣快感、食欲增加、激动、失眠等；偶可致精神失常或诱发癫痫发作；此外，还可使眼压升高并引起白内障等。

g.停药反应：肾上腺皮质萎缩和功能不全，反跳现象。应提醒医生注意评估病情进展、患儿的各种不适、电解质、血压等情况，及时减量至停药。

案例四、重症肺炎

患儿，女，6个月，体重6kg，身高70cm，体表面积0.34m^2。患儿半个月前出现发热，体温波动在38.0～39.0℃，伴腹泻，为黄色稀水样便，7～8次/天，量不多，无寒战，无抽搐，无咳嗽，无呕吐，无气促、喘息。当地县医院治疗时发现患儿有心脏杂音，行心脏超声检查发现房间隔缺损、室间隔缺损。给予抗感染、强心等对症支持治疗5天后，仍有持续发热，腹泻稍好转，5～6次/天，量不多。10余天前出现咳嗽，偶咳，伴喉中痰鸣，伴明显喘息、气促。遂转至上级市医院治疗，入院后给予强心、改善循环、甲泼尼龙抗炎、抗感染、化痰、调节肠道菌群等治疗5天，喘息症状有所好转，鼻导管吸氧下仍有明显气促。遂转上级医院进一步就诊。入院后给予抗感染、更昔洛韦抗病毒治疗，同时予丙种球蛋白免疫支持、白蛋白纠正低蛋白血症，并通过卡托普利减轻心脏负荷、呋塞米利尿等对症支持治疗后，患儿仍有发热，气促好转，仍有喘息。今来笔者所在医院，以“重症肺炎；先天性心脏病；心功能不全”收治入院。

辅助检查

血常规+C反应蛋白：C反应蛋白＜1mg/L，中性粒细胞百分比61.1%、血红蛋白 101g/L，血小板 272×10^9/L，红细胞计数3.89×10^{12}/L。

肝肾功能：总蛋白65.6g/L，总胆红素10.6μmo/L，天门冬氨酸氨基转移酶 45U/L，白蛋白43.7g/L，丙氨酸氨基转移酶 44U/L，肌酐19μmol/L，URE 3.2mmol/L。

降钙素原：0.06ng/mL。

心脏彩超：室间隔缺损，主动脉弓降部狭窄，卵圆孔未闭，肺动脉高压。

胸部X线：肺炎（伴节段性不张考虑）。

诊断

1. 重症肺炎；2. 先天性心脏病，心功能不全。

治疗

表 13-12　患儿入院后用药记录

用药目的	具体药物	用法用量	起止时间
抗感染	注射用头孢哌酮钠舒巴坦钠+0.9%氯化钠注射液10mL	0.3g ivgtt q8h	d1～7
	注射用盐酸万古霉素+5%葡萄糖20mL	80mg ivgtt q8h	d1～7
	注射用美罗培南+0.9%氯化钠注射液20mL	120mg ivgtt q8h	d7～12
	呋塞米注射液	5mg iv bid	d1～12
改善心功能	螺内酯片	5mg po bid	d1～12
	盐酸多巴酚丁胺注射液	5～10μg/（kg·min）	d1～5

续表

用药目的	具体药物	用法用量	起止时间
平喘	注射用甲泼尼龙+5%葡萄糖注射液5mL	6mg ivgtt q12h	d1～4
	注射用甲泼尼龙+5%葡萄糖注射液5mL	6mg ivgtt ql2h	d5～7
	泼尼松片	2 5mg po qd	d7～9
	布地奈德雾化液+异丙托溴铵雾化液	1mg+125μg雾化吸入q8h	d1～12
化痰	盐酸氨溴索注射液+5%葡萄糖注射液5mL	7 5mg ivgtt qd	d1～12

入院第1天，体温37.0℃，呼吸35次/分，鼻导管吸氧，经皮氧饱和度99%，双肺呼吸音粗，有啰音。

入院第2天，体温39.0℃，呼吸35次/分，鼻导管吸氧后经皮氧饱和度99%，双肺呼吸音粗，有啰音。

入院第3天，头罩吸氧中，氧饱和度维持在98%～100%，偶有咳嗽，今日仍有发热，体温最高达38.4℃，偶有气促，呼吸40～66次/分。

入院第4天，患儿高流量给氧中，流量15L/分，氧饱和度维持在99%～100%，偶有咳嗽，无发热，气促，呼吸30～42次/分。

入院第6天，患儿目前高流量吸氧下，参数同前，氧饱和度维持大于95%，偶有咳嗽，无发热，呼吸32次/min。C反应蛋白＜1mg/L，白细胞计数7.57×10^9/L，中性粒细胞百分比 77.2%， 血红蛋白 91g/L，血小板 516×10^9/L；(1,3)-β-D-葡聚糖：＜10pg/mL；GM试验：0.56μg/L；痰培养：肺炎克雷伯菌ESBL（－）。

入院第9天，患儿目前高流量吸氧中，参数同前，氧饱和度维持大于95%，偶有咳嗽，无发热，呼吸32次/分。C反应蛋白＜1mg/L，白细胞计数12.8×10^9/L，中性粒细胞百分比 51.1%， 血红蛋白93g/L，血小板计数418×10^9/L。

入院第12天，C反应蛋白＜1mg/L，白细胞计数8.8×10^9/L，中性粒细胞百分比57.2%，血红蛋白 98g/L，血小板计数 416×10^9/L。痰培养：呼吸道正常菌群生长。患儿经过治疗，目前生命体征平稳，无气促，痰培养复查阴性，转入心胸外科手术治疗先天性心脏病。

药师点评

患儿出生后因先天性心脏病并发肺部感染反复入院。此次入院前曾长期住院，病情反复，此次病情加重亦发生在前一次住院期间，因此高度怀疑其存在院内获得性感染的可能。

对于该患儿的治疗，应针对常见的院内获得性感染病原菌进行治疗。经验性治疗首先需考虑耐药革兰氏阴性杆菌，特别需要注意的是产ESBL的肠杆菌科细菌（如大肠埃希菌和肺炎克雷伯菌）、非发酵菌（如铜绿假单胞菌等）；革兰氏阳性耐药菌株（如甲氧西林耐药的金黄色葡萄球菌以及甲氧西林耐药的凝固酶阴性葡萄球菌等）也不容小觑。若患儿具有长期使用广谱抗菌药物、长期ICU住院史或曾有深静脉置管等因素，还需考虑真菌感染的风险。

患儿入院后，临床选用了头孢哌酮钠舒巴坦钠与万古霉素的广谱联合抗感染治疗方案，基本覆盖了常见的院内获得性感染病原菌，并且使用剂量足够。经过6天治疗后，患儿呼吸道症状明显改善，白细胞计数和中性粒细胞百分比均有所下降，治疗有效。7天后，患儿痰培养结果为肺炎克雷伯菌ESBL（-）。临床将头孢哌酮/舒巴坦更换为美罗培南，并停用万古霉素。治疗12天后，患儿生命体征平稳，无气促，痰培养复查阴性，转入心胸外科手术治疗先天性心脏病。

临床药师观点

本患儿长期住院接受抗感染治疗，因此其肺部感染为院内获得性感染的可能性极大。其病原菌为耐药菌的可能性大，因此临床经验性治疗时选用了头孢哌酮/舒巴坦与万古霉素的广谱联合抗菌治疗。从治疗效果上看是有效的，但是在痰培养结果为肺炎克雷伯菌ESBL（-）的情况下，临床将头孢哌酮钠舒巴坦钠更换为美罗培南的依据不足。美罗培南应作为产ESBL的肠杆菌科细菌感染的首选药物，因此并不适用于该患儿。即使院内获得性感染病原菌为耐药菌较为常见，但是在调整抗感染治疗方案时应参照患儿临床表现、实验室检查结果、细菌培养和药敏结果等多方面依据后再做决定。

药师监护要点

① 密切关注患儿体温、降钙素原、C反应蛋白等感染相关指标，以及临床相关症状。

② 密切关注患儿血、痰等培养及药敏结果，以及其他类别病原菌检查结果，以及时调整抗感染治疗方案。

③ 密切监测患儿肝肾功能，应根据其变化及时调整抗菌药物的使用剂量，同时需注意万古霉素等药物的稳态谷浓度。

④ 患儿接受长时间的超广谱联合抗菌药物治疗，应密切关注药物不良反应，特别是二重感染，如发生伪膜性结肠炎及真菌感染等。

⑤ 患儿使用头孢哌酮钠舒巴坦钠时，应注意其凝血方面的不良反应，长期

使用应适当补充维生素K1。

案例五、万古霉素治疗新生儿脓毒症1例

患儿，女，9天，因“皮肤黄染5天，加重3天”入院，体重3.45kg。

诊断

1. 新生儿高胆红素血症；2. 新生儿肺炎。

治疗

入院后给予蓝光治疗，同时予头孢呋辛静脉滴注。

入院后第3天患儿出现发热，体温约38℃，双份血培养均可见革兰氏阳性球菌生长，继续使用头孢呋辛，抗感染治疗效果不明显。

入院后第6天双份血培养均检出MRSA，白细胞计数23.2×10^9/L，中性粒细胞百分比74.2%，双肺呼吸音粗。考虑为耐药菌引起的“新生儿脓毒症”，给予万古霉素负荷剂量50mg，维持剂量34mg q8h。

该感染治疗方案应用3日后，患儿体温正常，肾功能及听力未见异常，双肺呼吸音稍粗，较前好转；应用5日后，患儿白细胞计数12.1×10^9/L，中性粒细胞百分比43.1%；使用7日后，患儿体温正常，呼吸平稳，双肺呼吸音清，皮肤无黄染，精神反应好，食纳佳，二便正常，降钙素原 0.5ng/mL，血培养未检出病原菌，白细胞计数及中性粒细胞百分比均正常；第8日停止万古霉素使用，1周后治愈出院。

药师点评

抗菌药物使用应根据药敏试验结果及耐药菌特点个体化应用。对MRSA敏感的抗菌药物包括万古霉素、利奈唑胺、替考拉宁、替加环素等，万古霉素通常作为MRSA的首选药物，在儿童中应用经验较多。

万古霉素用药剂量的个体化至关重要。根据药品说明书及相关指南，对于新生儿，可予负荷剂量15mg/kg，维持剂量10mg/kg q8h给药，必要时进行万古霉素血药浓度监测。由于万古霉素对组织有较强的刺激性，静脉滴注应尽量避免药液外漏。另外，避免与其他耳毒性、肾毒性药物（如氨基糖苷类、大环内酯类、水杨酸类解热镇痛药、强利尿剂等）合用，用药期间应密切监测尿素氮、血肌酐等指标，如发现肾功能异常，应立即调整给药剂量或停药。万古霉素可能对前庭、

耳蜗神经造成损害，尤其是长期大剂量使用，必须定期监测听力，尤其对高频声音的敏感度，如发现听力下降，应立即停药。注意皮肤反应，快速给药可导致“红人综合征”，故给药速度不宜过快，并加强药物不良反应监测。

案例六、化脓性脑膜炎

患儿，男，6岁6个月，24kg，因“发热3天，意识不清10余小时，抽搐1次”入院。患儿入院3天前无明显诱因出现发热，口服头孢克肟颗粒、布洛芬治疗1天，症状未见好转。期间患儿伴恶心、非喷射性呕吐，呕吐物为胃内容物。入院2天前就诊于当地医院，予以输注阿奇霉素、甲泼尼龙、喜炎平，症状未见好转。入院16小时前患儿无明显诱因出现抽搐，表现为双眼上翻、口唇青紫、口吐白沫、双上肢抖动，伴有小便失禁、意识不清。于当地医院输注帕拉米韦、头孢哌酮舒巴坦、甘露醇、甲泼尼龙治疗，意识未恢复。

诊断

1. 颅内感染；2. 脓毒症（待诊）。

查体

患儿发热，体温38.9℃。

辅助检查

血液检查：白细胞计数14.77×10^9/L，中性粒细胞百分比82.4%，淋巴细胞百分比 9.6%，中性粒细胞绝对值12.17×10^9/L，红细胞计数3.51×10^{12}/L，血红蛋白98.0g/L，血小板计数5.0×10^9/L。C反应蛋白230.81mg/L；降钙素原＞100ng/mL。

脑脊液生化三项：总蛋白2.01g/L，葡萄糖2.9mmol/L，氯化物125mmol/L。

脑脊液常规：淡红色、微混，潘氏试验（+），白细胞计数 110个/mm^3，细胞总数17600个/mm^3。

脑脊液细胞学检查：淡红色、微浑、无凝块，白细胞计数200个/mm^3，淋巴细胞10%，单核细胞8%，中性粒细胞82%。

颅脑CT：1.左侧额叶感染，局部脓肿形成；2.颅内感染，左侧额颞部硬膜下积液、积气、积脓；3.全组鼻窦积液。

治疗

入院后立即予以万古霉素（0.36g ivgtt q6h）+头孢曲松（2.4g ivgtt qd）抗感染治疗。

入院第6天，患儿仍间断发热，监测万古霉素谷浓度为3.5ug/mL。血培养、脑脊液培养：咽峡炎链球菌。痰培养：MRSA。方案调整为停用万古霉素，更换为利奈唑胺（0.24g 持续微量泵泵入 q8h）。

入院第9天，患儿仍间断发热，监测利奈唑胺血药浓度为0.345mg/L。将利奈唑胺剂量由10mg/kg/次 q8h ivgtt调整为15mg/kg/次 q8h ivgtt。

入院第12天，患儿体温较前下降，复查利奈唑胺血药浓度为2.1mg/L。

入院第15天，患儿体温下降，感染指标下降，意识转清，生命体征平稳，转入普通病房继续治疗。

药师点评

患者入院后脑脊液培养确诊为颅内感染，临床常用万古霉素、头孢曲松、利奈唑胺等药物治疗。细菌性脑膜炎患儿的常见病原菌以革兰氏阳性球菌为主，指南推荐首选的治疗方案为头孢曲松或头孢噻肟联合万古霉素。临床最终选择的方案为头孢曲松+万古霉素。然而，二联疗法效果不佳，患儿仍反复发热。

入院第6天，监测患儿万古霉素血药浓度不达标。血培养：咽峡链球菌；痰培养：MRSA。根据《热病桑福德抗微生物治疗指南（53版）》，万古霉素治疗效果不佳的细菌性脑膜炎，可选择利奈唑胺，且《神经外科中枢神经系统感染诊治中国专家共识（2021版）》中指出，利奈唑胺的血脑屏障透过率大于万古霉素，对细菌性脑膜炎患儿疗效确切。本例患儿更换为头孢曲松+利奈唑胺后，入院第12天，监测利奈唑胺血药浓度为0.345mg/L，将利奈唑胺剂量调整为15mg/kg/次 q8h ivgtt治疗后效果良好。

该患儿为特殊群体，万古霉素已予足量后监测血药浓度仍不达标，考虑与患儿本身的生理特点和疾病状态有关。

患儿年龄较小，体液比例较高，万古霉素为水溶性药物，Vd增加，由公式Vd=X/C可知，药物在血液中的浓度较低。

患儿病情危重，估算肾小球滤过率156.75mL/min/1.73m^2，表现为肾小球滤过率增高，使万古霉素清除率增加，进而引起血药浓度降低。

研究发现，脑脊液引流会增加脑室内万古霉素的清除，影响患者的血药浓度，患儿颅内感染诊断明确，行硬膜下脓肿清除术后进一步增加万古霉素的CL，降低患者的血药浓度。调整为利奈唑胺并增加剂量后，患儿治疗效果好，因此，给予这一特殊群体万古霉素及利奈唑胺药物治疗时监测血药浓度对用药方案的调整具有非常重要的指导意义。

案例七、急性感染性喉炎

患儿，男，体重16kg，因“表现为犬吠样咳嗽、吸气性喉鸣2天”来院急诊。无基础性疾病，无药物过敏史。

辅助检查

喉梗阻分级：Ⅱ度（安静时伴有轻度吸气性喉鸣，无发绀）。

血液检查：白细胞计数13.8×10^9/L，中性粒细胞百分比70%，C反应蛋白25mg/L。

血氧饱和度：95%。

喉镜：下声门黏膜可见充血水肿，未看到有异物跟假膜形成。

诊断

急性感染性喉炎。

治疗

患者入院后立即予以雾化吸入布地奈德1mg，每12小时1次，同时静脉推注地塞米松3mg，st。患儿存在中度发热、白细胞计数和C反应蛋白轻度升高，可能伴有细菌感染。临床予以阿莫西林/克拉维酸（30mg/kg·d，分2次静脉滴注抗感染治疗。

用药24小时后，喉鸣症状减轻，体温降低至37.5℃，48小时后换成口服阿莫西林/克拉维酸（45mg/kg·d），总疗程5天。

药师点评

一、抗感染药物选择依据

儿童急性喉炎，约80%因病毒（如副流感病毒、腺病毒等）感染引起，少数为细菌感染，不推荐常规使用抗菌药物。该患儿入院检查白细胞计数和C反应蛋白明显升高，考虑可能存在细菌感染。阿莫西林/克拉维酸可以覆盖呼吸道常见病原菌（如链球菌、流感嗜血杆菌等），且是儿童细菌感染的首选药物之一。该患儿经过抗感染治疗，患者症状好转，体温显著降低，并及时调整口服序贯治疗。

二、糖皮质激素的使用

儿童急性喉炎的治疗关键是快速减轻喉黏膜水肿、缓解气道梗阻风险。

地塞米松是长效糖皮质激素，抗炎作用强、起效快，能通过全身血液循环快速抑制喉黏膜的急性炎症反应，减轻水肿程度，降低因水肿导致喉梗阻（尤其是Ⅱ度及以上喉梗阻）的风险，这对入院时存在 “喉鸣、声音嘶哑、呼吸急促”的患儿至关重要。

布地奈德是吸入性糖皮质激素，通过雾化给药可直接作用于喉黏膜局部，抑制黏膜炎症细胞浸润、减少炎症介质释放，持续减轻喉黏膜水肿。且其全身吸收极少，副作用远低于全身激素，适合儿童长期或多次使用。

地塞米松和布地奈德联合使用，一方面发挥地塞米松快速控制急性期风险，又通过布地奈德持续抗炎并减少全身副作用，是急性喉炎“有效性与安全性平衡”的优选方案。

参考文献

[1] 中华医学会儿科学分会新生儿学组, 中华儿科杂志编辑委员会. 新生儿脓毒症诊断与治疗专家共识 (2024)[J]. 中华儿科杂志, 2024, 10: 931-940.

[2] 中华医学会儿科学分会急救学组, 中华医学会急诊医学分会儿科学组, 中国医师协会儿童重症医师分会. 儿童脓毒性休克 (感染性休克) 诊治专家共识 (2015版) [J]. 中华儿科杂志, 2015, 8: 576-580.

[3] 方峰, 俞蕙. 小儿传染病学[M]. 5版. 北京: 人民卫生出版社, 2020: 148-230.

[4] BRADLEY JS, NELSON JD. Nelson’s pediatric antimicrobial therapy[M]. 27th ed. Itasca: American Academy of Pediatrics, 2021: 1-130.

[5] 国家呼吸医学中心. 儿童常见呼吸道病原免疫预防专家共识[J]. 中华实用儿科临床杂志, 2021, 36 (22): 1681-1709.

[6] SHI Y, GAO H, PAPPAS G, et al. Clinical features of 2041human brucellosis cases in China[J]. PLoS One, 2018, 13 (11): e0205500.

[7] 张文宏, 王明贵. 感染病学[M]. 上海: 复旦大学出版社, 2020: 204-207.

[8] 中华医学会甲氧西林耐药金黄色葡萄球菌感染治疗策略专家组. 中华医学会感染与抗微生物治疗策略高峰论坛: 甲氧西林耐药金黄色葡萄球菌感染的治疗策略——专家共识[J]. 中国感染与化疗杂志, 2011, 11 (6): 401-416.

[9] 产超广谱β内酰胺酶肠杆菌科细菌感染急诊诊疗中国专家共识编写组. 产超广谱β内酰胺酶

肠杆菌科细菌感染急诊诊疗中国专家共识[J]. 中华急诊医学杂志, 2020, 29 (12): 1520-1526.

[10] 中国碳青霉烯耐药肠杆菌科细菌感染诊治与防控专家共识编写组, 中国医药教育协会感染疾病专业委员会, 中华医学会细菌感染与耐药防控专业委员会. 中国碳青霉烯耐药肠杆菌科细菌感染诊治与防控专家共识[J]. 中华医学杂志, 2021, 101 (36): 2850-2860.

[11] Chinese XDR Consensus Working Group, GUAN X, HE L, et al. Laboratory diagnosis, clinical management and infection control of the infections caused by extensively drug-resistant Gram-negative bacilli: a Chinese consensus statement[J]. Clin Microbiol Infect, 2016, 22 (Suppl 1): s15-s25.

[12] BRADLEY JS, NELSON JD. Nelson's pediatric antimicrobial therapy[M]. 27th ed. Itasca: American Academy of Pediatrics, 2021: 169-185.

[13] 国家呼吸系统疾病临床医学研究中心, 中华医学会儿科学分会呼吸学组. 儿童流感诊断与治疗专家共识 (2020年版)[J]. 中华实用儿科临床杂志, 2020, 35 (17): 1281-1288.

[14] 国家卫生和计划生育委员会. 流行性感冒诊疗方案 (2018版)[J]. 中华临床感染病杂志, 2018, 11 (1): 1-5.

[15] PINNINTI SG, KIMBERLIN DW. Neonatal herpes simplex virus infections[J]. Semin Perinatol, 2018, 42 (3): 168-175.

[16] Yang SS, Jeng DT, Kijima A, et al. Asian guidelines for urinary tract infection in children[J]. Journal of Infection and Chemotherapy, 2021, 27 (4): 479-487.

[17] 宋艳霞, 苏鸣, 杨晓格, 等. 儿童眼部蜂窝织炎的临床分析[J]. 河北医药, 2020, 42 (10): 1541-1543, 1547.

[18] Liu J, Song G, Ren W. Abnormal connection of the ductus venosus to a dilated coronary sinus imaged by prenatal echocardiography: Case report: The postnatal coronary sinus dilation caused by fetal venous anomalies[J]. Echocardiography, 2017, 34 (4): 629.

[19] 中华医学会儿科学分会神经学组. 儿童社区获得性细菌性脑膜炎诊断与治疗专家共识[J]. 中华儿科杂志, 2019, 57 (8): 584-591.

[20] 何娜, 苏珊, 翟所迪, 等. 中国万古霉素治疗药物监测指南 (2020更新版)解读[J]. 临床药物治疗杂志, 2021, 19 (1): 12-16.

[21] 郑香宜, 吴建华. 万古霉素血药浓度低于目标治疗浓度因素分析及给药方案优化[J]. 中国药师, 2022, 25 (8): 1442-1447.

[22] 王凤娇, 王文娟, 桂环, 等. 儿科患者静脉注射万古霉素的血药浓度及其影响因素分析[J]. 抗感染药学, 2022, 19 (2): 174-178.

第十四章 抗感染药物在眼科感染中的合理应用

第一节 细菌性角膜炎

一、概述

细菌性角膜炎（bacterial keratitis）是眼科常见的、威胁视力的感染性眼病之一，角膜接触镜佩戴和眼部外伤是其发病的重要危险因素。有报道称，在发展中国家，细菌性角膜炎是致角膜盲的主要原因，其主要致病菌是革兰氏阳性球菌和革兰氏阴性杆菌，部分细菌性角膜炎发病急骤，需要及时、有效的抗菌药物治疗，否则病情恶化可能造成角膜溃疡穿孔，严重影响患者的视力。

临床上，对疑诊为细菌性角膜炎的患者应尽早进行角膜刮片、细菌培养及药物敏感性试验，明确感染病因并合理选择抗菌药物，以利于后续治疗。

二、临床表现

细菌性角膜炎发病较急，可出现畏光、眼部刺痛、眉弓部疼痛、眼红、流泪、视力降低、异物感等症状，还有可能出现分泌物增多以及眼睑痉挛等症状。

细菌性角膜炎也会导致睫状充血、结膜充血和虹膜充血，具体表现为眼睑肿胀、瞳孔缩小和虹膜变色。角膜被分泌物浸润出现溃疡或水肿时，角膜的后弹力膜膨出，角膜后沉着物增多，导致前房积脓，严重者甚至角膜穿孔。不同细菌所引起的角膜溃疡，临床表现有很大差别。

三、诊断要点

① 患者出现眼部疼痛、视力下降、异物感等症状。

② 眼部分泌物细菌培养呈阳性。

符合上述两点，即可明确诊断。

四、治疗原则

确诊细菌性角膜炎后，应在早期进行病原学检查，通过角膜病变区域刮片镜检、培养和药敏试验确定病原体，进而选择抗菌药物。首选广谱且强效的抗菌药物。给药途径一般为眼部局部用药或结膜下注射，如果伴有前房积脓，可以同时静脉给药。同一方案治疗3天后如果效果不佳，应及时调整抗菌药物。

五、抗感染药物的合理应用

对于细菌性角膜炎的治疗，局部应用抗菌药物效果显著。在急性期，采用高浓度抗菌药物滴眼液，每15～30分钟滴眼1次，以强化局部给药效果；在病情严重时期，可在前30分钟内，每5分钟滴药1次，使角膜基质很快达到抗菌药物治疗浓度，然后在36小时内维持每30分钟1次的滴眼频度。

如果出现严重角膜炎，比如存在巩膜化脓、溃疡穿孔，并且有眼内或全身播散的，或者无法实现理想的局部用药，应在局部点眼的同时全身应用抗菌药物。

如果同时患有虹膜睫状体炎，可以用1%硫酸阿托品滴眼液或眼膏来散瞳。口服较大剂量的维生素B、维生素C，有助于溃疡愈合。抑制溃疡发展可以局部使用胶原酶抑制剂如半胱氨酸、依地酸钠等。

对于有病原菌证据的患者，可根据病原学结果进行抗菌药物调整。

静脉应用抗菌药物时，进入到眼内组织的药物浓度低，往往达不到有效抗菌浓度，除非有全身感染性疾病需要全身用药外，一般不推荐使用。因此应局部使用抗菌药物，如滴眼或结膜下注射。对于有病原菌证据的细菌性角膜炎，可对症用药，见表14-1。

表 14-1　细菌性角膜炎的抗菌治疗（适用于眼局部）

病　原	宜选药物	可选药物	备　注
金黄色葡萄球菌	左氧氟沙星	氧氟沙星、环丙沙星、糖肽类	有青霉素类过敏性休克史者，不宜选用头孢菌素类
肺炎链球菌	左氧氟沙星	氧氟沙星、环丙沙星	
铜绿假单胞菌	妥布霉素、左氧氟沙星	环丙沙星、氧氟沙星	
肠杆菌科细菌	氧氟沙星、妥布霉素	环丙沙星	

第二节　感染性结膜炎

一、概述

结膜是一种半透明的黏膜组织，起始于眼睑缘的末端，覆盖在眼睑内侧和眼球前部，由睑结膜、穹窿结膜和球结膜三部分组成。结膜炎的发病因素较为复杂，由于结膜与多种微生物及外界环境物质频繁接触，眼表的防御机制使其具备一定的抗感染能力。然而，当眼表的防御功能下降，或者外界的致病因素增强时，就容易引发结膜炎。

结膜炎一般分为感染性结膜炎和非感染性结膜炎两大类。其中，由细菌、病毒等病原微生物感染引起的结膜炎属于感染性结膜炎（infectious conjunctivitis），其主要表现为眼部有异物感、结膜充血以及分泌脓性物质。

二、分类

（一）急性出血性结膜炎

肠道病毒70型（enterovirus type 70, EV70）和柯萨奇病毒（Coxsackie virus）A组24型变种（CA24v）是急性出血性结膜炎的主要病原体。患者眼部分泌物及泪液均含有病毒。发病后2周内传染性最强，主要通过接触被患者眼部分泌物污染的手、物品或水等传播，部分患者的咽部或粪便中也存在病毒。

（二）流行性结膜炎

流行性角结膜炎常由人腺病毒（human adenovirus, HAd V）感染引起。人腺病毒感染可以通过飞沫传播、接触传播以及粪-口传播等多种途径进行传播，且所有人群普遍对该病毒易感。这种病毒感染在一年四季都可能发生，但在冬春季节更为常见，并且具有较强的传染性。在密闭、拥挤以及潮湿的环境中，人腺病毒感染很容易引发暴发流行。

（三）沙眼

沙眼是一种由沙眼衣原体引起的慢性传染性结膜炎，也是导致失明的重要原因之一。其主要传播方式是通过“眼→手→眼”的接触途径，例如共用毛巾、洗澡用品或接触被污染的游泳池水等。此外，节肢动物也可能成为传播该疾病的传播媒介。

（四）急性卡他性结膜炎

急性卡他性结膜炎通常被称为“红眼病”，其常见的致病菌包括金黄色葡萄球菌、肺炎链球菌、流感嗜血杆菌以及Koch-Weeks杆菌等。

三、临床表现

（一）急性出血性结膜炎

该疾病的潜伏期通常在12～48小时，但最长可能达到6天。发病过程较为迅速，患者自觉症状较为明显，且多为双眼先后或同时发病。患者常感到眼内有剧烈的异物感、眼红、刺痛、畏光以及流泪等刺激症状。在疾病早期，分泌物多为水样，病情较重者分泌物可能带有淡红色，随后会转变为黏液性。检查时可发现眼睑红肿，睑结膜和球结膜出现中、重度充血，且多伴有结膜下点状或片状出血。在早期，角膜上皮可能出现点状剥脱，荧光素染色后，在裂隙灯下检查可见角膜弥漫性散在的细小点状着色。

（二）流行性角结膜炎

该病的潜伏期通常为5～12天，部分患者在发病前可能有上呼吸道感染或发热的症状。在眼部表现方面，结膜会出现明显的充血和水肿，同时伴有滤泡增生，少数患者可能会出现不同程度的结膜下出血。分泌物多为水样，且常伴随伪膜形成。此外，患者还可能出现耳前淋巴结肿大。在发病后的7～10天，患者可能会出现浅层点状角膜炎。大约2周后，角膜中央可能出现数量不等的上皮下圆形浸润斑点，这些斑点会影响视力。角膜的损害可能会持续数月甚至数年，最终可能会消失，但部分患者可能会遗留云翳。

（二）沙眼

沙眼的潜伏期通常为5～14天。发病过程一般较为缓慢，多数情况下双眼同时受累，但病情的严重程度在双眼之间可能存在差异。

在急性期，患者主要表现为畏光、流泪、眼内异物感，分泌物较多且多为黏液性或黏液脓性。患者可能会出现眼睑红肿、结膜显著充血、乳头增生、上下穹窿结膜布满滤泡等症状，并可能伴有弥漫性角膜上皮炎和耳前淋巴结肿大。

进入慢性期后，患者通常没有明显的不适症状，仅会感到眼痒、异物感、眼部干燥和灼烧感。沙眼性角膜血管翳和睑结膜瘢痕是沙眼的典型特征。

（三）急性卡他性结膜炎

该病的潜伏期通常为1～2天，主要症状包括结膜充血和水肿，同时伴有黏液脓性分泌物。一般情况下，该病变不会影响到角膜。但如果是由Koch-Weeks杆菌或肺炎链球菌引起的感染，结膜可能会出现小点状出血。

四、诊断要点

符合细菌性结膜炎的临床表现，如眼睛有大量的分泌物、充血、有异物感。

结膜刮片和分泌物涂片通过Gram和Gimsa染色，可在显微镜下发现大量多形核白细胞和细菌。

符合上述两点即可明确诊断。

五、治疗原则

① 当患眼分泌物较多时，可先使用灭菌生理盐水或3%的硼酸溶液冲洗结膜囊，但需注意不要对患眼进行包扎。在治疗过程中，白天应使用抗菌药物滴眼液，而睡前则使用抗菌药物眼膏。

② 对于伴有咽炎或急性化脓性中耳炎的患者，以及流感嗜血杆菌感染者，需要同时口服抗菌药物进行治疗。

③ 淋病奈瑟菌感染者则应及时全身使用足量的抗菌药物，并且要对密切接触者中的淋病奈瑟菌感染者或病原菌携带者进行治疗。

④ 如果经验性治疗效果不佳，应进行结膜囊分泌物涂片及培养，明确病原菌后进行药敏试验，根据试验结果调整用药方案。

六、抗感染药物的合理应用

细菌性结膜炎以局部用药为主，根据病原学诊断，选择相应的治疗药物，具体抗菌药物选择见表14-2。

表 14-2　细菌性结膜炎的抗菌治疗

病　　原	宜选药物	可选药物	备　　注
淋病奈瑟菌	左氧氟沙星、环丙沙星	氧氟沙星、四环素	当眼部分泌物较多时，可以使用大量生理盐水或3%硼酸溶液冲洗结膜囊
流感嗜血杆菌	氧氟沙星、左氧氟沙星	庆大霉素、环丙沙星	
肺炎链球菌	红霉素、氧氟沙星	四环素、左氧氟沙星	
金黄色葡萄球菌	红霉素、氧氟沙星	利福平、左氧氟沙星	
Morax-Axenfeld 双杆菌	氧氟沙星	庆大霉素、环丙沙星	
变形杆菌属	妥布霉素	同上	
大肠埃希菌	庆大霉素	妥布霉素、环丙沙星	
假单胞菌属	妥布霉素、环丙沙星	多黏菌素	

第三节　细菌性眼内炎

一、概述

细菌性眼内炎（bacterial endophthalmitis）多发生于眼外伤或内眼手术后（如白内障摘除手术、抗青光眼滤过手术、玻璃体视网膜手术、视网膜脱离放液术、眼内注药术等）。由于眼部鼻泪管开口于结膜囊，睑板腺管开口于睑缘，这些管道内存在的细菌很难清除，因此，行内眼手术后应警惕感染性眼内炎的发生。

二、分类

感染性眼内炎按起病和进展速度可分为急性感染性眼内炎和慢性感染性眼内炎。

（一）急性感染性眼内炎

一般发生于术后2周以内，常见病原体为凝固酶阴性葡萄球菌（coagulase negative Staphylococcus, CNS）、金黄色葡萄球菌、链球菌、革兰氏阴性杆菌等。该病的病原体主要来自眼睑边缘和结膜囊内的固有菌群，以及被污染的手术器械、溶液和眼内植入物（如人工晶状体）等。

（二）慢性感染性眼内炎

一般发生于术后数月至数年，中位时间为 9个月。常见病原体为丙酸杆菌、放线菌、表皮葡萄球菌、棒状杆菌和真菌（如白色念珠菌）等。

三、临床表现

（一）急性感染性眼内炎

主要表现为眼科术后，眼痛消失后重新出现无法用手术创伤解释的眼红、眼痛伴视力下降等症状。眼科检查可见角膜水肿、狄氏膜皱褶、新鲜角膜后沉着物、前房大量浮游细胞和絮状渗出物，严重者可有前房积脓。眼后节表现为玻璃体炎、新鲜视网膜内出血、血管白鞘、视盘充血和水肿等。

CNS性眼内炎常起病于术后2～3天，患者主观症状轻微，玻璃体炎较轻，眼部炎性反应程度与患者主观症状一致且进展速度相对较慢。金黄色葡萄球菌和链球菌性眼内炎的玻璃体炎较重，眼底红光反射常消失，脓性物常蔓延至视网膜下，甚至形成脓肿。铜绿假单胞菌性眼内炎常发生于术后24小时内且进展迅速，可于数小时内完全破坏眼内组织结构，患者常觉眼部剧烈疼痛，前房常见黄绿色积脓。抗青光眼滤过手术后的细菌性眼内炎多由滤过泡漏引起，滤过泡处的结膜下常存在脓性物。

（二）慢性感染性眼内炎

最初表现为慢性、隐匿性、复发性肉芽肿性虹膜睫状体炎，对糖皮质激素治疗反应良好，但停药或减少滴眼次数后易复发，羊脂状角膜后沉着物常提示痤疮丙酸杆菌感染。充分散大瞳孔后检查人工晶状体和晶状体囊袋，常可见囊袋内有白色斑块。随病程延长，感染逐渐累及玻璃体，表现为轻度持续存在的玻璃体炎，眼底多隐约可见。

四、诊断要点

符合眼内炎的临床表现，如眼痛、充血、严重畏光和视力急剧下降等，多发生于眼外伤、内眼手术造成的眼球伤口等。

眼内液培养提示有病原菌感染。

五、治疗原则

在处理细菌性眼内炎时，应尽早进行病原学检查，在使用抗菌药物之前，从患者前房或玻璃体腔采集标本进行涂片镜检、微生物培养和药敏试验，以明确诊断并指导后续治疗。一旦临床诊断为细菌性眼内炎，应立即开始经验性抗菌治疗，首选广谱、强效的抗菌药物，并采用联合用药方案。

主要的给药途径包括结膜下注射和玻璃体腔内注射，其中玻璃体腔内注射抗菌药物是治疗细菌性眼内炎的有效方式。对于严重感染的患者，还需结合静脉给药。

如果感染无法得到有效控制，应立即实施玻璃体切除术，并联合玻璃体腔内给药。此外，使用糖皮质激素可以减轻炎症反应，但需在局部或全身抗菌药物治疗有效的前提下谨慎使用。

六、抗感染药物的合理应用

对于细菌性眼内炎，经验性治疗首选万古霉素1mg/0.1mL联合头孢他啶2mg/0.1mL玻璃体腔注射，并于2～3 天后重复注射，直至感染得到控制或行玻璃体手术。抗感染药物玻璃体腔注射是针对早期疑似患眼的治疗方法或作为行玻璃体手术前的治疗措施，但应警惕与万古霉素相关的视网膜毒性反应（如出血闭塞性视网膜血管炎）。

对头孢类药物过敏的患者可选择二线用药方案，即万古霉素1mg/0.1mL联合阿米卡星0.4mg/0.1mL，既可全面覆盖革兰氏阳性菌和革兰氏阴性菌，又对视网膜无明显毒性作用。感染性眼内炎常用抗感染药物玻璃体腔注射剂量见表14-3。

表 14-3 感染性眼内炎常用抗菌药物玻璃体腔注射剂量

抗菌药物	玻璃体腔注射剂量（mg）	玻璃体内持续时间（h）	玻璃体内半衰期（h）
阿米卡星	0.4	24～48	24
氨苄青霉素	2	24	6
头孢唑林	2	16	7
头孢他啶	2	16～24	16
头孢呋辛	2	16～24	—
克林霉素	1	16～24	—
红霉素	0.5	24	—
庆大霉素	0.2	48	12～35
莫西沙星	0.05～0.16	—	1.72
万古霉素	1	48～72	30
两性霉素B	0.005～0.01	24～48	6.9～15.1
伏立康唑	0.1	—	2.5

注 表内空项为无数据。

若感染仅累及眼前节，未见前房积脓和明显的玻璃体炎，可频繁点用抗菌药物滴眼剂（每半小时1次）并密切观察。若短时间内不能改善症状，可选择前房灌洗联合抗感染药物前房注射。

若已出现前房积脓和明显的玻璃体炎，眼底尚能窥见视盘和视网膜血管，可行前房灌洗联合抗感染药物前房和玻璃体腔内注射。若短时间内不能明显改善症状，可选择玻璃体手术。

对于已接受一期玻璃体手术的患眼，可仅给予抗感染药物玻璃体腔注射，必要时再行前房灌洗。

观察间隔时间应根据患者主观感受病情的严重程度（疼痛程度、视物清晰程度等）和进展速度灵活调整，病情重且进展迅速者观察间隔时间应缩短为1～2小时。常规细菌性眼内炎的抗菌药物治疗见表14-4。

表 14-4　细菌性眼内炎的抗菌药物选择

眼内炎分类	常见病原菌	宜选药物	可选药物
白内障术后	凝固酶阴性葡萄球菌	糖肽类	阿米卡星、头孢唑林、利奈唑胺
青光眼滤过术后	草绿色链球菌、肺炎链球菌、流感嗜血杆菌	头孢曲松、苯唑西林	头孢唑林、左氧氟沙星、阿米卡星（联合）
外伤后	蜡样芽胞杆菌	糖肽类+阿米卡星	左氧氟沙星
内源性	金黄色葡萄球菌、链球菌、革兰氏阴性杆菌	糖肽类+头孢他啶或头孢吡肟	环丙沙星 ± 阿米卡星

第四节　案例评析

案例一、内源性细菌性眼内炎

患者，男，66岁，因“发热10天，右眼视力下降 1 周伴疼痛 2 天”急诊入院。患者入院10天前无明显诱因出现发热，以“感冒”就诊于外院，给予抗菌药物治疗（具体不详）。1 周前右眼视力下降伴眼红，未予特殊处理。2 天前右眼视力急剧下降伴疼痛，急诊来我院。糖尿病史20年，平素血糖控制欠佳。否认眼部外伤及手术史。

查体

体温37.2℃，脉搏104次/分。

右眼视力：无光感；左眼视力：0.6。

右眼眼睑略肿胀，结膜高度水肿充血，角膜弥漫性水肿、灰白混浊、内皮皱褶，房水混浊，前房及瞳孔区有白色絮状渗出，虹膜纹理模糊，晶状体混浊，余视不清。左眼前节未见明显异常，眼底视盘界清色淡红，视网膜点状出血，下方视网膜可见激光光凝斑。

辅助检查

血液检查：白细胞计数为11.8×10^9/L，中性粒细胞百分比84.1%，空腹血糖19.2nmol/L。

眼部彩超：右眼玻璃体内可见絮状回声及囊状液性暗区，眼底球壁不均匀增厚，可见“T”征。

眼眶CT：右侧眼睑软组织影增厚，双侧眼球大小、形态未 见异常。

胸部X线：未见异常。

肝胆胰脾超声：肝右叶下段隐约探及$2.5\text{cm} \times 2.0\text{cm}$低回声，形态欠规则，界限不清。

肝胆胰CT（多期增强）：动脉期肝右叶病变呈边缘明显不均匀强化，其内可见片状更低密度，未见明显强化区，周围似可见环绕片状稍低密度区，静脉期及平衡期肝右叶病变边缘强化程度较肝实质略高，其内低密度影未见明显强化。

诊断

右眼内源性眼内炎。

治疗

急诊抽取右眼前房水及玻璃体液行细菌真菌培养+药敏试验，右眼行前房冲洗+万古霉素玻璃体腔注射，左氧氟沙星滴眼液、妥布霉素地塞米松眼膏、阿托品眼膏局部点眼，同时经验用药给予全身莫西沙星注射液0.4g静脉滴注，每日1次。

入院第6天，玻璃体液细菌培养结果为肺炎克雷伯菌，药敏试验结果显示其对头孢菌素、碳青霉烯类、氨基糖苷类、喹诺酮类等多种抗菌药物均敏感，故调整抗菌药物为头孢曲松注射液4g，静脉滴注，每日1次。患者头孢曲松注射3天，病情未见好转，给予美罗培南注射液1g静脉滴注，每日3次。

入院第10天，患者眼痛、头痛一直持续，右侧眼睑充血、肿胀，球结膜水肿充血、突出睑裂，眼球固定，转动受限，全角膜灰白混浊、脓肿，眼内结构不清。复查眼眶CT，显示右侧眼睑软组织影增厚，右侧眼环周围毛糙，右侧眶脂肪密度增高。

考虑患者合并眶蜂窝织炎，且病情严重，于全麻下行右眼球摘除术，术中见巩膜组织多处溃烂穿孔，球周组织充血水肿明显，眼球内组织破坏、结构不清。

摘除眼球送病理显示，眼球壁内有多量急、慢性炎症细胞浸润，并有脓肿形成，纤维组织增生，有玻璃样变性，角膜下有出血及炎细胞浸润。

术后第二天患者头痛缓解，体温正常，眼睑轻度肿胀。术后第四天患者出院，于外科治疗。外科考虑肝脓肿较小，未行手术，继续给予抗生素静脉滴注。

药师点评

眼内炎常见病原菌按感染途径分两类。外源性眼内炎以革兰氏阳性菌为主，如凝固酶阴性葡萄球菌、金黄色葡萄球菌等，其次为革兰氏阴性菌。内源性眼内炎则以革兰阴性菌占比更高。

该患者因“右眼内源性眼内炎”入院治疗，入院时查血常规显示白细胞计数、中性粒细胞百分比显著升高，抗感染用药方案整体遵循“局部联合全身、病原菌调整”的眼内炎治疗原则。

临床初始给予万古霉素玻璃体腔注射联合左氧发沙星滴眼液、妥布霉素地塞米松眼膏局部给药，同时静脉滴注莫西沙星。万古霉素通过玻璃体腔注射给药能在玻璃体腔内快速达到有效浓度，且作用持久，可快速控制革兰阳性菌感染。左氧氟沙星是氟喹诺酮类广谱抗菌药物，对眼内炎常见的革兰阳性菌和革兰阴性菌均有良好抗菌活性，尤其适合感染初期病原菌未明确时的经验性治疗。妥布霉素是一种氨基糖苷类抗菌药物，对眼内炎常见的革兰阴性菌有强效杀菌作用，尤其对铜绿假单胞菌的活性优于左氧氟沙星；地塞米松可强效抑制眼内炎症，减少炎症介导的损伤，与妥布霉素同步抗菌，实现“抗感染+抗炎”双重目标。三者联用可覆盖眼内炎 90% 以上的常见病原菌，兼顾“抗感染”与“防炎症损伤”，是眼内炎局部治疗的重要组合。

全身治疗初始选用莫西沙星静脉滴注，该药可经验性覆盖常见的革兰氏阳性/阴性菌，但第6天玻璃体细菌培养明确为肺炎克雷伯菌后，停用莫西沙星，换用头孢曲松静脉滴注。治疗3天无效后，考虑肺炎克雷伯菌为产ESBLs耐药菌株，调整为美罗培南。美罗培南作为碳青霉烯类药物，对产ESBLs等耐药肺炎克雷伯菌覆盖广、抗菌活性强，且眼内穿透性优于头孢曲松，调整逻辑符合耐药革兰氏阴性菌所致内源性眼内炎的全身用药选择。

该患者最终仍需摘除眼球，这提示临床治疗中，内源性眼内炎在进行药物干预的同时，可能需要更早地进行局部干预，如手术清除感染灶或多次玻璃体腔内给药。

临床药师观点

① 疗效监护：定期监测眼部症状（视力变化、眼痛、分泌物、结膜充血程度）及全身指标（体温、血常规），结合玻璃体细菌培养结果，及时调整用药。

② 监测药物不良反应：局部用药对眼部的刺激，全身用药中莫西沙星可引起 QT 间期延长，头孢曲松和美罗培南可引起胃肠道反应、凝血功能异常等。

案例二、慢性角膜炎

患者，男，64 岁，因长期不愈的角膜炎至我院就诊。患者主诉左眼红痛、视力下降10个月，否认外伤、眼部手术及角膜接触镜佩戴史，有糖尿病病史，血糖控制良好。此前曾于当地医院就诊，被诊断为左眼角膜炎并予以局部及全身广谱抗菌药物治疗，角膜刮片未找到细菌。

实验室检查

裂隙灯检查表现为角膜中央约6mm × 6mm边界不清的基质浸润灶，伴上皮缺损及新生血管长入，见前房积脓约2.5mm。角膜共聚焦提示大量炎症细胞，未见真菌菌丝及阿米巴。细菌、真菌培养及病毒检测结果均为阴性；病理切片于光镜下见角膜基质有大量炎症细胞。

诊断

慢性角膜炎。

治疗

考虑到患者的慢性角膜炎严重影响了视力以及对药物反应欠佳，故行治疗性穿透性角膜移植术。术后予以局部妥布霉素地塞米松滴眼液、0.1% 他克莫司滴眼液、人工泪液滴眼液治疗，均为4次/天。

术后1个月，患者因左眼红痛2天就诊。裂隙灯检查发现患者左眼1点及7点方向角巩膜缘处隆起浸润，同时植片植床交界处可见多处浸润灶，但植片仍透明，前房未见细胞及渗出。予以患者增加0.5%左氧氟沙星滴眼液，4次/天。

1周后，症状未见明显改善，因此行巩膜活检。对巩膜组织行细菌、真菌培养以及病理检测，巩膜组织抗酸染色发现深粉色棒状杆菌，再将患者之前的角膜组织行抗酸染色发现大量嗜酸杆菌，角膜及巩膜石蜡切片行聚合酶链反应检测，未见结核分枝杆菌，而戈登分枝杆菌呈阳性。但巩膜组织细菌培养在8周后仍为阴性。予以患者口服阿奇霉素片1周，250mg，1次/天；局部使用红霉素眼药膏（4次/天）。妥布霉素地塞米松滴眼液（2次/天）、0.1%他克莫司滴眼液（4次/天）。2周后病灶消失，停用红霉素眼药膏。

患者在确诊后的10个月内均未再次出现眼部感染。

药师点评

患者因慢性角膜炎入院，入院后行穿透性角膜移植术，术后予以妥布霉素地塞米松滴眼液、0.1% 他克莫司滴眼液、人工泪液。妥布霉素是一种氨基糖苷类抗菌药物，对多种革兰氏阳性菌和革兰氏阴性菌均有较强的抗菌作用，可有效预防和控制眼部的细菌感染，该方案符合角膜移植术后“抗感染+抗排斥+眼表保护”的治疗需求。

该患者术后1个月出现左眼红痛、角巩膜缘浸润，考虑“移植术后细菌性感染”，经验性加用0.5% 左氧氟沙星滴眼液。左氧氟沙星可有效覆盖眼部常见致病菌（如葡萄球菌、链球菌、肠杆菌科），且角膜穿透性好，适合眼局部感染。但治疗1周后，患者症状无改善，分析其原因在于：戈登分枝杆菌属于慢生长非结核分枝杆菌，对左氧氟沙星的敏感性普遍较低。临床采用“口服阿奇霉素+局部红霉素眼膏”的大环内酯类协同方案。前者作为慢生长非结核分枝杆菌感染的首选药物之一，能够通过血-眼屏障渗透至巩膜深部病灶，弥补局部用药对深部感染覆盖不足的问题；后者作为局部用药，眼膏剂型因黏性高可延长眼表停留时间，且直接作用于角巩膜局部浸润灶，与口服药形成“全身+局部”的抗感染方案，针对性解决戈登分枝杆菌“局部定植+可能深部浸润”的感染特点。同时，方案充分考量患者角膜移植术后的特殊状态，将初始4次/天的妥布霉素地塞米松滴眼液减至2次/天，在保留必要抗排斥作用的同时，降低激素对眼局部免疫的抑制，并维持他克莫司滴眼液4次/天，以防止移植排斥，实现“抗感染–抗排斥–免疫平衡”的三方兼顾，最终通过药物特性与病原、宿主状态的精准匹配，达成病灶清除且10个月无复发的疗效。

药师监护要点

在使用糖皮质激素类药物（如地塞米松）时，需密切监测患者的眼压等指标，防范激素性青光眼等不良反应的发生。

在使用妥布霉素等氨基糖苷类抗生素时，需注意其可能对眼部神经和肾功能的潜在不良影响。虽然局部使用相对安全，但仍需关注患者的反应。

全身使用阿奇霉素时，需注意其可能引起的胃肠道反应、肝功能异常等不良反应，并根据患者的耐受情况进行剂量调整或停药等处理。

参考文献

[1] 汤雪娥. 某院细菌性角膜炎患者溃疡分泌物标本中病原菌的分布与耐药性分析[J]. 抗感染药学, 2022, 19 (5): 689-691.

[2] 刘佳敏, 曹凯, 张子俊, 等. 近40年我国细菌性角膜炎病原学及药物敏感性变化Meta分析[J]. 中华实验眼科杂志, 2022, 40 (2): 157-164.

[3] 李海燕, 李德厚, 程兴东, 等. 细菌性角膜炎病原学特征及危险因素[J]. 中华医院感染学杂志, 2020, 30 (21): 3331-3335.

[4] Tuft S, Somerville TF, Li JO, et al. Bacterial keratitis: identifying the areas of clinical uncertainty[J]. Prog Retin Eye Res, 2022, 89: 101031.

[5] 上海市突发急性眼部疾病公共卫生应急防控和管理专家组, 林森林. 感染性结膜炎临床眼科防控专家共识[J]. 上海医药, 2021, 42 (2): 3-8.

[6] Leung A, Hon KL, Wong A, et al. Bacterial Conjunctivitis in Childhood: Etiology, Clinical Manifestations, Diagnosis, and Management[J]. Recent Pat Inflamm Allergy Drug Discov, 2018, 12 (2): 120-127.

[7] 中华医学会眼科学分会眼底病学组, 中华医学会眼科学分会白内障及屈光手术学组, 中华医学会眼科学分会眼外伤学组, 等. 中国眼科手术后感染性眼内炎诊疗专家共识 (2022年) [J]. 中华眼科杂志, 2022, 58 (7): 487-499.

[8] 中华医学会眼科学分会白内障及人工晶状体学组. 我国白内障摘除手术后感染性眼内炎防治专家共识 (2017年)[J]. 中华眼科杂志, 2017, 53 (11): 810-813.

[9] Clarke B, Williamson TH, Gini G, et al. Management of bacterial postoperative endophthalmitis and the role of vitrectomy[J]. Surv Ophthalmol, 2018, 63 (5): 677-693.

第十五章
抗感染药物在耳鼻喉科感染中的合理应用

第一节　耳部感染

一、概述

外耳道炎（otitis externa, OE）的常见诱因包括耳部进水、化脓性中耳炎长期脓性分泌物刺激等，当外耳道存在皮肤损伤或局部免疫功能下降时更易发生，尤其是糖尿病患者及变应性体质者存在较高的复发风险。

中耳炎（otitis media, OM）作为冬春季高发疾病，是导致不同年龄段人群听力下降的主要病因之一。其渗出物性质存在多样性，可表现为浆液性、渗出性或黏液性分泌物。

临床上将病程持续8周以内的定义为急性分泌性中耳炎，超过该时限则转为慢性分泌性中耳炎。慢性分泌性中耳炎既可源于急性期迁延发展形成，亦可缓慢起病而没有急性中耳炎病史。

二、分类

（一）外耳道炎

外耳道炎在临床上分为两种类型：局限性外耳道炎以外耳道疖为典型表现，弥漫性外耳道炎则以外耳道皮肤及其皮下组织的弥漫性炎症为特征。

（二）中耳炎

中耳炎在临床上有三种主要类型。

① 分泌性中耳炎：以传导性耳聋及鼓室积液为主要特征的中耳非化脓性炎性疾病。

② 急性化脓性中耳炎：表现为中耳黏膜的急性化脓性病变，多呈突发性感染过程。

③ 慢性化脓性中耳炎：累及黏膜至骨质，典型表现为间断流脓、鼓膜紧张部穿孔和听力下降，多由急性期治疗不当迁延转化形成。

三、临床表现

（一）外耳道疖

主要发生于外耳道软骨部。初期以剧烈耳痛为特征，咀嚼或张口动作可加剧疼痛，并向同侧头部放射，常伴低热等全身症状。疖体增大，阻塞外耳道时，可引发耳闷及耳鸣。查体可见耳郭牵拉痛及耳屏压痛，外耳道软骨部皮肤局限性红肿隆起。随着疖体破溃，耳道内可见血性脓液流出，此时疼痛显著缓解。

（二）弥漫性外耳道炎

急性期特征为耳部灼痛伴分泌物渗出，查体可见耳郭牵拉痛及耳屏压痛呈阳性。外耳道皮肤弥漫性充血、肿胀，伴分泌物附着，导致管腔狭窄，耳周淋巴结肿大伴触痛。

慢性期主要表现为顽固性耳道瘙痒伴少量渗出物，查体可见外耳道皮肤增厚、皲裂、脱屑，分泌物积存，长期渗液蓄积甚至可造成外耳道狭窄。

（三）中耳炎

中耳炎的临床表现包括听力减退、耳痛、耳鸣及耳闷感，伴鼓膜活动度降低。影像学检查可见不同程度的密度增高影。鼓膜穿孔后，初期耳道排出脓血性液体，逐渐转为黏液性分泌物。全身反应可见发热、寒战、乏力及食欲减退，儿童患者多伴呕吐、腹泻等类似消化道中毒症状。鼓膜穿孔后，体温很快恢复正常，全身症状常迅速改善。实验室检测可见白细胞计数及中性粒细胞比例升高，鼓膜穿孔后血液指标逐步恢复至正常范围。

四、诊断要点

根据病史和临床表现，结合听力检查和耳镜检查结果，行诊断性鼓膜穿刺术可以确诊。

五、治疗原则

（一）外耳道炎

1. 抗感染治疗

急性期首选抗菌药物控制感染，配合镇痛、镇静药物缓解症状。

2. 物理干预

早期采用局部热敷或超短波透热等理疗，疖肿成熟后及时挑破脓头或切开引流。

3. 慢性期管理

联合应用抗菌药物与糖皮质激素（如泼尼松龙、地塞米松）合剂、糊剂或霜剂局部涂敷，不宜涂太厚，避免药物堆积影响疗效。

4. 病灶控制

同步治疗感染病灶（如化脓性中耳炎），清除外耳道增生的肉芽组织，控制糖尿病等基础疾病。

5. 重症处理

疑似坏死性外耳道炎需立即进行细菌培养及药敏试验，针对性强化抗感染治疗并纠正全身不良状况。

（二）中耳炎

治疗中耳炎应优先采用非手术方案，主要包括消除致病因素、控制感染、清理病灶、保持引流通畅以及恢复听觉功能；手术干预需严格掌握指征。

在急性发作期，建议依据病情轻重选择适宜的抗菌药物，并配合糖皮质激素辅助治疗。当出现鼓膜穿孔时，应采集脓液进行细菌培养和药敏试验，根据其结果调整为敏感抗菌药物进行治疗。

对全身症状严重的患者实施补液等支持性治疗。局部治疗需注意避免使用粉状制剂，以防堵塞穿孔部位，同时慎用有色药物，以免干扰病灶观察。

严禁在中耳腔使用含酚类、砷类等具有腐蚀性的药物制剂。同步治疗鼻腔、鼻窦、咽喉等部位的慢性病变（如肥厚性鼻炎、慢性鼻窦炎、腺样体肥大、慢性扁桃体炎等）对降低中耳炎复发率有积极作用。

六、抗感染药物的合理应用

① 对于急性中耳炎患者的抗生素应用需结合年龄与临床表现制订策略。

② 2周岁以上患者若未出现发热及耳部疼痛表现，且临床检查未发现明确感染征象，可暂缓抗生素治疗。

③ 2岁以下婴幼儿一般采用抗感染治疗。局部治疗通常选用环丙沙星、氧氟沙星、多黏菌素B或新霉素等滴耳液进行耳道给药。

④ 儿童可选择β-内酰胺类抗生素如阿莫西林（含克拉维酸复合剂型）、头孢地尼、头孢丙烯、头孢呋辛酯或头孢曲松等口服/注射剂型；成人治疗还可考虑左氧氟沙星或莫西沙星等广谱抗菌药物。

⑤ 需特别注意的是，大环内酯类药物对肺炎链球菌与流感嗜血杆菌的疗效有限，仅作为β-内酰胺类药物禁忌证患者的替代选择。

⑥ 由于预防性应用抗菌药物易导致耐药性肺炎球菌蔓延，故临床不主张采用此类预防措施。

⑦ 实施鼓膜造口置管术后患者，应避免使用含有氨基糖苷类（如庆大霉素）的滴耳剂，此类药物会增加慢性穿孔风险。

⑧ 常见病原菌的药物治疗见表15-1。

表 15-1　耳部感染的抗感染治疗药物选择

诊断		病原体	治疗药物
外耳道炎	急性	金黄色葡萄球菌、铜绿假单胞菌	滴耳：环丙沙星、氧氟沙星
	慢性	多继发于脂溢性皮肤病	滴耳：多黏菌素B、新霉素
	真菌	念珠菌属	氟康唑
中耳炎 耐药肺炎球菌		肺炎球菌、流感嗜血杆菌、卡他莫拉菌、病毒	阿莫西林、阿莫西林/克拉维酸、头孢地尼、头孢丙烯、头孢呋辛酯、头孢曲松，成人也可选择左氧氟沙星、莫西沙星
		大剂量阿莫西林/克拉维酸、头孢地尼、头孢曲松、克林霉素	

第二节　鼻部感染

一、概述

鼻腔及鼻窦感染性疾病主要包括急、慢性鼻窦炎。

急性鼻窦炎多由急性鼻炎进展形成，其典型病理特征为鼻窦黏膜急性卡他性炎症或化脓性炎症，病情严重者可发展为骨质破坏及邻近组织器官受累，甚至引发严重并发症。

慢性鼻窦炎则表现为持续超过3个月的鼻窦黏膜慢性炎性病变，其流行病学数据显示西方国家患病率约为11%～12%，我国统计显示该病发病率为2.2%～8%，常合并支气管哮喘、慢性阻塞性肺病等呼吸道疾病，已成为影响人群健康的重要慢性炎症性疾病。

二、临床表现

（一）急性鼻窦炎

鼻腔阻塞是该病的典型体征，单侧病变表现为长期存在的单侧鼻腔通气障碍，双侧受累则呈现双侧持续性阻塞。患者鼻腔内常积聚大量脓性或黏液脓性分泌物，难以彻底清除，脓涕中偶见少许血液。

急性炎症期因脓性分泌物刺激、细菌毒素释放及黏膜肿胀压迫神经末梢，多数患者主诉头痛或局部痛感。具体疼痛分布具有定位特征，前组鼻窦炎常表现为额部及面颊部疼痛，而后组鼻窦炎多引发颅底或枕部痛感。

重症病例可见全身性反应，包括畏寒、发热、食欲减退等全身症状。

特殊群体如儿童或老年体弱患者，可能出现呕吐、腹泻、咳嗽等消化道症状和下呼吸道症状。

（二）慢性鼻窦炎

该疾病的特征为双侧鼻腔渐进性通气障碍，常合并稀薄或黏稠的分泌物，可伴鼻后滴漏。牙源性上颌窦炎患者常存在脓性分泌物伴恶臭。部分患者出现嗅觉功能短暂性或持久性减退，以及头面部压迫性不适感。

全身症状可表现为倦怠、呼吸道刺激症状等。专科检查（前鼻镜/鼻内镜）可见双侧中鼻甲及中鼻道黏膜的鼻息肉，部分病例在嗅裂区鼻中隔黏膜、后筛窦及上鼻道区域亦可观察到鼻息肉。

三、诊断要点

鼻窦炎的临床诊断需综合症状、体征及影像学证据。

针对儿科患者，诊断应侧重于临床症状评估与内窥镜检查，同时严格掌握鼻窦CT扫描的指征。核心症状包括鼻腔阻塞、黏液或脓性鼻腔分泌物；次要症状包括头面部压迫感、嗅觉功能障碍等。确诊需满足两项及以上相关症状组合，且在主要临床表现中，鼻腔通气障碍、黏性或黏脓性鼻涕必具其一。

若病程持续超过12个月，则符合慢性病程的诊断标准。合并鼻息肉的慢性鼻窦炎常伴发局部或系统性疾病，包括腺样体增生、扁桃体肥大、支气管哮喘及遗传代谢性疾病等。临床诊疗中需特别关注患者是否存在阿司匹林诱发的呼吸道高反应性病史，以排除阿司匹林三联征。

对于疑似合并哮喘的鼻息肉患者，术前必须进行肺通气功能评估，以降低术中支气管痉挛的风险。针对复发性鼻息肉合并慢性鼻窦炎病例，术前可通过鼻腔分泌物细胞学涂片分析初步评估，必要时实施鼻息肉组织活检，以明确嗜酸性粒细胞及其他炎症细胞的浸润情况，从而准确判定炎症分型特征。

四、治疗原则

首选药物治疗，去除病因，解除鼻腔、鼻窦的引流和通气障碍，控制感染和预防并发症。

（一）急性鼻窦炎

在药物治疗方面，糖皮质激素鼻喷雾剂作为一线药物可有效控制鼻腔炎症。对于急性发作期，短期（不超过7天）应用减充血剂能快速缓解鼻腔及窦口黏膜肿胀，改善窦腔引流，但需严格限制使用周期以避免药物性鼻炎的发生。配合使用医用鼻腔冲洗设备进行生理盐水冲洗，有助于清除鼻腔内分泌物，改善鼻腔黏膜的微环境。全身症状消退和局部炎症基本控制后，可进行上颌窦穿刺冲洗，每周冲洗1次，直至无脓液冲洗出为止。每次冲洗后可向窦内注入抗菌药物（替硝唑或甲硝唑溶液）。

感染控制方面，病原体明确的患者选择敏感的抗菌药物，未获得药敏结果前推荐使用广谱抗菌药物覆盖。合并厌氧菌感染时需联合硝基咪唑类药物（如甲硝唑/替硝唑）。对于变应性鼻炎、哮喘等特应性体质者，需同步进行抗组胺或局部抗过敏处理。当急性炎症得到有效控制后，可视病情对邻近感染病变，如牙源性上颌窦炎或全身慢性疾病，针对病因进行治疗。

中医辨证施治可作为辅助治疗手段，通过中药方剂改善临床症状。

（二）慢性鼻窦炎

鼻窦炎的阶梯治疗方案需遵循个体化原则。初始阶段推荐采用鼻腔局部糖皮质激素联合鼻腔冲洗的规范治疗，持续观察3个月疗效。若保守治疗效果欠佳，则需评估鼻内镜手术的适应证。术后应当定期随访，维持鼻用糖皮质激素与鼻腔清洁的基础治疗。全身糖皮质激素的应用严格限定于围术期管理，建议每日剂量为20～30mg，总治疗周期控制在14天内，此方案可有效缩小息肉体积并缓解症状。

急性感染期需依据细菌培养和药敏试验结果选择敏感的抗菌药物治疗，疗程控制在14天内。对于伴有变应性鼻炎和（或）哮喘的群体，推荐联合应用第二代H1受体拮抗剂（口服或鼻喷剂型）及白三烯受体拮抗剂，其中哮喘患者优先选用后者，治疗周期至少维持4周。

针对难治性病例，可考虑使用低剂量大环内酯类抗生素进行个体化治疗。需特别警惕颅眶并发症，如出现眶周组织水肿、视觉功能障碍（复视、视力减退）、眼肌麻痹或剧烈头痛等情况，应立即查明病因，必要时采取手术干预。

五、抗感染药物的合理应用

鼻窦炎的主要病原体包括肺炎球菌、流感嗜血杆菌、卡他莫拉菌等，临床治疗首选β-内酰胺类抗菌药物，如阿莫西林/克拉维酸。当合并厌氧菌感染时，需联用硝基咪唑类药物（甲硝唑、替硝唑），但常规治疗方案的抗菌谱无须覆盖金黄色葡萄球菌。

需注意避免使用复方磺胺甲噁唑等耐药率较高的抗生素。若病原学检查提示真菌感染（如酵母菌阳性），则需启动氟康唑等抗真菌治疗。

常见病原菌的药物治疗见表15-2。

表 15-2　鼻部感染的抗感染治疗药物选择

诊　断	病原体	治疗药物
急性鼻窦炎	肺炎球菌、流感嗜血杆菌、卡他莫拉菌、厌氧菌、A族链球菌、病毒、金黄色葡萄球菌	阿莫西林、阿莫西林/克拉维酸、头孢丙烯、头孢地尼等。青霉素过敏可选择克林霉素、左氧氟沙星、多西环素等
慢性鼻窦炎	上气道多种因素导致的炎症	多西环素、大环内酯类
鼻气管插管或鼻胃管	假单胞菌、不动杆菌、大肠埃希菌、金黄色葡萄球菌、酵母菌	亚胺培南、美罗培南、头孢他啶、头孢吡肟，如果革兰氏染色提示MRSA，加用万古霉素或利奈唑胺

第三节　咽喉部感染

一、概述

咽炎（pharyngitis）主要表现为咽黏膜、黏膜下及淋巴组织的弥漫性炎症反应，通常伴有其他上呼吸道病变，是一种常见的咽部疾病。当急性咽炎未获彻底治疗或频繁复发时，常伴随鼻窦炎、扁桃体炎等邻近器官病灶的持续刺激，最终可能转化为迁延难愈的慢性咽炎。现代生活环境、生活习惯的差异及职业因素使该病的致病机制与诊疗更具复杂性。慢性咽炎患者因长期咳嗽刺激导致咽部组织持续肿胀，尤其在治疗效果欠佳时易产生显著不适感。

扁桃体炎（tonsillitis）是指咽部扁桃体发炎红肿，出现脓性分泌物的炎性病变，常见于青少年及儿童。主要致病菌包括乙型溶血性链球菌及葡萄球菌，病毒感染则以流感病毒和腺病毒居多。

该病在1岁以上儿童中具有较高的发病率，病毒性感染虽无明显季节规律，但具有传染性，偶可引起局部流行。需要特别注意的是急性会厌炎（acute epiglottitis）这类危急重症，其快速进展的炎性肿胀可能引发喉部梗阻，若未及时干预可导致窒息。

二、分类

（一）咽炎

急性咽炎主要累及咽部黏膜层及黏膜下组织，常波及淋巴组织。该病症可独立发生，亦可继发于鼻腔或扁桃体的急性感染。流行病学数据显示，其发病率在季节交替阶段（如秋冬至冬春过渡期）显著升高。

慢性咽炎则以咽部黏膜、黏膜下及淋巴组织的弥漫性慢性炎症为主，多与上呼吸道慢性炎症病变相关，在成年群体中较为普遍。病程迁延，临床症状持续存在且易反复。

（二）扁桃体炎

急性扁桃体炎是以腭扁桃体急性炎症反应为主要特征的常见咽部病变，常合并邻近咽部黏膜及淋巴组织的炎症改变。好发于青少年群体，季节变化期间呈现显著发病高峰。

慢性扁桃体炎主要源于急性期反复发作或扁桃体隐窝引流不畅导致的病原体滞留，病原微生物在隐窝内持续增殖，引发慢性感染过程。

（三）急性会厌炎

急性会厌炎，亦称为急性声门上喉炎，属于一种危及生命的严重感染。该病症以喉部声门上方组织的急性炎性病变为特征，可快速进展为致命性喉梗阻，若未及时干预易引发呼吸骤停。流行病学数据显示，该病在20～50岁青壮年群体中发病率较高，冬末春初为发病高峰期，可能与季节性病原体传播及免疫力波动有关。

三、临床表现

（一）急性咽炎

该病多呈急性发作，典型症状始于口咽部黏膜干燥感、烧灼样不适及异物感，继之发展为明显咽痛，吞咽动作可诱发疼痛加剧。当病变累及咽侧索时，疼痛可放射至耳部。全身症状一般较轻，其严重程度受宿主年龄、免疫状态及病原体毒力等多因素影响，存在显著个体差异，部分病例可见发热、头痛、纳差及四肢酸痛等非特异性表现。

（二）慢性咽炎

该疾病常以局部非特异性反应为主，一般无明显全身症状。主要表现为咽部不适，包括咽部异物感、痒感、灼热感、干燥感，偶伴轻度钝痛。黏液过度分泌可形成胶样物质黏附于咽后壁，引发晨起后刺激性咳嗽，伴恶心。无痰或仅有颗粒状藕粉样分泌物咳出，萎缩性咽炎患者有时可咳出带臭味的痂皮。

（三）急性扁桃体炎

不同分型的扁桃体炎虽症状相似，但其临床表现存在差异。

急性卡他性扁桃体炎主要累及黏膜表层，全身症状与局部症状均较轻。

相较而言，急性化脓性扁桃体炎可出现全身症状，如突发寒战、稽留高热（39～40℃）、头痛、食欲下降、乏力等。小儿可因高热而引起抽搐、呕吐及昏睡。局部体征方面，以剧烈咽痛为特征性表现，疼痛常放射至耳部，伴有吞咽困难。查体可见颌下淋巴结肿大，严重者可影响颈部活动度。需特别关注金黄色葡萄球菌感染病例，其扁桃体实质充血、肿胀程度显著，在幼儿中还可引起呼吸困难。

（四）慢性扁桃体炎

患者多存在复发性咽喉疼痛伴上呼吸道易感体质，间歇期症状隐匿，主要表现为咽干痒、咽部有异物感、刺激性咳嗽等轻微症状。因扁桃体隐窝内潴留的干酪样腐败物含有大量厌氧菌，易出现口臭。小儿扁桃体过度肥大，可导致气道流体力学异常，表现为呼吸不畅、睡时打鼾、吞咽或言语共鸣障碍。由于隐窝脓栓被咽下，刺激胃肠道，或隐窝内细菌毒素等被吸收引起全身反应，临床可表现为功能性消化不良、乏力及持续性低热等。

（五）急性会厌炎

急性会厌炎临床起病急，初期即出现畏寒、发热（体温波动于38～39℃）。特殊人群（老年/儿童患者）症状更重，可伴有精神萎靡、面色苍白。部分患者伴有剧烈的咽喉痛，吞咽时加重，严重者唾液也难咽下，讲话声音含糊不清。会厌高度肿胀时可引起呼吸困难，甚至窒息。声带大多未累及，很少伴有声音嘶哑。喉镜检查可见会厌明显充血、肿胀，严重时呈球形。如会厌脓肿形成，黏膜表面可见黄白色脓点。室带、声带等喉部结构常由于肿胀、会厌的遮盖而看不清。

四、诊断要点

急性咽炎须根据病史、症状及体征来诊断，但应注意与一些急性传染病（如麻疹、猩红热、流感等）相鉴别。如出现咽部假膜坏死，应及时行血液学及全身检查，排除血液病等严重疾病。许多全身性疾病早期症状与慢性咽炎类似，因此须详细询问病史，全面检查鼻、咽、喉、气管、食管、颈部等隐匿病变，尤其要警惕早期恶性肿瘤。

急性扁桃体炎要根据临床表现来诊断，应注意与咽白喉、樊尚咽峡炎及某些血液病引起的咽峡炎相鉴别。慢性扁桃体炎要根据病史，结合局部检查进行诊断。反复急性发作的病史可作为本病诊断的主要依据，扁桃体的大小并不反映其炎症程度。

对有剧烈咽喉疼痛，吞咽时加重，口咽无明显异常的成人患者，要警惕急性会厌炎，必须进行喉镜检查。见充血、肿胀的会厌即可确诊。而年幼患儿的会厌位置较高，用压舌板将患儿的舌体压下的一瞬间，看到会厌红肿即可诊断。纤维（电子）鼻咽喉镜检查可确诊有无急性会厌炎，会厌舌面水肿明显，遮挡喉入口，即可确诊。

五、治疗原则

① 无全身症状或症状较轻的急性咽炎患者，推荐采用局部治疗措施。包括使用具有口腔消毒功能的含漱剂（如氯己定复方制剂）、咽喉含片及中成药制剂。针对病原学特点，可选择性使用抗病毒制剂或口服抗菌药物。

② 对伴有高热等显著全身症状者，局部处置方案与轻症患者一致。此外，患者应卧床休息，多饮水，进食流质，联合应用静脉抗感染治疗。

③ 慢性咽炎患者应有规律地进行户外锻炼，戒除烟酒等不良习惯，保持居室通风。积极治疗伴发的鼻腔及下呼吸道慢性炎症，注意排查全身性疾病。

④ 急性扁桃体炎有一定的传染性，需实施必要的隔离措施。进食流质饮食，多饮水，加强营养，保持大便通畅。高热不退或咽痛剧烈时，可口服解热镇痛药。抗菌药物治疗为主要方案，首选β-内酰胺类抗生素。根据病情轻重，选择适宜的给药途径。治疗3日无效者需分析原因，更换药物种类，酌情使用糖皮质激素。

⑤ 急性会厌炎具有病情进展迅速的特点，应提高警惕。早期诊断，及时进行治疗，尽早缓解呼吸困难，做好气管切开准备。针对感染，可静脉应用足量抗菌药物。若会厌脓肿形成，可在喉镜下切开排脓。变态反应引起的会厌炎患者应积极进行抗过敏治疗。对吞咽困难患者实施静脉营养支持。

六、抗感染药物的合理应用

① 对于咽部肿胀、喉头水肿的严重急性咽炎，经病原学评估确认细菌感染者可用抗菌药物治疗，优先选择红霉素、头孢菌素类等。

② 急性扁桃体炎多为链球菌感染，首选β-内酰胺类抗生素，如阿莫西林、头孢氨苄、头孢克洛等。对青霉素过敏者可选用大环内酯类（阿奇霉素）或林可酰胺类（克林霉素）。若经过2～3日治疗后仍无显著改善，需重新评估病原体性质，考虑是否存在病毒或其他细菌感染，根据情况改用抗病毒药或磺胺类药。

③ 慢性扁桃体炎者可选用抗菌药物，如阿莫西林、头孢氨苄等。

④ 治疗扁桃体炎时，一定要遵医嘱服药，直至痊愈，不能症状好转就停药，避免因过早停药导致细菌耐药性产生及病情反复，继而诱发其他疾病。

⑤ 常见病原菌的药物治疗见表15-3。

表 15-3 咽喉部感染的抗感染治疗药物选择

诊断	病原体	治疗药物
咽炎/扁桃体炎	A族、C族、G族链球菌，EB病毒，淋球菌	青霉素、头孢地尼、阿莫西林/克拉维酸、克林霉素、阿奇霉素、克拉霉素、甲硝唑
扁桃体周围脓肿	坏死梭杆菌，A族、C族、G族链球菌，咽峡炎链球菌	哌拉西林/他唑巴坦、甲硝唑+头孢曲松，青霉素过敏可选择克林霉素
膜性咽炎	白喉肝菌	青霉素、红霉素
会厌炎	A族链球菌、流感嗜血杆菌、金黄色葡萄球菌（包括MRSA）、化脓性链球菌、肺炎球菌	头孢噻肟或头孢曲松+万古霉素，左氧氟沙星+克林霉素

第四节　案例评析

案例一、中耳炎

患者，男，20岁，右耳反复流脓10余年，面瘫20天。

诊断

1. 右耳胆脂瘤中耳炎并发面瘫；2.右耳极重度感音神经性聋。

治疗

行右耳改良乳突根治术（未做细菌培养及药敏），术后面瘫无改善，右耳大量流黄脓，有异味，取分泌物细菌培养，结果为铜绿假单胞菌。按药敏结果予头孢他啶、左氧氟沙星静脉治疗2周，分泌物减少，再行右耳乳突改良根治、面神经减压术，术前予头孢唑林滴注，术后予左氧氟沙星及头孢唑林治疗1周。

术后1个月右耳仍有大量脓液，再次取分泌物行细菌培养及药敏试验，根据药敏试验结果予头孢他啶抗感染2周。第二次手术1个月后检查，右耳有大量脓性分泌物及肉芽，筋膜瓣肿胀，面瘫3级，第三次取分泌物行细菌培养及药敏试验。换用亚胺培南抗感染，局部换药清除肉芽组织，庆大霉素冲洗术腔，8天后基本干耳，筋膜无水肿。出院后2周复诊，右耳术腔干燥，完全上皮化，面瘫2级。

药师点评

慢性化脓性中耳炎因病程迁延，长期反复应用抗菌药物易引发条件致病菌的继发感染。临床观察发现，铜绿假单胞菌在该病患者耳部分泌物中的检出率呈上升趋势。这种微生物普遍存在于健康人群的表皮、消化道及呼吸系统中，作为典型的机会性致病菌，可导致多系统感染。患者外耳道长期处于湿润状态，加之抗生素局部应用引发的pH值变化，为铜绿假单胞菌提供了有利的繁殖条件。

值得注意的是，尽管连续3次细菌培养均确认为铜绿假单胞菌感染，但药敏试验显示其耐药谱持续扩大。该现象可能源于病原体自身的高变异特性，同时也与宿主免疫状态及抗菌药物治疗方案密切相关。研究证实，该菌对β-内酰胺类、氨基糖苷类等抗菌药物均表现出不同程度的天然或获得性耐药，这种多重耐药特性显著增加了临床治疗难度。因此，建议在临床治疗中定期进行病原学检测和药敏分析，结合最新药敏报告采用敏感抗菌药物治疗，同时配合局部处置措施。本病例依据最终药敏结果，采用亚胺培南静脉滴注联合耳道庆大霉素冲洗的治疗方案，在保证疗效的同时有效缩短了全身用药周期，显著降低了耐药菌株产生的风险。

药师监护要点

① 追踪患者体温波动情况、C反应蛋白变化等生物标志物，同步评估耳部红肿、渗液等临床表现。

② 重点追踪病原学检测结果，除铜绿假单胞菌外，需兼顾其他病原微生物检测结果，为抗感染方案优化提供依据。

③ 依据感染控制进程选择合适的停药时机，通过缩短非必要的用药周期实现耐药风险管控。

④ 庆大霉素的副作用之一是耳毒性，表现为听力下降或耳鸣。部分患者在使用后可能会出现平衡功能受影响，导致眩晕等症状。耳毒性的风险通常与用药的剂量和时间成正比，应对患者定期做听力检查，以监测庆大霉素的前庭毒性。

案例二、鼻窦炎

患者，女，23岁，因发热8天，皮疹伴血压下降5天入院。患者8天前（月经来潮前1天）出现发热，体温38.5℃左右，伴肌肉酸痛、头痛、高热，头颅X线片提示左侧急性上颌窦炎，予哌拉西林、左氧氟沙星等治疗无效，5天前出现全身弥漫性红斑，伴全身水肿、血压下降，改用阿奇霉素联合莫西沙星治疗，同时给予多巴胺等抗休克治疗。患者未婚未育，近4个月月经不规则，月经周期为15～20天。

辅助检查

血常规：白细胞计数15.68 $\times 10^9$/L。

血液生化：钠122mmol/L，丙氨酸氨基转移酶139U /L，AST315U/L，γ-谷氨酰转移酶144U/L，乳酸脱氢酶大于855U/L，胆碱酯酶 2976U /L，白蛋白18g/L。

凝血常规：活化部分凝血活酶时间36.4s，凝血酶时间23.3s，纤维蛋白原0.99g/L，D-二聚体21.09mg/L。

诊断

急性鼻窦炎继发中毒性休克综合征。

治疗

入院予扩容、补充白蛋白、升压，利奈唑胺抗感染，甲泼尼龙40mg/d抗休克，静脉注射免疫球蛋白调节免疫，纤维蛋白原纠正凝血异常。

入院第2日，再次出现高热，最高体温39.4℃。

入院第3日，出现活动后气促，体温最高39.8℃，血氧饱和度下降至85%，予呋塞米利尿，多索茶碱解痉。胸部CT提示右上肺积气、双肺炎症、双侧胸腔积液，给予胸腔置管闭式引流，无创呼吸机辅助通气。

入院第7日，体温正常，气促缓解，水肿消退，激素减至20mg/天。

入院第8日，停用利奈唑胺；入院第9日，全身皮疹明显消退；入院第10日，口服甲泼尼龙8mg/d，复查血常规、白蛋白、出凝血指标恢复正常，肝酶明显下降。

入院第14日，停用甲泼尼龙，全身皮疹完全消退。

入院第16日，复查胸部X线，恢复正常，出院。

药师点评

本例青年女性患者于月经期突发左侧急性上颌窦炎，快速进展为高热、肌痛及全身多系统损害，表现为非瘙痒性猩红热样皮疹、黏膜（结膜、口唇、咽部）充血、全身水肿、低血压休克、肝肾损伤、凝血障碍、低氧血症及低蛋白血症。经利奈唑胺联合糖皮质激素（甲泼尼龙）、免疫球蛋白治疗后迅速缓解，符合金黄色葡萄球菌中毒性休克综合征的临床特征。

金黄色葡萄球菌作为条件致病菌，常定植于上呼吸道、皮肤及生殖道黏膜。值得注意的是，仅约5%的菌株可分泌中毒性休克综合征毒素-1，可激活大量T细胞及巨噬细胞，引发细胞因子风暴。本病例因上颌窦局部金葡菌感染释放中毒性休克综合征毒素-1，导致全身性超敏反应及多器官功能障碍，早期联合免疫调节

（糖皮质激素、免疫球蛋白）有助于控制炎症级联反应，改善预后。

在抗感染方面，应用具有抑制超抗原生成的抗菌药物利奈唑胺，取得显著疗效。在临床工作中遇到类似患者时，不仅要选用敏感的抗菌药物（如针对细菌细胞壁的β-内酰胺类），而且要选择具有抑制超抗原生成的抗菌药物。

药师监护要点

① 追踪患者体温波动情况、C反应蛋白等炎症标志物，评估黏膜充血、水肿、渗出等症状演变情况。

② 持续关注鼻腔分泌物培养及药敏结果，同步筛查非目标病原体（如真菌、病毒）检测数据，基于病原学证据制订抗感染方案。

③ 定期监测患者肝肾功能（ALT/AST/eGFR等），依据器官功能状态调整抗菌药物剂量。

④ 制订糖皮质激素疗程方案（静脉-口服序贯），监测库欣综合征、血糖波动、消化道出血等药物相关不良事件。

案例三、急性化脓性扁桃体炎

患者，男，19 岁，96kg。1周前着凉、劳累后出现咽痛、发热，入院。体温39℃，伴咳嗽、少量黄痰、头痛。于当地医院门诊静脉滴注克林霉素、头孢硫脒抗感染，无改善。住院治疗予头孢曲松、阿米卡星、利巴韦林、甲泼尼龙等药物，病情无好转。3天前就诊于某院，予阿奇霉素、头孢替安、还原型谷胱甘肽、胸腺五肽、赖氨匹林等药物治疗，发热稍好转，1天前出现腹痛伴腹泻，予泮托拉唑、山莨菪碱治疗，稍缓解。1天前曾服中药治疗（具体不详）。

查体

体温38.5℃，咽红，咽后壁可见脓苔，扁桃体Ⅱ度肿大，上腹剑突下轻度压痛。

辅助检查

血液检查：白细胞计数16×10^9/L，C反应蛋白97mg/L，谷丙转氨酶112U/L；胸部CT：肺右下叶条索影，局部胸膜增厚，脾大，肝实质密度降低。

诊断

1. 急性肝损伤；2. 急性化脓性扁桃体炎。

治疗

予以青霉素G抗感染，多烯磷脂酰胆碱、还原型谷胱甘肽保肝治疗。

入院第3日，患者体温38.8℃，咽痛好转，脓苔较前减轻。CT示鼻咽部顶后壁软组织增厚，右侧上颌窦黏膜囊肿。予甲硝唑口腔局部处理，继续青霉素抗感染。

入院第5日，血培养结果为溶血葡萄球菌、表皮葡萄球菌，药敏试验结果显示为青霉素耐药。药师依据用药后的临床症状，建议暂不调整抗菌药物。

入院第8日，患者咽痛明显减轻，要求出院。出院前药师建议患者用呋喃西林溶液漱口及口服保肝药物。

药师点评

患者初诊为急性化脓性扁桃体炎伴严重肝功能异常及持续性发热。追溯用药史显示，患者入院前已接受多联抗菌及抗病毒治疗。

病原学检测显示，入院第5日血培养结果为溶血葡萄球菌、表皮葡萄球菌，药敏试验结果为青霉素耐药，结合临床特征，考虑标本污染的可能。咽炎、扁桃体炎的主要病原体包括病毒和细菌。病毒包括鼻病毒、腺病毒、冠状病毒、单纯疱疹病毒、流感病毒、副流感病毒等；细菌主要包括A组β溶血性链球菌及C组β溶血性链球菌。其中A组β溶血性链球菌是主要致病菌，其定植于健康人的咽部黏膜，在宿主免疫力下降（如受凉、疲劳）或病毒原发感染（鼻病毒、流感病毒等）后引发继发性细菌感染。针对化脓性链球菌感染，青霉素疗效显著，本病例全程规范用药后，临床症状有所缓解。

药师监护要点

① 监测体温波动情况及C反应蛋白的动态变化，同步评估感染相关体征（如红肿、渗液）的临床演变。

② 动态追踪血培养及药敏结果，必要时开展广谱病原检测（包括真菌、病毒筛查），警惕多重用药背景下条件致病菌（如凝固酶阴性葡萄球菌）的检出干扰，结合感染灶特征综合判断。

③ 定期监测肝功能（ALT/AST/TBil等），必要时依据Child-Pugh分级或Cockcroft-Gault公式调整抗菌药物剂量方案。

参考文献

[1] 汪复, 张婴元. 抗菌药物临床应用指南. 第3版. 北京: 人民卫生出版社, 2020: 1-551.

[2] David N. Gilbert, Henry F. Chambers, Michael S. Saag, Andrew T. Pavia. 桑福德抗微生物治疗指南. 新译第50版. 北京: 中国协和医科大学出版社, 2021: 1-354.

[3] 张欣, 张罗. 耳鼻咽喉头颈外科学. 第10版. 北京: 人民卫生出版社, 2024: 1-472.

第十六章 抗感染药物在口腔感染中的合理应用

第一节 急性坏死性溃疡性龈炎

一、概述

急性坏死性溃疡性龈炎（acute necrotizing ulcerative gingivitis, ANUG）又称为Vincent（奋森）龈炎、梭杆菌螺旋体性龈炎或坏死性溃疡性龈炎，通常是龈缘和龈乳头发生急性炎症和坏死。由多种微生物（如梭形杆菌、螺旋体等）引起的机会性感染，需要有局部抵抗力降低的宿主。

本病常发生于青壮年，多见于男性吸烟者、经常熬夜者、精神压力大者。

本病发生的重要条件为已存在的慢性龈炎或牙周炎，且绝大多数患者有大量吸烟史，并有精神紧张、睡眠不足、过度疲劳等因素。

二、临床表现

该病起病急骤，病程通常较短，多持续数天至两周。其特征性表现为龈乳头及龈缘的坏死性病变，尤其好发于下前牙区。早期可见龈乳头充血肿胀，随后出现坏死性溃疡，清除坏死组织后可观察到乳头中央呈火山口样凹陷。病变迅速沿牙龈边缘扩散，导致龈缘呈现不规则虫蚀样改变，当龈乳头完全破坏后，其与龈缘形成平直的刀切样外观，但病变通常不累及附着龈区域。患处牙龈出血倾向显著，甚至可发生自发性出血。患者常伴有明显疼痛及典型的腐败性恶臭。轻症患者全身症状多不明显，而重症患者可出现低热、乏力等全身反应，部分病例可见下颌下淋巴结肿大伴压痛。

三、诊断要点

牙龈疼痛明显，自发性出血，腐败性口臭，坏死部分表现为龈乳头顶端中央坏死，龈缘虫蚀状坏死，上覆灰白色污秽的坏死物，易于擦去，擦去后可暴露下方鲜红触痛的溃疡面，在坏死区和病变相对未累及的牙龈区常有一条窄的红线为界。

重度患者可有颌下淋巴结肿大和触痛、唾液增多、低热等。

坏死区瑞氏染色涂片显示大量的梭形杆菌和螺旋体。

四、治疗原则

① 在急性发作期，首要治疗措施是轻柔地清除病变区域的坏死组织，同时初步刮除大块龈上牙石。

② 可采用1%～3%过氧化氢溶液等氧化剂对患处进行擦拭、冲洗，并指导患者多次含漱。

③ 对于部分病例，在完成局部清洁后，可酌情使用抗厌氧菌药物进行局部涂布或贴敷治疗。

④ 待急性症状缓解后，需进一步实施龈上洁治、龈下刮治等基础治疗，必要时进行牙周手术治疗。

⑤ 全身治疗方面，需给予维生素C和蛋白质等营养支持。

⑥ 对于病情较重者，建议口服甲硝唑或替硝唑等抗厌氧菌药物进行系统治疗。

⑦ 及时开展口腔卫生宣教，并对相关全身性因素进行干预和纠正。

五、抗感染药物的合理应用

① 严重症状者应考虑口服硝基咪唑类药物。

② 首选治疗方案为局部处理联合甲硝唑0.2～0.4g，口服，3次/天，3天。

③ 备选治疗方案为局部处理联合替硝唑1g，口服，1次/天，3天。

第二节　牙周炎

一、牙周炎的概述

牙周炎（periodontitis）是一种由牙菌斑引发的牙周支持组织（含牙龈、牙周膜、牙槽骨及牙骨质）的炎症性疾病。疾病早期常见牙龈出血、肿胀等表现，如未获规范治疗，可逐步进展形成牙周袋，出现牙槽骨吸收，最终造成牙齿松动甚至缺失。该疾病是我国成年人牙齿缺失的首要病因。根据临床表现可分为慢性牙周炎和侵袭性牙周炎两种类型。

二、慢性牙周炎

（一）概述

慢性牙周炎（chronic periodontitis, CP），既往称为成人牙周炎（adult periodontitis, AP），是临床最常见的牙周炎类型，约占全部牙周炎病例的95%。牙菌斑堆积、牙石沉积、食物嵌塞以及不良修复体等因素均可作为局部刺激因素，加剧菌斑的滞留和积聚。

（二）临床表现

疾病初期的临床症状常较隐匿，进展缓慢，主要表现为牙龈出血或口腔异味。临床检查可见牙龈组织充血、肿胀，质地松软，呈暗红或鲜红色，伴有明显出血倾向。随着炎症程度的加重，患者逐渐出现牙周袋形成、脓性分泌物渗出及牙齿松动等症状。患者常主诉咀嚼无力及持续性钝痛，同时牙龈出血和口臭症状明显加剧，严重者可并发急性牙周脓肿。

（三）诊断要点

慢性牙周炎与慢性龈炎的区别不明显，根据上述临床表现，确诊为慢性牙周炎后，还应根据病情严重程度、是否为活动期等制订治疗计划和判断预后。

（四）治疗原则

治疗的核心目标是完全去除菌斑、牙石等致病因素，消除牙龈炎症反应，促进牙周袋深度减小并改善牙周附着状况。在条件允许的情况下，应尽可能实现牙周组织再生，同时确保治疗效果能够长期稳定维持。

具体治疗措施包括：

① 实施龈上洁治或龈下刮治等基础治疗。

② 当牙周袋出现化脓时，需进行局部冲洗并配合药物治疗。

③ 对于松动的牙齿，可考虑采用临时性或永久性牙周夹板固定。

④ 若牙齿松动程度严重且无法保留，则建议拔除患牙。

⑤ 全身治疗方面，需注重提高机体免疫力，同时对可能影响牙周炎进展的全身性疾病进行积极干预。

（五）抗感染药物的合理应用

① 首选治疗：对于重度慢性牙周炎、侵袭性牙周炎、伴糖尿病等全身疾病患者可采用的方案为局部处理，联合阿莫西林0.5～1g每6～8小时口服1次，可选择性联用甲硝唑0.2～0.4g，每日口服3次，疗程为3～7天。

② 备选治疗：阿莫西林/克拉维酸625mg，每12小时口服1次，或罗红霉素0.15g，每日口服2次，二者均可选择性联用甲硝唑0.2～0.4g，每日口服3次，疗程为3～7天。

轻症不需要抗菌药物，仅局部处理，包括龈上洁治、龈下刮治及根面平整等操作，彻底去除局部致病物质。治疗过程中可使用3%过氧化氢溶液或0.12%氯己定溶液对患区进行冲洗。

三、侵袭性牙周炎

（一）概述

侵袭性牙周炎（aggressive periodontitis, AgP）特指发生于全身健康青年人群中的一类特殊牙周炎，其特征表现为病情进展迅速且具有明显的家族遗传倾向。该病在临床上曾被称为青少年牙周炎或快速进展性牙周炎。根据病变累及范围的不同，可分为局限型（localized）和广泛型（generalized）两种临床类型。

（二）临床表现

1. 共同特征

① 患者牙菌斑沉积程度与牙周组织损伤的严重性不成正比。

② 放线杆菌检出率显著增高。

③ 附着丧失及牙槽骨吸收呈现自限性趋势。

2. 局限型特征

病变主要累及第一恒磨牙和（或）切牙邻面，其中必须包含第一磨牙，较少侵犯两颗恒牙。其他受累牙齿（非第一磨牙和切牙）不超过两颗。

3. 广泛型特征

表现为多牙位邻面附着丧失，除切牙和第一磨牙外，至少累及3颗其他恒牙，病变范围较广，累及多个牙位。

（三）诊断要点

对于年轻患者，若其牙石等局部刺激物较少且炎症表现不明显，但出现个别牙齿松动、移位或存在邻面深牙周袋等情况，特别是当局部刺激因素与组织破坏程度不相符时，即可考虑早期诊断。临床检查应着重关注切牙和第一磨牙的邻面区域，并建议通过X线检查来识别早期病变。

实验室检查方面，可通过检测牙周致病菌的存在，或评估中性粒细胞趋化功能和吞噬功能是否异常来辅助诊断。

此外，对患者的亲属进行牙周健康筛查，有助于及时发现其他潜在病例。

（四）治疗原则

对于早期病例，应及时进行洁治、根面平整及必要的牙周手术治疗，并严格安排定期复诊和后续干预。通过微生物检测确定龈下菌斑中的主要致病菌，可针对性地使用抗生素。临床研究表明，联合使用甲硝唑和阿莫西林比单一用药更有效。此外，在根面平整后的深牙周袋内可局部应用缓释型抗菌药物，如甲硝唑、米诺环素或氯己定等。

若炎症得到控制，对于存在牙齿移位但病情较轻的患者，可采用正畸治疗恢复牙齿正常排列。进入维护阶段后，患者需持续进行牙周支持治疗，并定期复查以监测病情变化。

第三节　复发性阿弗他溃疡

一、概述

复发性阿弗他溃疡（recurrent aphthous ulcer, RAU）又称为复发性口腔溃疡（recurrent oral ulcer, ROU）。临床上约95%的口腔溃疡属于复发性口腔溃疡（俗称“口疮”），这是口腔黏膜最常见的病变之一。流行病学调查显示，该病在普通人群中的患病率达25%，3个月内复发率高达50%，且女性发病率较高，春冬季节更为多见。

该疾病具有周期性发作、反复发作和自限性等特点。本病的病因和发病机制仍未明确，存在个体差异，可能的相关因素包括激素水平改变、局部创伤、食物、药物、心理压力、营养不良、吸烟、口腔菌群紊乱、免疫失调、微量元素缺乏和遗传因素等。

二、临床表现

复发性口腔溃疡通常表现为边界清晰的圆形或椭圆形病损，表面覆盖黄白色假膜，周围伴有充血红晕。部分病例初期呈现红斑或丘疹，随后进展为典型溃疡。若溃疡迁延不愈，假膜颜色可转为灰黄色。患者常伴有显著疼痛，影响语言和咀嚼功能，发病前多有局部灼热感或刺痛感。

病变好发于非角化黏膜区域，如唇内侧黏膜、颊黏膜、口底、软腭、舌缘及舌腹黏膜，偶见于咽部，但罕见于角化程度高的硬腭和牙龈等咀嚼黏膜。根据溃疡直径、病程长短及愈后是否遗留瘢痕，临床可分为轻型、重型及疱疹样型三种亚型。

轻型RAU占75%～85%，1～5个/次，溃疡直径小于1cm，持续10～14天，可自愈，不留瘢痕。重型RAU占10%～15%，溃疡直径常大于1cm，愈合需数周或更久；常伴吞咽困难和发热，愈后可见瘢痕，常发于口腔后部而影响进食。疱疹样型RAU占5%～10%，数十个直径1～3mm的溃疡面散在分布，10～14天愈合，不留瘢痕；可发生于除咀嚼黏膜以外的口腔任何部位，女性好发。

三、诊断要点

具有复发性、周期性、自限性的病史特点和“黄、红、凹、痛”的临床特征。但对于大而深、病程长（超过1个月溃疡未愈合）或此次与以往特点不同的溃疡，应提高警惕，必要时进行活检以排除癌性溃疡等疾病。若RAU患者有持续或反复发作的腹泻、黏液脓血便，或伴有腹痛、里急后重，或肛周脓肿等，应当进行炎症性肠病的排查。

四、治疗原则

RAU的发病因素多且复杂，目前尚无根治方法，临床以减少复发次数、延长间歇期、减轻疼痛、促进愈合为治疗目标。

（一）全身治疗

① 糖皮质激素，如醋酸泼尼松、沙利度胺等。

② 具有免疫抑制作用的中成药，如雷公藤多苷片、昆明山海棠（火把花根

片）；免疫增强剂，如胸腺素、转移因子、匹多莫德和卡介菌多糖核酸。

③ 维生素、微量元素类，如复合维生素B、维生素C、维生素E、多维元素片和甘草锌等。

（二）局部治疗

① 含漱液，如氯己定溶液、地塞米松溶液。

② 糊剂，如氨来呫诺糊剂、地塞米松溃疡糊剂、曲安奈德口腔软膏、地塞米松软膏。

③ 喷剂，如重组人表皮生长因子喷剂和重组牛碱性成纤维细胞生长因子喷剂。

④ 粘贴片，包括氨来呫诺粘贴片、地塞米松粘贴片。

⑤ 凝胶剂，如复方甘菊利多卡因凝胶、复方苯佐卡因凝胶、重组牛碱性成纤维细胞生长因子凝胶、重组人表皮生长因子凝胶。

⑥ 局部注射剂，如曲安奈德注射液、复方倍他米松注射液。

第四节 口腔念珠菌病

一、概述

口腔念珠菌病（oral candidiasis）是由念珠菌属感染所致的一种口腔黏膜病变，可表现为急性、亚急性或慢性病程，是目前常见的口腔真菌感染性疾病。念珠菌属于单细胞酵母样真菌，通常作为共生菌存在于健康人群的口腔、消化道、生殖道及皮肤等部位，属于条件致病性微生物。

近年来，由于抗菌药物、糖皮质激素及免疫抑制剂的广泛使用，加之人口老龄化进程加速、艾滋病发病率上升以及器官移植手术增多等因素，该病的发病率呈现明显上升趋势，常见于“幼、老、病”人群，又称为“病人患的病”。

二、临床表现

临床表现主要包括口干、口黏、口腔黏膜烧灼感、味觉减退等，典型体征包括舌乳头萎缩、口腔黏膜出现白色凝乳样假膜、黏膜充血、口角区潮红皲裂伴白色渗出物，以及黏膜白色斑块或结节状增生等病损表现。

按临床表现本病可分为以下四种主要类型：

（一）急性假膜型口腔念珠菌病

又称鹅口疮，好发于新生儿、免疫功能低下者及长期使用免疫抑制剂的患者，以婴幼儿最为常见。其特征性表现为颊、舌、软腭等部位黏膜出现散在或融合的白色凝乳样斑膜，拭去后可见充血糜烂面。

（二）急性红斑型（萎缩型）念珠菌病

又称抗生素口炎、抗生素舌炎。常见于长期使用广谱抗生素或糖皮质激素的患者。主要表现为舌背黏膜广泛充血伴乳头萎缩，呈现特征性“镜面舌”改变，可伴有明显疼痛和味觉异常。

（三）慢性红斑型（萎缩型）口腔念珠菌病

常见于戴用可摘局部义齿、全口义齿或覆盖义齿者，又称为义齿性口炎。主要损害为义齿承托区黏膜充血，呈点状或片状红斑和水肿，严重者伴有义齿承托区黏膜颗粒或乳头样增生。患者可同时伴有口角炎或舌背乳头萎缩及充血等病损。该型症状多较轻微，易被患者忽视。

（四）慢性增殖型口腔念珠菌病

又称慢性肥厚型念珠菌性口炎、念珠菌性白斑。其特征为口角联合区、舌背等部位出现白色斑块或结节状增生，临床表现与口腔白斑相似，需通过组织病理学检查进行鉴别诊断。在临床上需要与口腔黏膜白斑病等进行鉴别。

本型有癌变风险，多见于内分泌或免疫功能异常的患者，临床上如怀疑此类型病变，需行活体组织检查和特殊染色以明确诊断并确定风险程度。

三、诊断要点

需结合病史采集、临床表现和实验室检查综合分析。对于所有疑似病例，均应进行病原学检测以明确诊断，其中慢性增殖型病例还需通过组织病理学检查确诊。常用病原学检测方法包括涂片镜检法和分离培养法。

（一）涂片镜检法

可有效判断念珠菌的致病状态。临床常用的涂片法包括10%氢氧化钾溶液直接涂片镜检、革兰氏染色、荧光染色等。病损区涂片于显微镜下见念珠菌假菌丝，即可诊断。

（二）分离培养法

该方法敏感，能定量判断感染及治疗效果，培养鉴定对临床治疗具有指导意义。根据取材不同可分为棉拭子培养法、唾液培养法、含漱液浓缩培养法和印迹培养法等。培养阳性分离菌株可采用念珠菌显色琼脂法等进行初步鉴定。念珠菌培养阳性（唾液培养＞100cfu/mL、含漱液浓缩培养＞300cfu/mL）且有口腔念珠菌病的临床表现，即可判定为感染。

（三）组织病理学检查

需要注意的是，慢性增殖型口腔念珠菌病可伴有上皮不同程度的异常增生，需要行活体组织检查及过碘酸希夫反应以明确诊断，同时排除恶变的可能。

（四）其他

其他的诊断方法还包括分子生物学检测方法，如PCR技术、基因探针杂交分析，血清学检测方法如血清中真菌特异性细胞壁成分(1,3)-β-D-葡聚糖检测和药物敏感性试验等。

四、治疗原则

在去除诱发因素、积极治疗基础疾病的基础上，进行局部或全身足疗程、规范的抗真菌治疗，必要时辅以支持治疗和调节机体免疫功能等。

五、抗感染药物的合理应用

（一）局部抗真菌治疗

具体方案见表16-1。

表 16-1　局部抗真菌药物用药方案

药　物	用药方法
制霉菌素	口服片剂为5×10^5U/次，3次/d，舌背含化；局部也可用1×10^5U/mL混悬液涂布。疗程为14～28d
咪康唑	局部使用硝酸咪康唑贴片50mg/次，1次/d，将咪康唑贴片置于尖牙窝上方的口腔黏膜表面。疗程为7～14d
2%～4%碳酸氢钠（小苏打）溶液	漱口，可作为口腔念珠菌病的辅助治疗
0.1%～0.2%氯己定溶液	

（二）全身抗真菌治疗

1. 氟康唑

三唑类抗真菌药物。其抗菌谱较广，副作用较小，但该药对光滑念珠菌的杀灭效果较差。克柔念珠菌是氟康唑的天然耐药菌，治疗光滑念珠菌感染所需氟康唑的最小抑菌浓度也较高。推荐作为伴有全身系统性因素的非克柔念珠菌感染的口腔念珠菌病治疗的一线药物。

治疗口腔念珠菌病的推荐剂量：首次剂量200mg，顿服，以后每天100mg，连续用药7～14天，严重者延长至28天。使用后，恶心的副作用较为常见，其次为皮疹，停药后症状消失。治疗过程中可发生轻度一过性血清氨基转移酶升高，偶可出现肝毒性。

2. 伊曲康唑

三唑类抗真菌药。其抗菌谱广，氟康唑耐药的口腔念珠菌感染患者可口服伊曲康唑。推荐作为伴全身系统性因素的口腔念珠菌病治疗的二线药物。

推荐剂量：每日口服100mg，在进餐时服用可改善吸收，总疗程一般为7～14天。常有轻度头痛、胃肠道症状、脱发等副作用。

3. 其他

泊沙康唑混悬液可作为伴全身系统性因素的口腔念珠菌病治疗的备选用药；难治性或耐药菌株所致病例推荐使用伏立康唑；棘白菌素类为中性粒细胞减少伴有严重口咽部念珠菌病、念珠菌血症、近期有唑类药物服用史患者的首选药物。

第五节　口腔单纯疱疹

一、概述

口腔单纯疱疹（oral herpes simplex）是由1型单纯疱疹病毒（herpes simplex virus, HSV-1）感染所致，该病毒在人群中具有高度普遍性，且人类是其唯一自然宿主。该疾病的传染源包括HSV感染者及无症状病毒携带者，传播途径主要为呼吸道飞沫、唾液及疱疹液的直接接触，也可通过被污染的餐具或衣物等间接传播。

在临床实践中，HSV-1感染是5岁以下婴幼儿口腔黏膜病变的主要病因，但同样可见于成人患者。根据临床表现的不同，HSV-1导致的口腔病损可分为原发性感染和复发性感染两种类型。

二、临床表现

（一）原发性疱疹性口炎

多表现为急性疱疹性龈口炎。多见于6岁以下儿童。尤其是6个月至2岁更多，成人也可发病。发病前常有与疱疹患者接触史。有潜伏期（10天左右），表现为烦躁不安、头痛、咽痛、拒绝饮食等症状。经过1～2天后，口腔黏膜、附着龈和龈缘广泛充血水肿。口腔黏膜病变的早期表现为局部充血水肿，继而出现多发性簇状透明小疱疹（直径1～2mm），呈类圆形，周边环绕特征性充血带。疱疹破溃后形成浅表糜烂面，可相互融合形成覆盖黄白色伪膜的溃疡灶，周围黏膜呈炎性充血状态。该病理过程具有自限性，自然病程约7～10日。

（二）复发性疱疹性口炎

在原发性疱疹感染临床痊愈后，30%～50%的患者会出现复发症状。典型复发灶好发于唇红缘区域，临床称为“唇疱疹”，多见于成人群体，同样具有自限性特征。患者最初口唇处出现烧灼感，数小时内出现水疱，周围有轻度红斑。一般情况下，水疱可持续24小时，水疱破溃后形成溃疡，可能留有短暂的色素沉着，疼痛感明显，常伴有感冒、低烧等症状，病程约10天。

三、诊断要点

多数病例依据典型病史及临床表现即可作出诊断。

实验室诊断方法包括：

① 非特异性的疱疹病毒检查：涂片染色和电镜检查；

② 特异的HSV检查：用HSV-1和HSV-2的单克隆抗体做免疫荧光染色鉴定和用荧光素标记或酶标记的单克隆抗体直接对病损涂片染色等。

四、治疗原则

对症治疗，防治继发细菌感染和全身播散，缩短病程和减少复发，包括全身治疗和局部治疗。

五、抗感染药物的合理应用

阿昔洛韦是目前被认为抗HSV最有效的药物之一，其疗效已得到广泛认可。

但需注意，该药可能引起注射部位静脉炎及一过性肌酐升高，肾功能不全患者应谨慎使用。

局部用药包括含漱液、软膏、散剂、含片等：

① 含漱液：可选用0.1%～0.2%葡萄糖酸氯己定（洗必泰）溶液、复方硼酸溶液（多贝尔漱口液）漱口，有消毒杀菌作用。

② 软膏：3%阿昔洛韦软膏或酞丁安软膏，用于治疗唇疱疹；

③ 散剂：如锡类散、西瓜霜粉剂；

④ 含片：如葡萄糖酸氯己定片、溶菌酶片、华素片等；

重症口腔病损患儿，可考虑采用超声雾化吸入治疗，常用药物组合为地塞米松、维生素C及维生素B12注射液，每日1～2次。

第六节　案例评析

案例一、急性疱疹性龈口炎

患儿，1岁11个月，因“发热7天，口腔长疱3天就诊”。7天前开始发热，最高体温40℃，于当地医院输液（具体药物不详）后体温降低，尚未完全退热。3天前口腔开始起疱疹，牙龈红肿，口腔疼痛，拒食。

查体

全口牙龈红肿，上、下颌牙唇颊侧及腭舌侧牙龈，上、下唇内侧黏膜，舌背前部黏膜均见成簇糜烂，有黄白色假膜覆盖。体温38.1℃。

诊断

急性疱疹性龈口炎。

治疗

予以口炎清颗粒、维生素C、复方氯己定溶液稀释后局部清洗、重组人表皮生长因子凝胶治疗，嘱患儿多饮水，患儿好转。

药师点评

疱疹性龈口炎是一种急性感染性炎症，由单纯疱疹病毒感染引起，多见于6

月龄至5岁的儿童。该病通常具有自限性，随着全身症状慢慢改善，口腔反应也会逐渐好转，病程约10天。但如果水疱过多，导致糜烂面积较大，患儿在进食时感到疼痛，恢复缓慢，应及时到医院就诊，由专业医生指导处理。

案例二、下前牙急性坏死性龈炎

患者，男，39岁。因牙龈疼痛、出血、口臭明显就诊。

查体

下前牙龈边缘出现虫蚀状坏死区，上覆灰白色假膜；此膜易于擦去，暴露的创口较平，乳头和边缘龈几乎呈直线，如刀切状；探诊极易出血，口中有血腥味，并伴腐败臭味；病损区疼痛明显，但全身症状不明显；扪诊见颌下淋巴结肿大、压痛。

辅助检查

病变区涂片做革兰氏染色，见大量梭形杆菌和螺旋体。

诊断

下前牙急性坏死性龈炎。

治疗

去净坏死组织及大块牙石，清洁牙面，再以3%过氧化氢溶液拭洗患处，1%过氧化氢溶液含漱。全身给予大量维生素C、蛋白质，口服甲硝唑，0.2g，每日4次。更换牙刷，保持口腔清洁。

药师点评

急性坏死性龈炎是一种以牙龈组织迅速坏死为主要表现的急性感染性病变，该病也被称为“牙疳”，其致病机制与口腔内梭形杆菌及螺旋体的异常增殖密切相关。若未接受规范治疗，病情可能发展为累及深层组织的坏死性口炎，在极少数情况下甚至会引起颌骨坏死，免疫功能低下的患者还存在继发全身感染的风险。

在急性期治疗时，首先需轻柔地清除病变区域的坏死组织，并初步刮除大块的龈上牙石。可采用氧化剂进行局部处理，推荐使用1%～3%的过氧化氢溶液进行擦拭、冲洗或含漱。根据病情需要，清洁后的患处可辅助使用抗厌氧菌的外用制剂。

全身治疗方面，需配合维生素C及蛋白质等营养支持措施。病情严重者可考虑口服甲硝唑或替硝唑等针对厌氧菌的抗菌药物。同时要对患者进行系统的口腔卫生宣教，并积极纠正相关的全身性诱发因素。

需特别注意的是，服用甲硝唑期间若饮酒可能诱发双硫仑样反应，故用药期间及停药后至少72小时内应严格禁酒。此外，妊娠早期妇女禁用甲硝唑片剂。

案例三、颌面部蜂窝织炎

患者，男，27岁。1个月前自觉左下后牙肿痛不适，曾于外院治疗（具体不详），症状未见明显好转。半月前突发左侧颌面部肿痛伴张口受限及发热，急诊入院治疗。

查体

体温38.5℃，神志清楚，表情痛苦，左侧面部广泛肿胀、压痛，皮温稍高；张口受限Ⅱ度。前庭沟移行变浅。拍摄口腔曲面断层片显示48水平阻生，左侧下颌骨升支内可见一囊性肿物。

诊断

颌面部蜂窝织炎。

治疗

入院当日，给予静脉输注头孢唑肟 2g st、甲硝唑氯化钠注射液100mL st，在静脉滴注头孢唑肟过程中，患者自觉左上颌疼痛难忍，故停药，行脓肿切开引流，可见大量灰黑色脓液。

入院第2日，患者寒战伴发热，体温38.5℃，将药物治疗调整为注射用头孢他啶 2g qd、甲硝唑氯化钠注射液100mL qd。

入院第3日，患者自觉左侧面部肿痛逐渐加重，面部皮肤发热伴疼痛，调整抗菌药物为注射用左氧氟沙星0.5g qd。

入院第4日，在局麻+强化下行左侧颌面部多间隙脓肿切开引流术，有淡黄色黏稠脓液流出，用大量生理盐水冲洗脓腔，并将脓液送分泌物培养及药敏试验。术后继续给予抗感染、止痛等对症支持治疗。

入院第5天，患者左侧面部和颈部出现肿胀，吞咽困难。C反应蛋白39.45mg/L，白细胞计数11.51 × 10^9/L，中性粒细胞百分比7.84 × 10^9/L，单核细胞百分比0.87 × 10^9/L，分泌物培养（口腔）结果为“无细菌生长”，请临床药师协同会诊下一步治疗方案。

药师协同治疗情况

患者为青壮年，无基础性疾病，入院前和住院期间先后使用头孢唑肟钠、头孢他啶、奥硝唑氯化钠、左氧氟沙星进行抗感染治疗，引流部位标本培养无细菌生长。会诊时患者血常规正常，体温正常，拆除敷料可见少量脓血性渗出物，恶臭。化脓性感染的细菌以葡萄球菌、链球菌常见，而腐败性感染的细菌主要为厌氧菌，所以经验性用药需覆盖上述病原菌。

建议治疗方案调整为注射用头孢唑林1g q8h ivgtt，奥硝唑氯化钠注射液 0.5g q12h。此外，仍需进行伤口分泌物培养（口腔）的病原微生物检查和药敏试验，在获知病原菌检查结果后，结合治疗反应调整用药。如患者出现发热，建议及时行血培养和药敏试验，在获知病原菌检查结果后，及时调整抗菌药物治疗方案。临床医师予以采纳。治疗后患者生命体征平稳，左侧面部肿痛，轻度肿胀，无压痛，皮肤无破损、无潮红，皮温不高，开口度一指，开口型大致正常，口内查左侧下颌后牙区黏膜转折处引流口无脓性分泌物溢出，患者好转出院。

药师点评

口腔颌面部蜂窝织炎的发生，以牙源性感染最常见，如冠周炎、根尖周炎等。

咬肌间隙蜂窝织炎是最常见的炎症之一，典型症状是耳前、腮腺、下颌角区、嚼肌深面局限性肿胀，常伴严重的张口困难及疼痛，局部压痛明显。

颌下间隙蜂窝织炎主要表现为颌下三角区肿胀，常伴体温升高、白细胞增多，因常向翼颌间隙、咽间隙扩散，致张口受限、吞咽困难，还可蔓延成口底蜂窝织炎。一般选择对细菌敏感的抗生素，强调联合、足量。

化脓性感染的细菌以葡萄球菌、链球菌较为常见。腐败性感染的细菌主要为厌氧杆菌、球菌及螺旋体、梭形杆菌等非气性坏疽菌。经验性抗感染治疗需覆盖上述病原菌。

参考文献

[1]《国家抗微生物治疗指南》编写组. 国家抗微生物治疗指南[M]. 3版. 北京: 人民卫生出版社, 2023.

[2] 卞慧, 林江, 李振华. 复发性口腔溃疡中医诊疗专家共识意见 (2023) [J]. 中国中西医结合消化杂志, 2024, 32 (3): 181-188, 194.

[3] 陈谦明, 曾昕. 案析口腔黏膜病学[M]. 2版. 北京: 人民卫生出版社, 2022.

[4] 国家卫生健康委办公厅. 国家卫生健康委办公厅关于印发口腔相关病种诊疗指南 (2022年版) 的通知 (国卫办医函〔2022〕101号) [EB/OL]. (2022-04-15) [2025-09-01]. https://www.nhc.gov.cn/yzygj/c100068/202210/0e87231c99f649f99fccea827aa232b7.shtml

[5] 闫志敏, 华红. 口腔念珠菌病的规范化诊断理念与防治策略[J]. 中华口腔医学杂志, 2022, 57 (7): 780-785.

[6] 中国成人念珠菌病诊断与治疗专家共识组. 中国成人念珠菌病诊断与治疗专家共识[J]. 中华内科杂志, 2020, 1: 5-17.

[7] 邹静. 儿童口腔黏膜单纯疱疹病毒感染的临床诊治[J]. 中华口腔医学杂志, 2019, 4: 286-288.

第十七章 抗感染药物在性传播疾病中的合理应用

第一节 淋病

一、概述

淋病（gonorrhea）是由淋病奈瑟菌（*Neisseria gonorrhoeae*）感染引发的性传播疾病，该病原体为革兰氏阴性双球菌，可侵袭多系统黏膜，引起泌尿生殖系统的化脓性感染，亦可引发眼结膜、咽部、直肠感染及播散性淋球菌感染。本病潜伏期短，传染性强，易导致输卵管炎、盆腔炎、不孕症等严重并发症。

淋病患者或携带者为传染源，主要经性接触传播，接触含菌分泌物或被污染的物品亦可发生间接感染。女性因生殖道解剖结构特点更易感，妊娠期感染可致羊膜腔炎，引发胎儿宫内感染。新生儿经产道分娩时接触病原体可引发淋球菌性眼炎，是导致新生儿失明的重要病因。

二、临床表现

淋病可见于各年龄段人群，但好发于性活跃的青壮年。其潜伏期通常为2～10天（平均3～5天），潜伏期的患者也具有传染性。

男性急性期患者起病初期表现为典型尿路刺激三联征（尿频、尿急、尿痛），伴排尿困难及尿道口充血。病程进展迅速，24小时内出现大量黄绿色脓性分泌物，尿道口呈“鱼嘴样”红肿，晨间可见分泌物结痂。约40%的患者伴发急性腹股沟淋巴结炎，部分可形成脓肿。

当炎症累及后尿道时，患者可出现会阴部坠胀感、终末血尿及血精，特征性表现为夜间痛性阴茎勃起。全身症状多轻微，少数患者出现低热（<38.5℃）、乏力等症状。未经规范治疗者，急性期症状常在2周后自行缓解，1个月后进入慢性期，此时病原体可逆行扩散至后尿道及上生殖道，引发前列腺炎、精囊炎或附睾炎。

60%的女性急性淋病患者感染后症状轻微或无症状，好发于尿道和宫颈。淋菌性宫颈炎的分泌物为黏液性，后转为脓性，宫颈口红肿、触痛。淋菌性尿道炎、尿道旁腺炎可见尿道口潮红、黏膜水肿、有脓性分泌物，挤压尿道旁腺可渗出脓液。淋菌性前庭大腺炎可见单侧前庭大腺红肿、疼痛，严重者形成脓肿，可伴有全身症状。女童淋病多因与患淋病的父母密切接触或共用浴室用具而感染，也有少数因性虐待导致，可见弥漫性阴道炎、外阴炎，或累及肛门、直肠。

1～3%的患者进展为播散性淋球菌感染，可致菌血症，临床表现有全身不适、发热、寒战，四肢关节附近常出现散在分布的皮损，可见脓疱、血疱和坏死；还可发生关节炎、腱鞘炎、心内膜炎、胸膜炎及肺炎等。

三、诊断要点

主要根据病史、典型症状和实验室检查结果进行诊断。采集病史时，重点询问性接触史、配偶感染情况、与淋病患者共用物品史（如毛巾、浴具），对于新生儿，需了解母亲淋病史。淋球菌实验室检查包括直接涂片染色镜检、核酸扩增试验、细菌培养等。淋病应与非淋菌性尿道炎、滴虫性阴道炎、念珠菌性阴道炎等相鉴别。非淋菌性尿道炎临床症状较轻，淋球菌检查阴性，但两者常合并感染，导致疾病迁延不愈。

四、治疗原则

明确诊断后应尽早开始规范治疗，治疗期间禁止性生活，同时检查和治疗性伴侣。

五、抗感染药物的合理应用

首选头孢曲松治疗，对头孢类过敏或者耐药的患者可选择大观霉素、阿奇霉素等。治愈的标准为症状和体征全部消失，1周后淋球菌培养检测阴性，或3周后核酸扩增试验阴性。具体抗感染药物见表17-1。

表 17-1　淋病的抗感染治疗药物选择

诊　断	病原体	治疗药物
淋菌性尿道炎、宫颈炎、直肠炎	淋球菌	头孢曲松、大观霉素、头孢克肟、头孢噻肟
淋菌性咽炎、妊娠期淋病、成人淋菌性眼炎	淋球菌	头孢曲松、头孢噻肟
新生儿淋菌性眼炎	淋球菌	头孢曲松
淋菌性盆腔炎、淋菌性附睾炎、前列腺炎、精囊炎	淋球菌	头孢曲松、大观霉素
播散性淋病、淋菌性心内膜炎	淋球菌	头孢曲松+阿奇霉素

第二节　梅毒

一、概述

梅毒（syphilis）是由梅毒螺旋体（*Treponema pallidum*, TP）引发的慢性传染病，具有高度危害性，可累及人体多个器官和组织。梅毒患者是梅毒的唯一传染源，其皮肤损伤部位、血液、精液、乳汁及唾液等体液中均可检出TP。

主要传播途径包括性接触传播、母婴传播及血液传播。约95%的TP通过性接触传播，TP通过皮肤或黏膜的微小破损侵入人体。

未经治疗的患者在感染初期1～2年传染性最强，随着病程发展传染性逐渐降低，感染超过4年者通常不具备传播能力。

妊娠4个月后，TP可通过胎盘屏障引发胎儿感染，可能导致流产、死胎、早产或先天性梅毒。不同病程阶段孕妇的垂直传播风险存在显著差异：未经治疗的孕妇若处于一期梅毒阶段，垂直传播风险高达70%～100%；处于早期潜伏期时风险降至40%；进入晚期潜伏期后传播概率约为10%。

分娩过程中，新生儿经过产道时可能因头部或肩部皮肤擦伤而接触感染。血液传播方面，经过冷藏处理3日内的梅毒患者血液仍具有传染性。此外，存在少量特殊传播案例，包括医源性感染、密切接触（如接吻或哺乳）以及接触被污染的衣物或器具等。

二、临床表现

（一）获得性梅毒

一期梅毒的典型临床特征为硬下疳及邻近淋巴结（如腹股沟淋巴结）肿大，

通常无全身症状。

二期梅毒多由一期未规范治疗发展而来，TP经淋巴系统进入血液循环引发全身播散，表现为皮肤黏膜损害（梅毒疹、扁平湿疣等）、毛发脱落及系统性损害。该阶段多发生于硬下疳消退后3～4周（感染后9～12周），偶见与硬下疳共存。若未治疗或治疗不当，二期早发梅毒皮损可于2～3个月内自行消退。机体免疫力下降可能引发二期复发梅毒，表现为数量较少但形态特殊的皮损（如环状、弓形分布）。

未经有效治疗的早期梅毒患者中，约40%在感染后3～4年（最早2年，最晚20年）进展至三期梅毒，典型表现为皮肤黏膜的结节性梅毒疹、树胶肿，以及骨骼、眼部、心血管和神经系统等系统损伤。

（二）先天性梅毒

先天性梅毒包括早期先天性梅毒、晚期先天性梅毒和先天潜伏梅毒。无硬下疳是先天性梅毒区别于后天感染的重要特征，早期临床表现更严重且多累及骨骼与感觉器官，心血管受累概率较低。

早期先天性梅毒的患儿多表现为早产、发育迟缓、营养不良及特征性外貌（皮肤松弛、老年样面容），常伴有声嘶、烦躁等呼吸和神经系统症状。

晚期先天性梅毒的潜伏期可达5～8年，典型症状（如角膜炎症、骨损害、神经功能异常）多在青春期显现，心血管病变极为少见。

先天潜伏梅毒为血清学检测阳性但无临床症状及体征（包括脑脊液检查正常），病程在2年以内的属于早期潜伏梅毒，病程2年以上则为晚期潜伏梅毒。

三、诊断要点

鉴于梅毒临床表现的复杂性，确诊需详细询问病史、仔细进行体格检查、反复进行实验室检查。对于接受常规处理仍迁延不愈的生殖器病损（如糜烂、溃疡），应进行多次梅毒血清学检查。存在高危因素的群体（如其他性传播疾病感染者、6周内有不洁性接触者、确诊患者的性伴侣）应纳入常规筛查对象。

一期梅毒的诊断主要依据高危接触史、典型硬下疳与淋巴结肿大等表现，结合实验室检查（发现TP）及梅毒血清试验（初期阴性可转为阳性），需注意单次血清学阴性不能排除梅毒感染。硬下疳需与生殖器疱疹、药疹、白塞病、软下疳等疾病相鉴别。

二期梅毒的诊断主要依据接触史，特征性皮损（泛发性梅毒疹、黏膜斑等）

与强阳性梅毒血清试验，病变部位可检出TP。二期梅毒需与玫瑰糠疹、银屑病、扁平苔藓等皮肤疾病相鉴别。

三期梅毒的诊断主要依据接触史、典型临床症状，同时结合实验室检查（非TP抗原血清试验大多阳性，TP抗原血清试验阳性，典型的组织病理表现等），神经梅毒脑脊液检查可见白细胞数高于5×10^6/L，蛋白量高于0.5g/L，性病研究试验实验室（VDRL）试验阳性。三期梅毒需与皮肤结核、麻风及皮肤恶性肿瘤等疾病相鉴别。

先天性梅毒的诊断主要依据患儿母亲的梅毒病史，结合典型临床症状和实验室检查（梅毒血清试验阳性或发现TP）。

四、治疗原则

本病须遵循早期干预、足疗程用药、标准化治疗方案，最大限度降低心血管及神经系统并发症的风险。治疗期间须禁止性生活，并确保性伴侣同步接受诊疗，防止交叉感染。治疗后定期随访，包括体格检查、血清学及影像学复查，常规随访时间不少于3年。病程超过1年的患者、复发患者、血清固定患者与合并视听功能障碍的患者，需通过脑脊液排查神经梅毒。复发患者须排除再感染、HIV感染、神经/心血管梅毒及生物学假阳性后启动复治方案。

吉-海反应是梅毒患者接受抗TP药物后，TP被迅速杀死并释放大量异种蛋白，导致机体发生的急性超敏反应。多出现于首次给药后24小时内，典型症状包括发热、寒战、心动过速、头痛、全身不适及原发疾病加剧，心血管受累者存在主动脉破裂的风险。驱梅治疗前24小时起始口服泼尼松（0.5mg/kg/日），连续3日，可用于预防吉-海反应。

五、抗感染药物的合理应用

青霉素类药物为临床首选治疗药物，其杀菌阈值为血清浓度≥0.03U/mL，需维持有效浓度至少10日以实现TP的彻底清除。临床常用药物包括苄星青霉素、普鲁卡因青霉素G及青霉素G。

对于青霉素过敏者，头孢曲松钠经循证研究证实具有显著抗TP活性，可作为优先选择的替代药物。

四环素类与大环内酯类药物疗效较青霉素差，通常作为二线替代方案使用。

具体抗感染药物见表17-2。

表 17-2 梅毒的抗感染治疗药物选择

诊　断	病原体	治疗药物
早期梅毒	梅毒螺旋体	苄星青霉素、普鲁卡因青霉素G、头孢曲松、多西环素、米诺环素、阿奇霉素
晚期梅毒	梅毒螺旋体	苄星青霉素、普鲁卡因青霉素G、多西环素
心血管梅毒	梅毒螺旋体	苄星青霉素、普鲁卡因青霉素G、多西环素
神经梅毒	梅毒螺旋体	青霉素G、苄星青霉素、普鲁卡因青霉素G、头孢曲松、多西环素、四环素
妊娠梅毒	梅毒螺旋体	头孢曲松、红霉素
早期先天性梅毒	梅毒螺旋体	青霉素G、苄星青霉素、普鲁卡因青霉素G
晚期先天性梅毒	梅毒螺旋体	青霉素G、普鲁卡因青霉素G、头孢曲松、红霉素

第三节　尖锐湿疣

一、概述

尖锐湿疣（condyloma acuminatum）是一种由人乳头瘤病毒（HPV）感染引起的皮肤黏膜增生性病变，属于全球最常见的性传播疾病之一。该病好发于外生殖器及肛周区域，性接触是其主要的传播途径。人类是HPV的唯一自然宿主，目前已发现超过200种病毒亚型，其中40余种与生殖器及肛门区域感染密切相关。90%以上的临床病例由HPV-6和HPV-11导致，部分患者可能合并感染HPV-16、HPV-18等高危亚型，这些病毒类型与生殖器部位鳞状上皮细胞癌前病变存在显著关联。

二、临床表现

尖锐湿疣多见于性行为活跃群体，潜伏期平均为3个月，一般为1～8个月。好发于外生殖器及肛周湿润黏膜区域，男性常见于冠状沟、龟头、包皮系带及尿道口区域，女性则多集中于大小阴唇、阴道口、宫颈及会阴部。肛交行为易引发肛门及直肠黏膜感染，偶见口腔黏膜、腋窝等非典型部位受累。初期表现为淡红色孤立或群集丘疹，质地柔软且顶端尖锐，随病程进展呈现数量增多与体积增大。根据疣体形态可分为无柄型（即丘疹样皮损）和有柄型，后者可呈现为鸡冠状、蕈状、乳头状、菜花样等不同形态特征。疣体常呈白色、粉红色及污灰色，表面易出现糜烂面，伴渗液、浸渍或继发感染，偶见接触性出血。多数患者无显著不适，少数患者可能出现局部异物感、灼痛或性交疼痛等症状。部分患者可能因HPV-6型持续感染形成巨大尖锐湿疣，存在潜在的癌变风险。

三、诊断要点

尖锐湿疣的诊断需结合病史（如高危性行为、伴侣感染史或间接接触史）与典型临床表现。对于非典型皮损或特殊部位皮损，需联合多种检测手段辅助诊断，包括HPV检测、组织病理学检查、皮肤镜、阴道镜、肛肠镜等。免疫功能低下（如感染HIV）、病灶异常出血或快速增生、常规治疗无效者，建议进行组织病理学检查以明确病变性质。

本病需与阴茎珍珠状丘疹、阴茎系带旁腺增生、假性湿疣、顶泌汗腺粟疹、传染性软疣、生殖器鳞状细胞癌等进行鉴别。

四、治疗原则

尖锐湿疣的治疗需依据疣体特征及患者个体差异制订方案，尽早去除疣体，抑制亚临床感染及降低复发风险。

物理疗法（激光、冷冻、微波等）适用于多数疣体，体积较大者需手术切除，但需注意，孕妇进行物理干预存在流产风险。三氯醋酸溶液适用于丘疹型或小型皮损，妊娠期患者可优先考虑此方案。

光动力疗法兼具治疗与预防作用，尤其适用于腔道内疣体（尿道、宫颈）。院外治疗可选择氟尿嘧啶乳膏、鬼臼毒素酊、咪喹莫特乳膏等外用制剂，需密切监测局部不良反应，妊娠期患者不宜应用。

五、抗感染药物的合理应用

目前没有特效的抗病毒药，可皮损内注射干扰素，常用剂量为每次100万单位，隔日1次，3周为一个疗程。

第四节　艾滋病

一、概述

艾滋病（acquired immunodeficiency syndrome, AIDS）是由人类免疫缺陷病毒（HIV）感染后破坏$CD4^+$淋巴细胞导致严重免疫缺陷，最终因严重机会性感染或恶性肿瘤致死的疾病，现已对全球公共卫生构成重大挑战。2023年，我国新增7.27万例HIV感染病例，整体呈现低流行趋势，但局部地区仍存在聚集性高流行现象。

传染源为HIV感染者及艾滋病患者，高危群体包括男男性行为者、静脉吸毒者、多性伴侣者及HIV感染者的性接触者。病毒可存在于血液、精液、阴道分泌物等体液中。

传播途径分为三类：

① 性传播：不安全的同性、异性或双性性行为。

② 血液传播：输入污染的血液制品、器官移植、侵入性医疗操作、共用针具吸毒等。

③ 母婴传播：感染HIV的母亲通过胎盘、产道、母乳喂养等途径将病毒传播给新生儿。

二、临床表现

HIV感染病程可分为三个阶段：急性期、无症状期及艾滋病期。

急性期多发生于病毒暴露后6个月内，部分感染者出现免疫系统急性损伤和HIV病毒血症，典型表现为发热伴咽痛、淋巴结肿大、皮疹、腹泻、关节痛等症状，多数患者症状轻微，1～3周内自行消退。

无症状期通常持续4～8年，此阶段感染者无明显特异性症状，但病毒持续复制导致免疫系统受损，$CD4^{+}$T淋巴细胞逐渐减少。部分患者可能出现全身淋巴结肿大等症状，其病程进展速度与病毒载量、感染途径及宿主免疫状态等因素密切相关。

艾滋病期为终末阶段，临床特征包括持续发热、慢性腹泻、体重骤降及反复机会性感染，常见病原体包括肺孢子菌、结核分枝杆菌、巨细胞病毒等，恶性肿瘤则以卡波西肉瘤、淋巴瘤为主。部分患者出现HIV相关认知功能障碍或周围神经病变。

三、诊断要点

HIV/AIDS 患者的诊断需结合流行病学史、临床表现和实验室检查等进行综合分析，慎重作出诊断。

成人、青少年及18月龄以上儿童，符合下列一项者即可诊断HIV感染：

① 抗体初筛试验阳性且确认试验阳性（确认试验包括：抗体确认试验阳性、核酸定性检测阳性或核酸定量大于 5000拷贝/mL）；

② 有艾滋病相关临床表现或流行病学史，两次HIV核酸检测结果均为阳性；

③ HIV分离试验阳性。

成人及15岁（含15岁）以上青少年，HIV感染且$CD4^{+}$T淋巴细胞计数＜200/μL，或合并下述各项中的任意一项，即可确诊为艾滋病期：

① 不明原因的持续不规则发热38℃以上超过1个月；

② 腹泻（每日大便次数超过3次）1个月以上；

③ 6个月内体重下降10%以上；

④ 口腔真菌感染反复发作；

⑤ 单纯疱疹或水痘-带状疱疹病毒感染反复发作；

⑥ 肺孢子菌肺炎；

⑦ 细菌性肺炎反复发作；

⑧ 活动性结核或非结核分枝杆菌病；

⑨ 深部真菌感染；

⑩ 中枢神经系统占位性病变；

⑪ 中青年人出现痴呆；

⑫ 活动性巨细胞病毒感染；

⑬ 脑弓形体病；

⑭ 马尔尼菲篮状菌病；

⑮ 反复发生的脓毒症；

⑯ 卡波西肉瘤、淋巴瘤。

四、治疗原则

HIV暴露后预防是指未感染者发生高危暴露（职业/非职业）后72小时内启动抗逆转录病毒药物干预，以降低HIV感染风险。

对于AIDS确诊者，无论免疫状态如何，均需立即开始终身抗病毒治疗。

机会性感染需依据病原学检测选择敏感抗生素或抗肿瘤药物，如卡波西肉瘤需采用病灶内注射长春新碱、放疗等综合治疗。

近年研究证实部分中药成分具有协同抗病毒效应，可改善临床症状，提高生存质量。

抗病毒目标包括：抑制病毒复制，维持病毒载量低于检测限；重建$CD4^{+}$T淋巴细胞介导的免疫功能；阻断病毒传播（包括母婴垂直传播）；降低艾滋病相关并发症的发生率及病死率；延长患者预期寿命至正常人群的水平。

五、抗感染药物的合理应用

目前国际上共有七大类40多种药物，分别为：

① 核苷类逆转录酶抑制剂（nucleotide reverse tranSCriptase inhibitor, NRTI）；

② 非核苷类逆转录酶抑制剂（non-nucleoside reverse tranSCriptase inhibitor, NNRTI）；

③ 蛋白酶抑制剂（protease inhibitor, PI）；

④ 整合酶抑制剂（integrase strand transfer inhibitor, INSTI）；

⑤ 融合抑制剂（infusion inhibitor, FI）；

⑥ CCR5抑制剂（CCR5inhibitor）；

⑦ 衣壳抑制剂（capsid inhibitor）。

国内的抗逆转录病毒治疗药物有NRTI、NNRTI、PI、INSTI及FI五大类（包括复方制剂），见表17-3。

成人及青少年初治患者抗病毒治疗方案见表17-4。儿童抗病毒治疗方案见表17-5。

表 17-3　国内现有抗反转录病毒药物

药物名称	缩　写	类　别
齐多夫定	AZT	NRTI
拉米夫定	3TC	NRTI
恩曲他滨	FTC	NRTI
阿兹夫定	—	NRTI辅助蛋白Vif抑制剂
阿巴卡韦	ABC	NRTI
替诺福韦	TDF	NRTI
齐多夫定/拉米夫定	AZT/3TC	NRTI
恩曲他滨/替诺福韦	FTC/TDF	NRTI
恩曲他滨/丙酚替诺福韦	FTC/TAF	NRTI
拉米夫定/替诺福韦	3TC/TDF	NRTI
奈韦拉平	NVP	NNRTI
奈韦拉平/齐多拉米	NVP/AZT/3TC	NNRTI+ NRTI
依非韦伦	EFV	NNRTI
利匹韦林	RPV	NNRTI
艾诺韦林	ANV	NNRTI
艾诺米替	ANV/3TC/TDF	NRTI+ NNRTI
多拉韦林	DOR	NNRTI
多拉米替	DOR/3TC/TDF	NRTI+ NNRTI

续表

药物名称	缩　写	类　别
洛匹那韦/利托那韦	LPV/r	PI
达芦那韦/考比司他	DRV/c	PI
拉替拉韦	RAL	INSTI
多替拉韦	DTG	INSTI
多替拉韦/拉米夫定	DTG/3TC	INSTI+NRTI
多替拉韦/阿巴卡韦/	—	—
拉米夫定	DTG/ABC/3TC	INSTI+NRTI
艾维雷韦/考比司他/	—	—
恩曲他滨/丙酚替诺福韦	EVG/c/FTC/TAF	INSTI+NRTI
比克替拉韦/恩曲他滨/	—	—
丙酚替诺福韦	BIC/FTC/TAF	INSTI+NRTI
艾博韦泰	ABT	FI
卡替拉韦片	CAB	INSTI
卡替拉韦注射液	CAB	INSTI
利匹韦林注射液	RPV	NNRTI

注　“—”为无缩写或无相关数据。

表 17-4　成人及青少年初治患者抗病毒治疗方案

方　案		药　物
推荐方案	2NRTI：TDF+3TC（FTC），FTC/TAF	+第三类药物：+NNRTI（EFV④、RPV⑤），或+PI（DRV/c、LPV/r），或+INSTI（DTG、RAL）
	复方单片制剂：BIC/FTC/TAF，EVG/c/FTC/TAF，DTG/ABC①/3TC，DOR/3TC/TDF，ANV/3TC/TDF	
	1NRTI+1INSTI：DTG/3TC或DTG+3TC②	
替代方案	AZT（ABC）+3TC	+NNRTI：EFV或RPV或DOR或 ANV或NVP，或+PI（LPV/r、DRV/c），或+INSTI（DTG、RAL）
	TDF+3TC（FTC） FTC/TAF	+NNRTI：NVP⑥
	TDF+阿兹夫定	+NNRTI：EFV

注　TDF（tenofovir disoproxil fumarate）：替诺福韦；
3TC（lamivudine）：拉米夫定；
FTC（emtricitabine）：恩曲他滨；
TAF（tenofovir alafenamide）：丙酚替诺福韦；
EFV（efavirenz）：依非韦伦；
RPV（rilpivirine）：利匹韦林；
ANV（ainuvirine）：艾诺韦林；

LPV/r（lopinavir/ritonavir）：洛匹那韦/利托那韦；

DRV/c（darunavir/cobicistat）：达芦那韦/考比司他；

DTG（dolutegravir）：多替拉韦；

RAL（raltegravir）：拉替拉韦；

BIC（bictegravir）：比克替拉韦；

EVG/c（elvitegravir/cobicistat）：艾维雷韦/考比司他；

ABC（abacavir）：阿巴卡韦；

DOR（doravirine）：多拉韦林；

AZT（zidovudine）：齐多夫定；

NVP（nevirapine）：奈韦拉平；

PI、NRTI、NNRTI、INSTI：同表3；

① 用于HLA-B5701阴性者；

② DTG+3TC和DTG/3TC用于HBsAg阴性、病毒载量<5×10^5拷贝/mL的患者；

对于HIV病毒载量、HBV血清学结果尚不可及的HIV感染者，不推荐DTG/3TC用于快速启动治疗；

③ 国产药附条件批准上市药物，用于与NRTI及NNRTI联用，治疗高病毒载量（≥1×10^5拷贝/mL）的成年患者；

④ EFV不推荐用于病毒载量>5×10^5拷贝/mL的患者；

⑤ RPV 仅用于病毒载量<1×10^5拷贝/mL和$CD4^+$T淋巴细胞计数>200个/μL的患者；

⑥ 对于基线$CD4^+$T淋巴细胞>250个/μL的患者要尽量避免使用含NVP的治疗方案，合并HCV感染的患者避免使用含NVP的方案。

表 17-5　儿童抗病毒治疗方案

年　龄	推荐方案	备选方案
从出生至4周内新生儿	ABC（AZT）+3TC+RAL	ABC（AZT）+3TC+NVP（LPV/r）
4周至3岁内儿童	ABC+3TC+DTG；BIC/FTC/TAF	ABC（AZT）+3TC+NVP（RAL或LPV/r）
≥3岁儿童及青少年	ABC+3TC+DTG（EFV）或 BIC/FTC/TAF	TDF（AZT）+3TC +NVP（LPV/r或RAL）或EVG/c/FTC/TAF

注　ABC、AZT、3TC、RAL、DTG、BIC、EFV、NVP、LPV/r、TDF、DOR：同表4；

NNRTI、ART、INSTI、NRTI：同表3；

FTC/TAF（emtricitabine/tenofovir alafenamide）：恩曲他滨/丙酚替诺福韦；

EVG/c/FTC/TAF（elvitegravir/cobicistat/emtricitabine/tenofovir alafenamide）：艾维雷韦/考比司他/恩曲他滨/丙酚替诺福韦；

PI/r（protease inhibitor/ritonavir）：增强型蛋白酶抑制剂；

BIC/FTC/TAF（bictegravir/emtricitabine/tenofovir alafenamide）：比克替拉韦/丙酚替诺福韦/恩曲他滨。

第五节　生殖器疱疹

一、概述

生殖器疱疹（genital herpes）是由单纯疱疹病毒（HSV）引发的泌尿生殖器

及肛周皮肤黏膜慢性感染性疾病，以反复发作为特征，属于难根治的性传播疾病。全球范围内，该病患病率持续攀升，现已成为生殖器溃疡的主要病因。传染源包括显性感染者、无症状病毒携带者及非典型病例，其中活动期皮损者传播风险最高。HSV存在于皮损渗液及生殖道体液（精液、宫颈及阴道分泌物等）中，性接触为主要传播途径。部分患者可能并发播散性HSV感染（累及多器官）、病毒性脑膜炎或盆腔炎，需警惕严重的临床后果。

二、临床表现

生殖器疱疹多见于性活跃群体，好发于生殖器和会阴部。男性常见于龟头、冠状沟及包皮等处，女性多累及阴唇、阴道口及宫颈等处，肛交者常见肛门、直肠受累。临床分型包括初发性、复发性、亚临床及不典型四类，病情进展及复发率受病毒分型（HSV-1/HSV-2）及宿主免疫应答等因素影响。

初发性生殖器疱疹为首次出现临床表现，感染潜伏期为2～12天。典型表现为簇集或散在的小水疱，2～4天后皮损破溃，形成糜烂或浅溃疡，后结痂自愈，病程为2～3周。自觉疼痛、瘙痒，常伴腹股沟淋巴结肿大及发热等全身症状。需区分原发感染（首次HSV暴露）与非原发感染（既往有其他部位HSV感染史）。

首次复发多发生于原发感染后1～4个月，平均每年复发3～4次，部分患者可达10次以上。复发前1～2天出现局部烧灼感、针刺感，皮损一般于原部位出现，症状较初发轻微且病程缩短至7～10天，全身症状罕见。

亚临床感染无临床症状，但存在无症状排毒，有传染性。

不典型生殖器疱疹的皮损表现为微小裂隙、硬结、非特异性红斑、毛囊炎等，易被忽略。

合并HIV感染可加重生殖器疱疹的病情，表现为泛发性持续性溃疡及坏死、疼痛剧烈、复发更频繁，并发症多且严重，常合并白假丝酵母菌或细菌感染，易发生疱疹性脑膜炎和播散性HSV感染。

三、诊断要点

本病主要根据病史（性接触史或性伴侣感染史等）、典型临床表现和实验室检查结果进行诊断。应与硬下疳（一期梅毒）、接触性皮炎、带状疱疹及白塞病等进行鉴别。

四、治疗原则

患者应注意休息，避免饮酒和过度性生活；提倡使用安全套，出现临床症状时应避免性生活；妊娠期生殖器疱疹如在分娩前出现病情活动，应行剖宫产。

五、抗感染药物的合理应用

生殖器疱疹的规范化治疗需依据临床分型制订策略：初发性感染首选口服核苷类抗病毒药物（阿昔洛韦/伐昔洛韦/泛昔洛韦），标准疗程为7～10日。对于皮损广泛或伴有全身症状的重症病例，需静脉注射阿昔洛韦，疗程一般为5～7日。复发性感染采用间歇疗法，建议在前驱症状出现24小时内启动治疗，药物选择与初发性感染相同，疗程一般为5日。频繁复发（年复发≥6次）可考虑持续抑制治疗，适当延长疗程。局部处理可外用3%阿昔洛韦软膏或1%喷昔洛韦软膏，同时加强创面护理，预防继发细菌感染。

第六节　案例评析

案例一、淋病

患者，女，25岁，孕17周。因尿痛、尿急、脓性白带5天，伴外阴肿痛、发热1天就诊。5天前出现尿痛、尿急、排尿灼热感，伴脓性白带，3天后小阴唇水肿，右侧大阴唇出现痛性包块，脓性白带增多，伴发热。发病前7天与配偶有性生活史，否认非婚性接触史。其配偶患淋病，6天前开始肌内注射大观霉素。

查体

体温37.8℃，胎心正常。右侧大阴唇红肿、热、痛，其下部触及皮下痛性包块，挤压时右侧大阴唇下2/3处有脓液渗出。双侧小阴唇、阴蒂系带高度水肿。阴道前庭变小变浅，脓性分泌物自阴道口溢出，有臭味，挤压尿道时可见脓性分泌物。右侧腹股沟区可触及淋巴结，压痛。

辅助检查

尿道、阴道分泌物涂片见中性粒细胞内大量革兰氏阴性双球菌，淋球菌培养见菌落呈灰白色小水滴状，透亮、湿润、光滑，氧化酶试验阳性。

药敏试验：对青霉素、头孢曲松钠、氟哌酸、大观霉素敏感。

血常规：白细胞计数15.9 × 10^9/L，中性粒细胞百分比81%。

诊断

1. 淋病合并前庭大腺炎；2. 妊娠17周。

治疗

继续妊娠，每日给予头孢曲松钠肌肉注射250毫克，共7天，1：8000高锰酸钾溶液坐浴，每日3次，每次15min。

治疗2天后，尿道刺激症状缓解；3天后外阴水肿、疼痛减轻，脓性白带减少，体温正常；第6天症状和体征消失。

停药1周后，连续2次取尿道、宫颈分泌物做淋球菌培养阴性，随访1个月无复发。

药师点评

该孕妇患者主诉尿路刺激征（尿痛、尿急）伴脓性阴道分泌物5天，合并外阴肿胀、疼痛及发热（体温37.8℃）1天。结合配偶淋病病史及高危性行为暴露，实验室镜检检出革兰氏阴性双球菌，淋病奈瑟菌培养阳性，确诊为淋球菌生殖系统感染。基于妊娠期用药安全考量，制订治疗方案：

① 全身治疗：头孢曲松钠肌肉注射250毫克，疗程7天。

② 局部处理：1：8000高锰酸钾溶液每日3次坐浴，减轻局部炎症。

③ 性伴侣管理：配偶同时接受治疗，阻断交叉感染。

患者治疗3天后体温恢复正常，外阴肿痛显著缓解。疗程结束后，复查宫颈分泌物淋病奈瑟菌培养，连续2次阴性（间隔48小时），符合治愈标准。后续需监测妊娠并发症（如胎膜早破风险）并加强产前随访。

药师监护要点

① 感染控制评估，动态追踪体温波动及炎症标志物（C反应蛋白、降钙素原）水平变化，同步评估外阴肿痛、排尿困难等局部症状改善情况。

② 病原学追踪，淋球菌培养并做药敏试验，依据药敏结果动态调整抗菌方案。

③ 监测肝肾功能，每72小时检测肝功能和肌酐清除率，依据代谢能力调整

药物剂量，防范肾毒性及肝损害风险。

④ 妊娠期特殊管理，严格卧床休息，限制体力活动，重点关注药物过敏反应（如皮疹、呼吸困难），治疗全程通过胎心监护及超声评估胎儿宫内安全，防范药物致畸风险及宫内感染并发症。

案例二、梅毒

患者，女，54岁。因躯干、四肢皮疹伴发热20天就诊。患者9个月前有婚外性接触史。20天前发现躯干、四肢出现散在红丘疹、结节，触痛，逐渐增多增大，近10天发热，体温37.6℃左右，头痛、头晕，在当地口服“中成药”（具体不详）治疗7天，效果不佳。

查体

体温 37.8℃，躯干、四肢多发米粒至蚕豆大小、红色水肿性丘疹、结节，触痛，部分皮疹有干燥结痂，无糜烂。

辅助检查

血沉83mm/h，血清TPPA 阳性，TRUST滴度1：64。

诊断

二期梅毒。

治疗

予口服泼尼松片10mg，每天3次，共3天，防止吉-海反应，后给予苄星青霉素240万U臀部肌注，每周1次，共3周。

40天后复诊，见躯干、四肢原有皮疹颜色变暗，但未消退，呈紫红色扁平丘疹、结节，无触痛，未发热。血清TRUST滴度1：64。

3个月后复诊，见皮疹呈暗红色，部分丘疹、结节变平，但皮疹未消退，血清TRUST 滴度为1：64。予脑脊液检查，TPPA、TRUST均阴性。取皮肤活检，组织病理显示表皮角化过度，真皮浅中层血管扩张、充血，大量淋巴细胞及少量浆细胞浸润。

5个月后复诊，见皮疹颜色进一步变暗，呈褐色斑疹，触之无浸润感，复查TRUST滴度1：16。

18个月后复诊，复查TRUST滴度1∶2，皮损呈淡褐色萎缩性瘢痕。

最终诊断

恶性梅毒。

药师点评

恶性梅毒作为二期梅毒的特殊亚型，以快速进展的组织坏死为特征，其病理机制尚未完全阐明，可能与宿主免疫缺陷（如HIV共感染）或梅毒螺旋体强毒株变异相关。

该病多发生于原发感染后2～12个月，前驱期常表现为非特异性流感样症状（发热、肌痛、头痛）。典型皮损的演变过程为红色丘疹→坏死性溃疡→结痂形成，病变多集中于躯干和四肢，罕见于口腔黏膜及掌跖部位。

临床治疗显示，规范应用长效青霉素制剂可使多数患者在2～4周内实现皮损消退及血清学应答（TRUST滴度4倍下降）。部分病例愈合后遗留特征性斑状萎缩性瘢痕（因真皮弹性纤维不可逆破坏所致）。

本案例的特殊性在于患者经标准治疗后TRUST滴度下降速度缓慢，且皮损消退缓慢，建议对该类患者进行长期随访，监测血清学应答及免疫状态。对治疗反应欠佳者，即使脑脊液检查排除神经梅毒，也可以给予青霉素和苄星青霉素足疗程抗梅毒治疗。

药师监护要点

① 动态监测TRUST滴度变化（每4周复查）及红细胞沉降率水平，结合C反应蛋白（CRP）评估全身炎症反应程度。

② 采用标准化量表（如坏死面积百分比、溃疡深度分级）量化评估皮损消退速度，若治疗4周后皮损缩小＜50%，需考虑调整治疗方案。

③ 治疗前及治疗中每2周监测肝功能、肾功能，根据肌酐清除率调整青霉素剂量，防范急性间质性肾炎风险。

④ 重点监测速发型过敏反应（给药后30分钟内）及迟发性皮疹（用药72小时后），出现荨麻疹或血清病样反应需立即停药并调整治疗方案。

⑤ 对于TRUST滴度下降迟滞者，即使完成标准疗程，仍需排除治疗失败的可能，建议追加青霉素静脉输注治疗并延长随访至24个月。

案例三、尖锐湿疣

患者，男，45岁。因肛周丘疹伴瘙痒6个月就诊。患者就诊前6个月有婚外性接触史，后自觉肛门皮肤瘙痒，可触及米粒大小的丘疹，后皮疹逐渐增多，瘙痒明显，偶有便后渗血。

查体

肛周可见淡红色或皮色丘疹，粟粒至黄豆大小，呈乳头状、谷穗状，部分皮损呈菜花状。醋酸白试验阳性。

辅助检查

尿道口分泌物淋球菌、衣原体、支原体检查，梅毒血清试验，人类免疫缺陷病毒抗体试验均为阴性。

组织病理检查：角化过度伴角化不全，棘层肥厚；角质层、颗粒层及棘细胞层有空泡细胞。

诊断

尖锐湿疣。

治疗

予病变皮损电烧治疗，电烧前予α-干扰素皮损内注射。治疗后口服泛昔洛韦胶囊，外用咪喹莫特乳膏。开始时患者复发频繁，皮损生长迅速。后经16次治疗，皮损复发时间延长，继续治疗半年，随访3个月未见复发。

药师点评

尖锐湿疣由人乳头瘤病毒（HPV）感染引发，该病毒仅在人体宿主细胞内复制繁殖，不仅导致皮肤黏膜疣状增生，还与多种恶性肿瘤的发生密切相关。治疗上以局部外用药物和物理治疗为主，同时可联合免疫调节剂及抗病毒药物协同治疗。

尖锐湿疣易复发，可能与同时患有其他性传播疾病有关，因而在治疗尖锐湿疣时应开展淋病、生殖器疱疹等性传播疾病的同步检测与治疗。尖锐湿疣复发还可能与亚临床感染有关，治疗的同时要进行5%醋酸检查，以便彻底治疗。HPV潜伏感染可导致非皮损区出现新病灶，激光或冷冻治疗后，溃疡周围HPV感染可使原皮损部位再发皮损。尖锐湿疣患者尿道HPV潜伏感染既可造成性伴侣间的HPV传染，又可通过自我感染造成尖锐湿疣的复发。本病例病程迁延超过12个月，提示需重点排查免疫抑制状态及特殊解剖部位的病毒潜伏感染，建议每3个月进行HPV分型检测及免疫功能评估。

药师监护要点

① 定期复查患者感染相关检测项目，包括醋酸白试验、尿道分泌物淋球菌培养、衣原体与支原体检测、梅毒螺旋体特异性抗体检测及HIV抗体筛查。

② 评估皮损愈合进程，依据临床疗效及时优化抗感染治疗方案。

③ 鉴于抗感染治疗周期较长，需监测用药期间肝肾功能指标，同步关注药物相关不良反应的预防与管理。

案例四、艾滋病

患者，男，28岁，因发热伴关节肿痛7天入院。患者7天前淋雨后出现关节肿痛，程度剧烈，伴发热，体温38.0℃左右，当地医院查红细胞沉降率53mm/1h，抗链球菌溶血素（ASO）＞500U，先后给予左氧氟沙星、头孢曲松、青霉素静滴治疗，关节肿痛症状一过性好转，体温恢复正常，第7天关节肿痛症状再次出现，较前加重，体温高达39.5℃。

查体

体温 38.7℃，咽部充血，双手第3掌指、第3近端指间关节、双腕、双肘、双膝、双踝关节肿胀，局部皮温高。

辅助检查

ESR 125mm/h，C反应蛋白69.85mg/L，ASO 255U/mL，咽拭子涂片示革兰氏阳性球菌和革兰氏阴性杆菌。

初步诊断

反应性关节炎。

治疗

予美洛西林舒巴坦+利福霉素+左氧氟沙星抗感染，双氯芬酸钠止痛，患者关节肿胀较前好转，体温降至37.5℃，但关节疼痛无明显改善。

入院4天后免疫10项结果：抗梅毒螺旋体抗体阳性、抗艾滋病病毒抗体阳性， TRUST+TPPA试验阴性，排除梅毒感染。

复查抗艾滋病病毒抗体仍为阳性，确诊为艾滋病病毒携带、梅毒螺旋体携带、反应性关节炎。转至疾病预防控制中心正规抗病毒（依非韦伦+阿巴卡韦+拉米夫定），辅以双氯芬酸钠25mg tid治疗。2周后随访，患者临床症状较前明显改善。

药师点评

HIV感染继发关节炎的病例在临床上较为常见，但多数发生于疾病进展阶段，其关节症状多呈间歇性发作且程度较轻，持续时间通常为数周。本病例以急性重度关节疼痛作为初始临床表现的情况相对罕见。从受累关节的分布来看，HIV相关关节炎好发于膝关节及踝关节，累及上肢关节（如手部、腕部及肘关节）的比例较低。该患者同时出现双膝、双踝及上肢多关节炎症，提示此类关节炎的临床表现存在显著异质性。针对此类患者的治疗，规范化的抗病毒治疗是核心干预措施，联合应用非甾体抗炎药物可有效控制关节炎症反应及疼痛症状。经系统治疗后，该患者关节症状已显著缓解。

药师监护要点

① 动态追踪患者炎症指标（ESR、C反应蛋白）、病毒载量水平及体温波动情况，同步观察其临床症状。

② 监测肝肾功能，依据动态监测结果对抗逆转录病毒药物的剂量或治疗方案进行优化调整。

③ 针对艾滋病需长期维持性治疗的特点，需定期随访，确保治疗依从性。

案例五、生殖器疱疹

患者，女，27岁，因外阴红肿、刺痛5天入院。5天前出现会阴瘙痒、分泌物增多，查念珠菌阳性，诊断为念珠菌性阴道炎，予氟康唑胶囊150mg顿服，复方明矾散、双唑泰栓及联苯苄唑乳膏外用。4天前瘙痒加重伴疼痛，予聚维酮碘溶液阴道冲洗，制霉菌素阴道泡腾片及硝酸咪康唑栓治疗无改善。3天前外阴肿胀，大量水疱及脓疱渗出，外院给予头孢曲松、泼尼松治疗，疼痛加剧，予盐酸曲马多注射液肌内注射仍未改善。入院当天患者出现发热，体温达39℃，伴有头痛、尿频、尿急、尿痛，发病前3天有性接触史。

查体

双侧大小阴唇明显红肿、糜烂，有大量黄白色分泌物。左侧大阴唇、双侧大小阴唇间糜烂，簇集绿豆大小水疱，部分水疱疱液呈暗红色，结痂。

辅助检查

单纯疱疹病毒（HSV)-1-IgM阳性，HSV-2-IgM（+/-），HSV-1-IgG、HSV-2-IgG阴性。HSV培养阳性，HSV型特异荧光单克隆抗体直接免疫荧光法HSV-1阳性，HSV-2阴性，HSV-1DNA 定量9.21×10^3基因拷贝，HSV-2DNA 定量＜500基因拷贝。

诊断

原发性生殖器疱疹（HSV-1型）。

治疗

予盐酸伐昔洛韦，口服，1.0g bid，4天后红肿明显消退，疼痛减轻，伐昔洛韦减量至1.0g tid，7天后皮疹痊愈，遂停药。随访3个月，无复发。

药师点评

该患者呈急性病程且症状显著，初期以剧烈瘙痒起病，逐渐进展为疼痛性水疱及糜烂性皮损。结合典型的临床表现、实验室检查及流行病学调查结果，可明确诊断。临床需注意与药疹、硬下疳、白塞病及接触性皮炎等疾病进行鉴别诊断，早期明确诊断并实施规范化、足疗程治疗对预后至关重要。生殖器疱疹多由HSV-2感染引发，偶见HSV-1与HSV-2混合感染。典型症状表现为外生殖器及周围区域出现刺痛性簇状水疱、溃疡伴结痂等特征性皮损。近年来HSV-1感染所致原发性生殖器疱疹的比例显著增高，其中口-生殖器接触为主要传播途径。

药师监护要点

① 动态监测体温波动及病毒载量水平，同步追踪临床症状的变化。

② 定期评估疗效，依据疗效优化药物剂量方案。

③ 患者需保证规律作息，出现临床症状时应避免性生活，性伴侣需同步接

受筛查和干预。

④ 生殖器疱疹易复发，出现前驱症状或皮损时应立即启动抗病毒干预措施。

参考文献

[1] 国家卫生计生委办公厅. 抗菌药物临床应用指导原则: 2015年版[M]. 北京: 人民卫生出版社, 2015.

[2] 汪复, 张婴元. 抗菌药物临床应用指南[M]. 3版. 北京: 人民卫生出版社, 2020.

[3] GILBERT DN, CHAMBERS HF, SAAG MS, 等. 桑福德抗微生物治疗指南[M]. 范洪伟, 译. 50版. 北京: 中国协和医科大学出版社, 2021.

[4] 崔勇, 高兴华. 皮肤性病学[M]. 10版. 北京: 人民卫生出版社, 2024.

[5] 中华医学会感染病学分会艾滋病学组, 中国疾病预防控制中心, 李太生. 中国艾滋病诊疗指南 (2024版)[J]. 协和医学杂志, 2024, 15 (6): 1261-1288.